주문하신
복그
나왔습니다

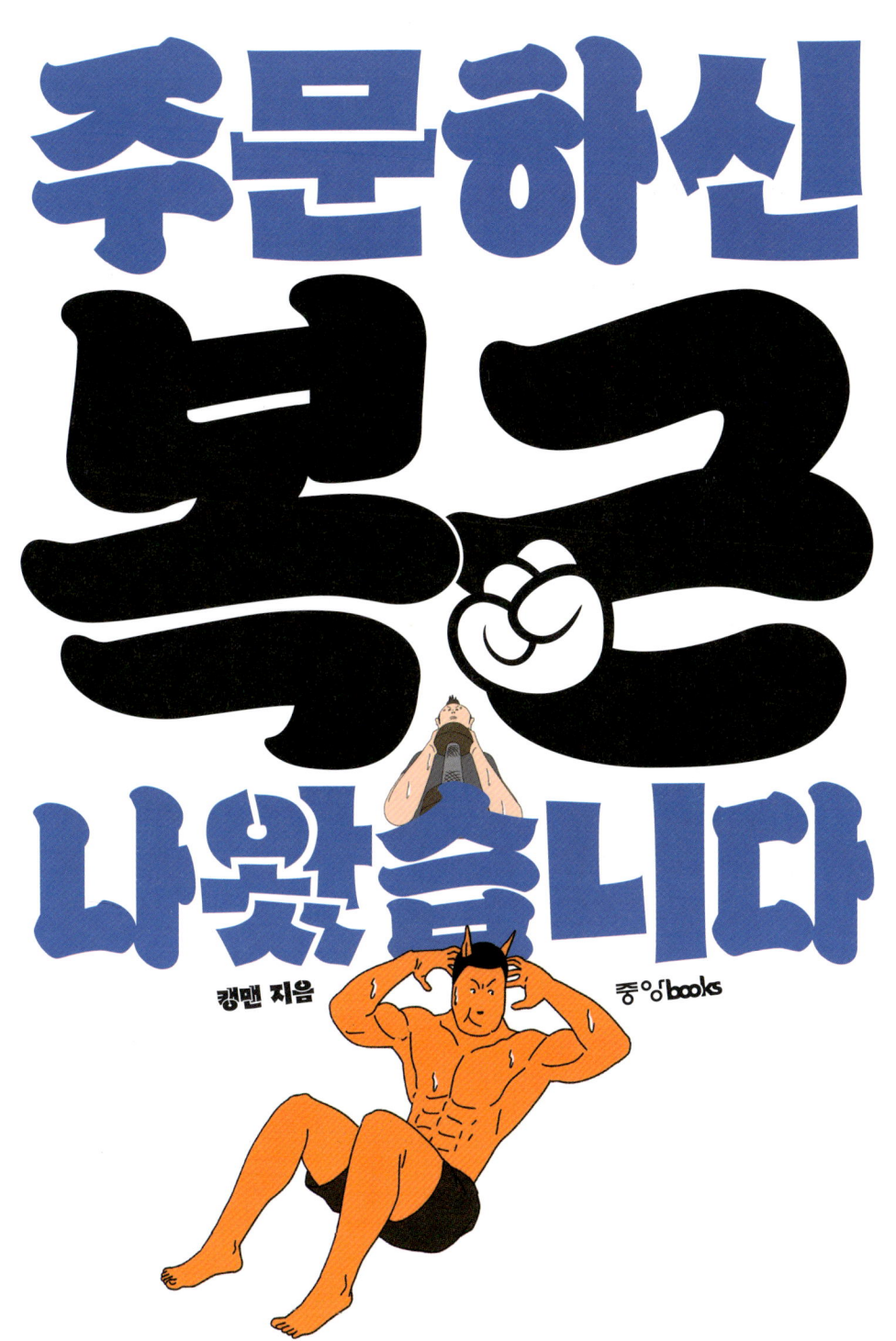

운동 전 미리 보는 만화

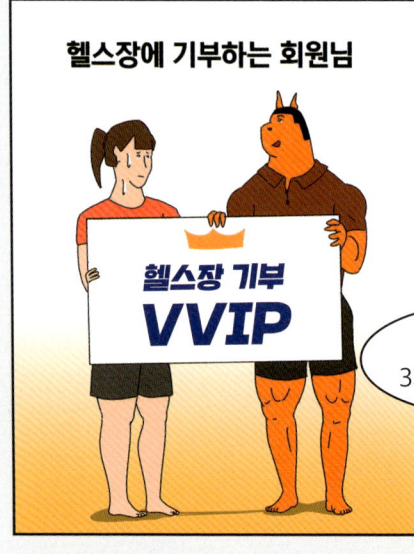

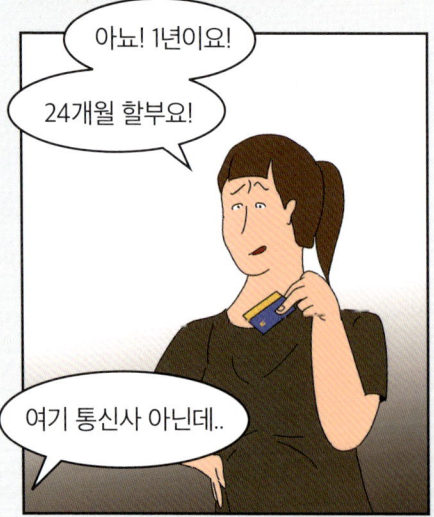

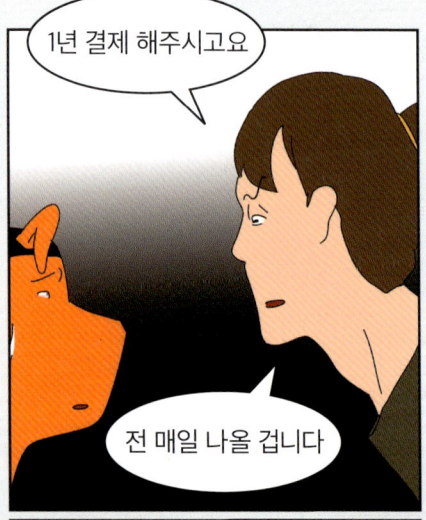

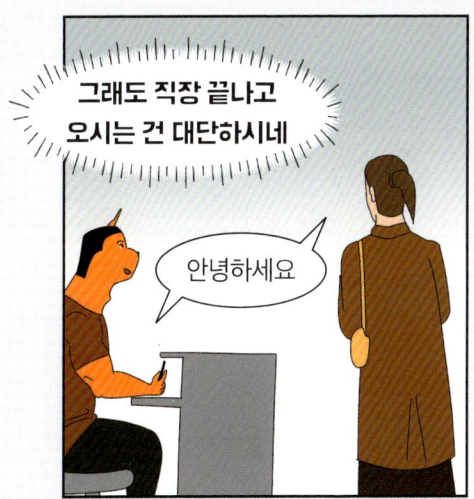
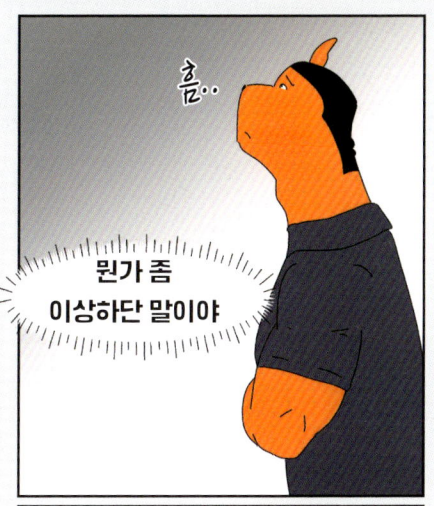
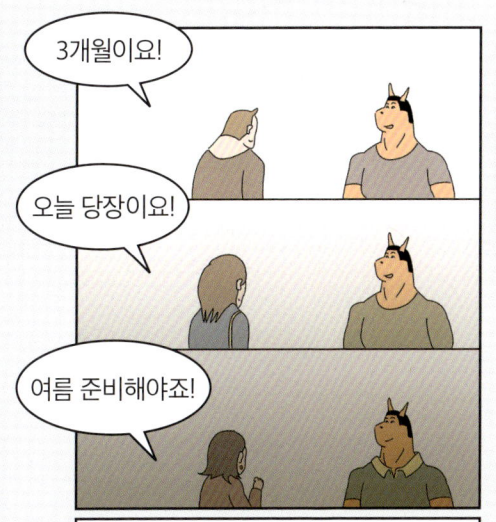
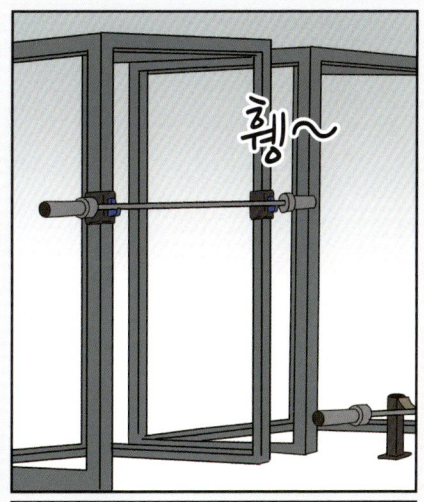

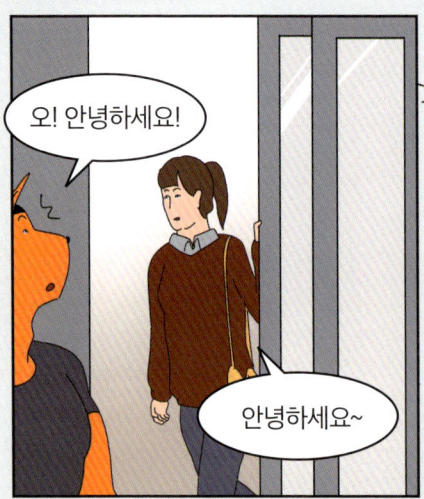
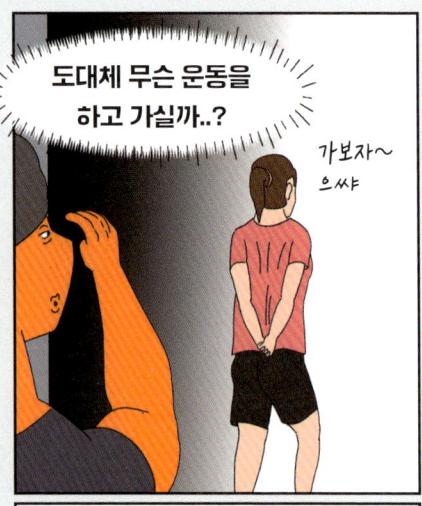
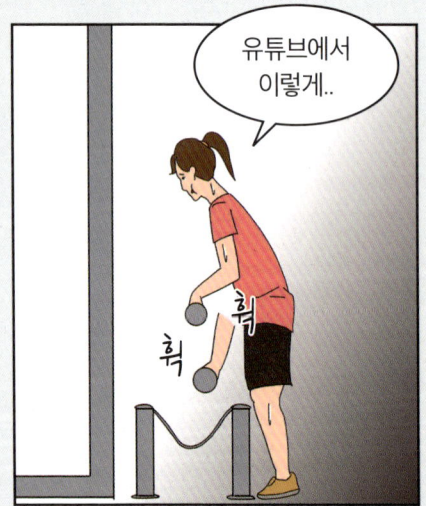
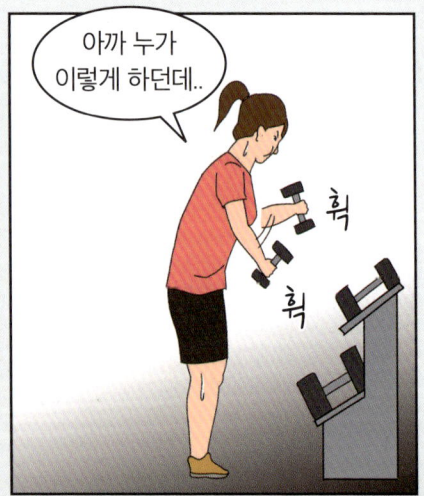

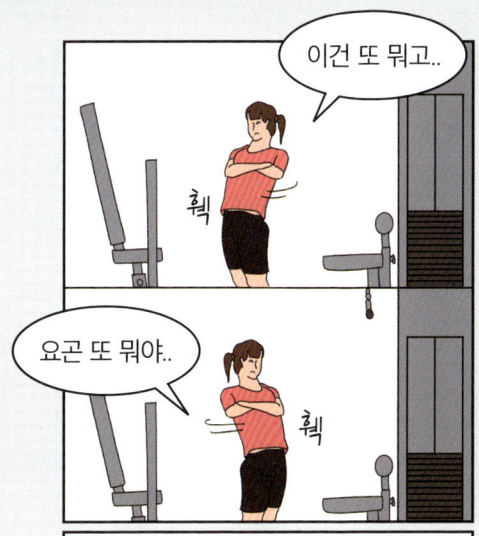
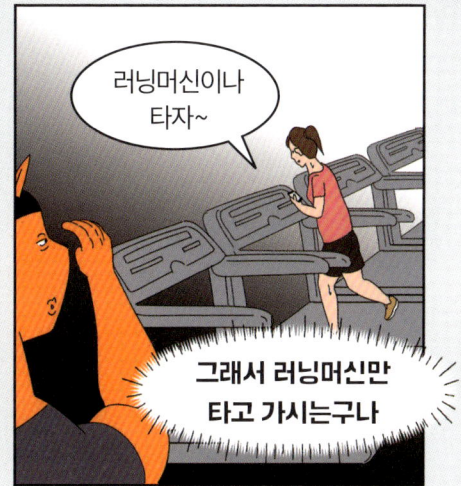
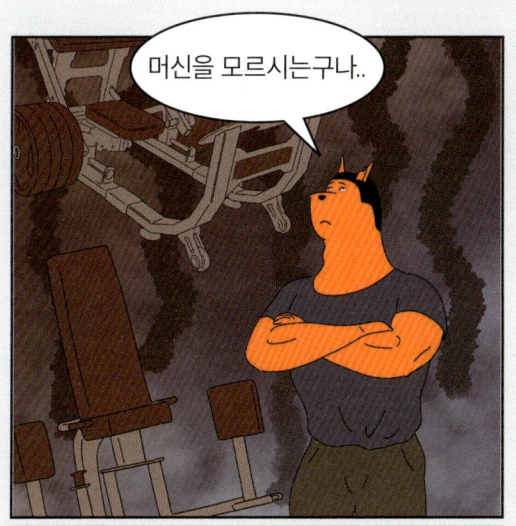

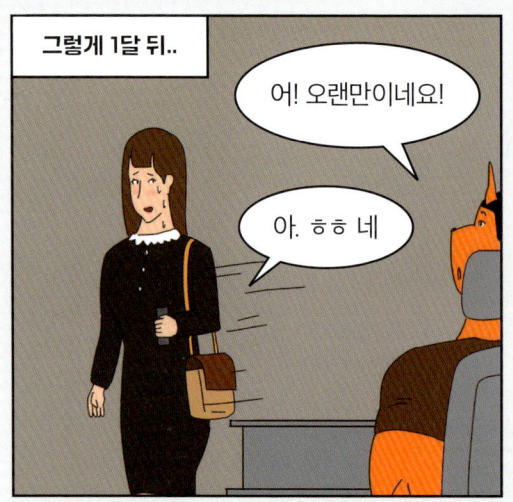

그렇게 1달 뒤 정말 오랜만에 회원님은 한껏 차려입고 헬스장에 나오셨다

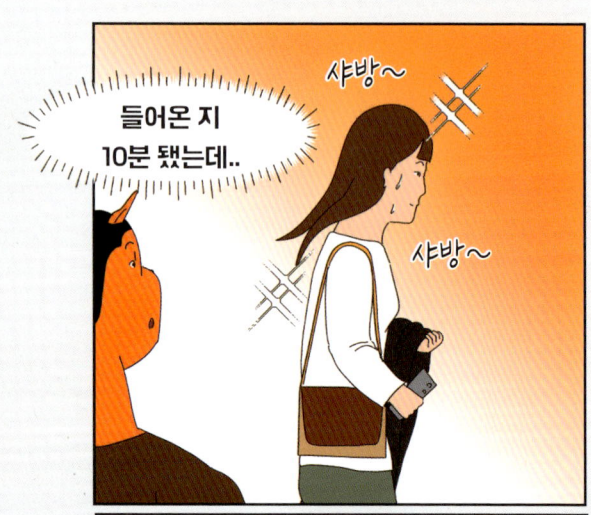

그렇게 이제는 헬스장 샤워실만 이용하는 회원님.. 돈이 너무 아깝다

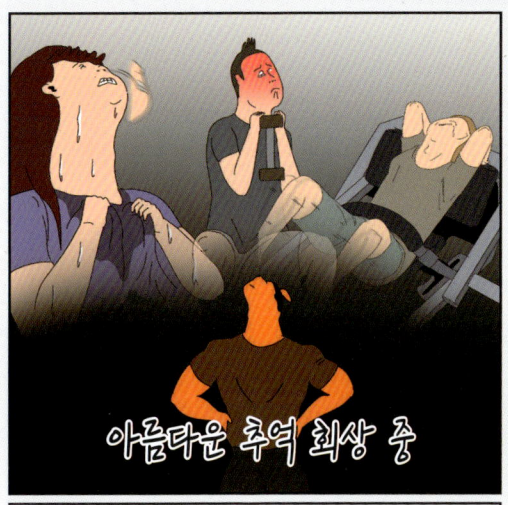

헬스가 처음이라면 이제 돈낭비는 그만하고
트레이너의 도움이라도
조금 받아보면 어떨까..

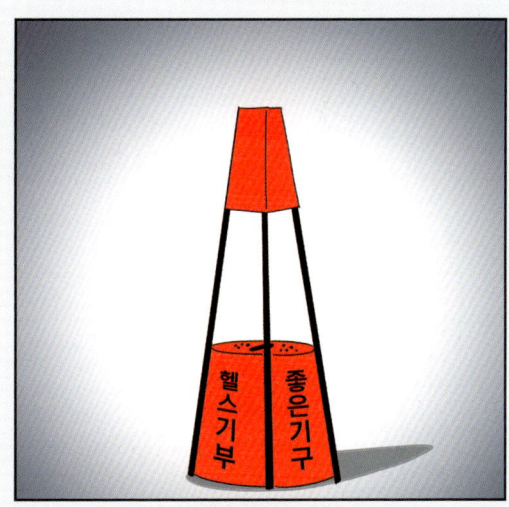

여러분의 꾸준한 기부 덕분에
헬스장 기구를 점차 좋은 것으로
교체하고 있습니다..

차례

- 운동 전 미리 보는 만화 **4**
- 프롤로그 운동이 재미없고 어려웠던 당신, 이제는 캥맨과 함께! **16**

PART 01
헬린이를 위한 3단계 필수 스트레칭

20

스트레칭의 3단계

1단계 | 골반 스트레칭, 왜 중요할까?

01 네발 기기 스트레칭 1: 고관절을 풀어주는 스트레칭 **28** | 02 네발 기기 스트레칭 2: 고관절을 풀어주는 스트레칭 **29** | 03 비둘기 자세: 엉덩이 스트레칭 **30** | 04 스쿼트 준비 자세: 허벅지 안쪽 스트레칭 **31** | 05 벽 개구리 자세: 허벅지 안쪽 스트레칭 **32** | 골반 스트레칭 총정리 **34**

2단계 | 자세를 교정하는 상체 스트레칭

01 가슴 활짝 스트레칭: 굽은 가슴을 펴주는 폼롤러 스트레칭 **40** | 02 목 스트레칭: 경직된 목을 이완시키는 폼롤러 스트레칭 **41** | 03 겨드랑이 스트레칭: 경직된 어깨를 이완시키는 폼롤러 스트레칭 **42** | 04 가슴 이완 스트레칭: 가슴의 유연성이 향상되는 폼롤러 스트레칭 **43** | 05 척추 가동 운동: 등 중앙과 가슴뼈 스트레칭 **44** | 상체 스트레칭 총정리 **48**

3단계 | 허리와 무릎을 보호하는 하체 스트레칭

01 앞벅지 스트레칭: 하체 유연성을 개선하는 스트레칭 **54** | 02 뒷벅지 스트레칭: 햄스트링을 풀어주는 스트레칭 **55** | 03 종아리 스트레칭: 발목 통증을 줄여주는 스트레칭 **56** | 04 발바닥 스트레칭: 족저근막염을 예방하는 스트레칭 **57** | 하체 스트레칭 총정리 **60**

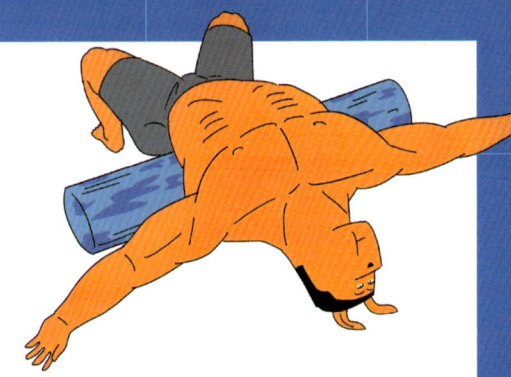

PART 02
웨이트 트레이닝을 위한 기본 도구 사용 설명서

62

기본 도구 사용법만 알아도 근력 운동 혼자서 가능!

1단계 | 전신 운동과 스트레칭이 가능한 케틀벨과 밴드

01 케틀벨: 다양한 유산소 운동 70 | 02 밴드: 턱걸이와 스트레칭 71 | 03 케이블 머신 보조용품: 팔 운동에 필요한 로프, 숏바 72 | 04 랫 풀다운 보조용품: 등 운동에 필요한 와이드 바, 맥 그립 바 73 | 05 홈트에서 사용 가능한 다양한 소도구: 짐볼, 보수볼, AB 롤러 74

2단계 | 바벨 사용법

01 바벨을 이용한 운동: 대표 운동 3가지 82 | 02 바벨 종류 정리: 바벨의 형태와 클립 종류 83 | 03 바벨의 길이와 형태에 따라 가능한 운동: 다양한 바벨 운동 84

3단계 | 덤벨 사용법

01 전신 운동이 가능한 덤벨: 대표 운동 동작 89 | 02 덤벨의 모양과 무게: 한 쌍 일체형 소도구 90

PART 03
생활 속 통증을 예방하는 기본 상체 운동

'멋진 몸'보다 '잘 쓸 수 있는 몸'을 만드는 상체 운동

1단계 | 가슴 운동

체스트 플라이: 굽은 가슴을 교정하는 가슴 운동 98
01 체스트 플라이 핵심 포인트: 가슴 운동 102 | 02 체스트 플라이 기본 자세: 벌리기 103 | 03 체스트 플라이 기본 자세: 모으기 104 | 체스트 플라이 총정리 108

벤치 프레스: 탄탄하고 넓은 가슴을 위한 운동 110
01 바벨 잡는 법: 올바른 시작 자세 112 | 02 벤치 프레스 운동 방법: 내리기 115 | 03 벤치 프레스 운동 방법: 올리기 116 | 벤치 프레스 총정리 120

2단계 | 어깨 운동

오버헤드 프레스: 상체 정렬을 바로잡는 어깨 운동 122
01 어깨 스트레칭: 밴드를 이용한 스트레칭 126 | 02 오버헤드 프레스 자세 잡기: 바벨 잡는 법 128 | 03 바벨을 들고 내리는 법: 밀고 내려오기 129 | 오버헤드 프레스 총정리 132

사이드 레터럴 레이즈: 탄탄한 어깨 만들기 기초 운동 134
01 사레레 기본: 올바른 자세와 동작 138 | 사레레 총정리 142

리버스 펙 덱 플라이: 굽은 등을 펴주는 최고의 운동 144
01 바른 자세 익히기: 리버스 펙 덱 플라이 147 | 02 벌리기: 리버스 펙 덱 플라이 148 | 03 모으기: 리버스 펙 덱 플라이 149 | 리버스 펙 덱 플라이 총정리 152

3단계 | 등 운동

랫 풀다운: '등'의 신이 되고 싶다면? 154 | 01 등에 제대로 된 자극 주기: 랫 풀다운 158 | 02 내리기와 올리기: 랫 풀다운 159 | 랫 풀다운 총정리 162

어시스트 풀업: 등 근육과 코어를 동시에 강화하는 운동 164
01 올바른 하체·상체 세팅법: 어시스트 풀업 168 | 02 올라가기와 내려가기: 어시스트 풀업 169 | 어시스트 풀업 총정리 172

바벨로우: 등의 두께를 완성하는 운동 174
01 자세 세팅과 당기기: 바벨로우 178 | 02 내리기와 올바른 호흡: 바벨로우 179 | 바벨로우 총정리 182

4단계 | 팔&복근 운동

케이블 로프 푸시다운: 늘어진 팔뚝살을 잡아주는 최고의 운동 184
01 잡기: 케이블 로프 푸시다운 188 | 02 내리기와 올리기: 케이블 로프 푸시다운 189 | 케이블 로프 푸시다운 총정리 192

효과적인 복근 운동 5: 뱃살 잡는 복근 운동 194
01 플랭크: 코어 운동 198 | 02 사이드 플랭크: 옆구리 운동 199 | 03 버드독: 코어 운동 200 | 04 크런치: 윗배 운동 201 | 05 복근 유산소: 아랫배 운동 202 | 복근 운동 총정리 206

PART 04
튼튼한 하체를 만드는 기본 운동 5

208

우리 몸에서 가장 큰 근육이 존재하는 하체!

1단계 | 엉덩이 운동

힙힌지: 하체 운동의 기본, 힙힌지란? 212
01 힙힌지의 올바른 자세: 엉덩이 운동 216 | 02 힙힌지를 쉽게 하는 법: 줄 사용 217 | 힙힌지 총정리 220

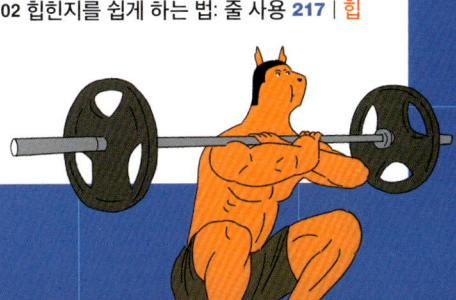

이너·아웃 타이: 생각보다 쉬운 하체 운동 **222**

01 엉덩이를 자극하는 아웃 타이: 엉덩이와 허벅지 **226** | 02 엉덩이를 자극하는 이너 타이: 엉덩이와 허벅지 **227** | 이너·아웃 타이 총정리 **230**

2단계 | 다리 운동

레그 익스텐션: 탄탄하고 라인 잡힌 허벅지를 위한 다리 운동 **232**

01 올리기와 내리기: 레그 익스텐션 **236** | 레그 익스텐션 총정리 **240**

힙쓰러스트: 최고의 엉덩이 운동 **242**

01 올바른 자세 세팅: 힙쓰러스트 **246** | 02 발바닥 사용법: 힙쓰러스트 **247** | 03 올바른 호흡법: 힙쓰러스트 **248** | 힙쓰러스트 총정리 **250**

브이 스쿼트: 하체 근육을 전반적으로 단련하는 운동 **252**

01 브이 스쿼트 기본 자세: 내려갈 때와 올라갈 때 **256** | 브이 스쿼트 총정리 **260**

브이 스쿼트: 하체 근육을 전반적으로 단련하는 운동 **252**

01 브이 스쿼트 기본 자세: 내려갈 때와 올라갈 때 **256** | 브이 스쿼트 총정리 **260**

월 스쿼트: 내 몸을 컨트롤하는 운동 **262**

01 월 스쿼트의 바른 자세 익히기: 내려가기와 올라가기 **267** | 월 스쿼트 총정리 **270**

프론트 바벨 스쿼트: 제대로 된 하체 근력을 키워주는 운동 **272**

01 프론트 바벨 스쿼트를 안전하게 하려면?: 상체와 하체 자세 **276** | 프론트 바벨 스쿼트 총정리 **280**

고블릿 스쿼트: 코어 근육을 자극하는 스쿼트 **282**

01 고블릿 스쿼트의 올바른 방법: 내려가기와 올라오기 **286** | 고블릿 스쿼트 총정리 **290**

데드리프트 1: 전신 근육을 골고루 자극하는 운동 **292**

01 밴드를 활용한 데드리프트의 기본 자세: 버티기와 골반 접기 **296** | 데드리프트 총정리 **298**

데드리프트 2: 자세를 교정하는 데드리프트 **300**

01 원판 들고 데드리프트: 자세 교정 **304** | 데드리프트 총정리 **308**

불가리안 스플릿 스쿼트: 난이도 최상의 하체 운동 310
01 폼롤러와 의자를 활용한 스쿼트: 불가리안 스플릿 스쿼트 314 | 02 올바른 자세로 내려가고 올라가기: 불가리안 스플릿 스쿼트 315 | 불가리안 스플릿 스쿼트 총정리 318

PART 05
지루하지 않게 체지방 폭파! 가성비 유산소 운동

 320

근력 운동과 유산소 운동을 병행해야 하는 이유는?

HIIT:최고의 유산소 운동 324
01 HIIT!: 고강도 인터벌 트레이닝 329

3일 반복 운동 루틴: 초보자를 위한 6개월 심플 루틴 334
01 1일 차 상체: 6개월 운동 루틴 338 | 02 2일 차 하체: 6개월 운동 루틴 340 | 03 3일 차 휴식 or HIIT: 6개월 운동 루틴 342 | 초보자 루틴 총정리 346

■ 책을 마치며 348

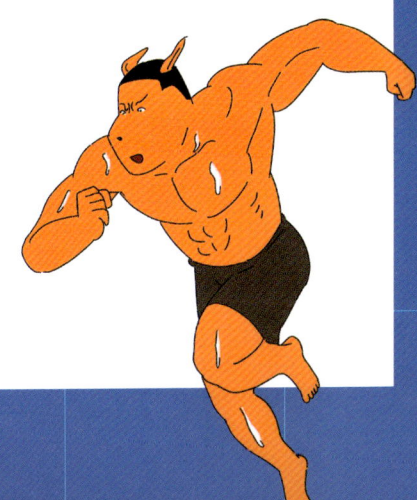

| 프롤로그 |

운동이 재미없고 어려웠던 당신, 이제는 캥맨과 함께!

지금껏 트레이너 일을 하며 회원들에게 정말 자주 듣는 말이 있습니다.

"운동이 어렵고 재미가 없어요."

헬스 트레이너를 시작한 지 얼마 안 되었을 때 이런 말을 들으면 스스로 많이 자책했던 기억입니다. '내가 부족해서, 내 수업을 받는 회원들도 운동을 재미없고, 힘들게만 느끼는 걸까?'라는 생각으로 착잡해지기도 했죠.

그 이후 관점 자체를 바꾸기로 했습니다. 트레이너인 제 입장에서 운동을 가르치는 것이 아니라 운동에 완전 초보자인 회원의 입장에서 운동을 바라보고, 또 어떻게 티칭해야 할지를 고민하기로 했습니다. 그러니 이전에는 보이지 않던 것들이 눈에 들어왔습니다.

회원은 그동안 헬스가 혼자 하기에는 어렵고 재미도 없어서 저에게 PT 수업을 받았습니다. PT 수업을 받을 때는 근육에 자극이 잘 느껴지고, 지시하는 대로만 하면 되니 어렵지 않아 재미를 느꼈죠. 하지만 PT 수업이 종료된 후에 막상 운동을 혼자 해 보니 몸에 자극도 별로 느껴지지 않고, 방법도 잘 기억이 안 나고, 무엇부터 해야 할지 몰라 결국 운동에서 점점 멀어져 가고 있었던 것이지요.

이렇게 회원들을 꾸준히 관찰하고, 회원의 입장에서 생각을 하다 보니 스스로에게 의문이 하나 생겼습니다.
'나는 왜 헬스를 좋아하게 됐지?'
저도 돌이켜보면 운동은 좋아했지만, 처음부터 헬스를 좋아했던 것은 아니었습니다. 헬스는 다른 사람과 함께하는 운동과 달리, 혼자서 쇳덩이를 드는 고독한 운동이니까요. 저는 그래도 운동 자체를 좋아했기에 '몸이 좋아지고 싶다'라는 하나의 생각으로 매일매일 꾸준히 하다 보니 헬스가 점점 좋아지게 된 것이었습니다.
그런데 여기에 큰 문제가 있었습니다. 저는 애초에 '운동 자체는 좋아했던 사람'이고, 회원은 '운동 자체를 싫어했던 사람'이라는 점이 큰 차이라는 것이죠.
이제 본질적인 질문을 스스로에게 던졌습니다.
'그렇다면 운동 싫어하는 사람을 운동 좋아하게 하려면 어떻게 해야 할까?'
생각해 보니, 운동을 좋아했던 저 역시 헬스장에 나가는 게 귀

찮고 힘든 날이 있었고, 그런 날은 언제나 친구와 함께 운동하며 견뎌냈다는 사실이 떠올랐습니다. 운동을 싫어하는 사람에게 필요한 것은 '응원해주는 운동 친구'였습니다.

"아! 내가 친구가 되어 주자!"

헬스의 치명적인 단점은 '혼자 견뎌내야 한다'는 점이었습니다. 그래서 저는 회원들이 헬스장에 가는 것이 조금이라도 재미있게 느껴지도록 노력했습니다. 가끔 전화도 걸고, 같이 운동도 하고, 친구처럼 장난도 치며, 초보자인 회원에게 맞춘 운동 루틴을 설정해 주었더니 회원도 헬스에 대한 부담을 조금씩 덜어내고, 결국 혼자서도 헬스장을 다니게 되었습니다. 이제는 헬스장이 무섭지 않다고 합니다.

저로 인해 사람이 바뀐다는 것이 제게는 매우 큰 가치로 다가왔습니다. '제 회원들이 변화한 것처럼, 세상의 모든 사람들이 헬스를 통해 긍정적인 변화를 얻었으면 좋겠다'는 생각에서 캥맨툰을 만들었고, 인스타그램에서 연재도 하게 되었습니다. 그리고 캥맨툰을 사랑해준 독자들 덕분에 이렇게 책까지 쓰게 되었습니다.

이 책은 혼자 견디기 힘든 헬스장 문 앞에서 주저하고 있는 분들께 친구가 되어 줄 수 있는 책입니다. 실제 제가 회원들에게 알려준 효과적인 초보자 루틴이 웹툰에 모두 담겨 있습니다. 어려운 용어 대신 친근한 대화체, 복잡한 동작 대신 초보자의 눈높이 루틴으로 구성했으며, '혼자가 아닌 같이한다'는 마음으로 설

계했습니다. 이 책에 있는 기본 루틴만 잘 이해하고 익혀도, 더 이상 혼자 운동하는 것이 지루하지 않고, 책에 있는 대로 딱 50분 정도만 투자할 수 있다면 앞으로의 다이어트와 몸 만들기에 큰 도움이 될 것임을 확신합니다. 그리고 마침내 그토록 원하던 탄탄한 몸과 보기 좋은 복근까지 얻을 수 있을 겁니다.

이제 여러분은 저와 함께 하루 한 에피소드를 읽고, 운동 방법을 익힐 때마다 "오늘도 같이 해냈다!"는 성취감을 느끼게 될 것입니다.

자, 이제 저와 함께 이 책을 펴고 첫걸음을 내디뎌 봅시다!

2025년 여름,
캥맨 최재영

PART 01

헬린이를 위한

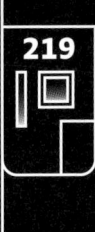

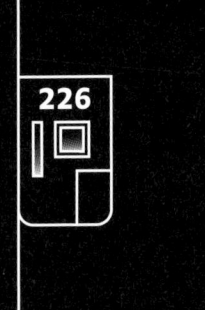

3단계 필수 스트레칭

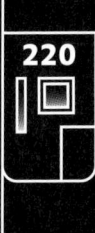

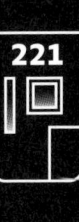

스트레칭은 **필수**

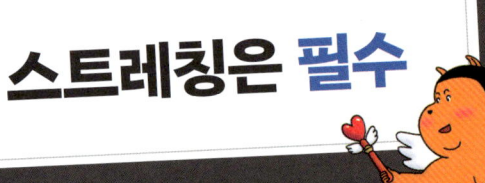

스트레칭의 중요성은 아무리 강조해도 지나침이 없습니다. 운동을 시작할 때, "일단 뛰자!", "무게부터 들어보자!" 하고 바로 몸을 움직이는 분들이 많습니다. 그런데 스트레칭을 건너뛰고 운동을 시작하면, 준비도 안 된 근육과 관절이 갑자기 놀라 다칠 수도 있습니다. 마치 기름칠이 안 된 기계를 억지로 돌리는 것과도 같지요.

운동 전에 스트레칭을 한다면? 굳어 있던 몸이 부드럽게 풀리고, 근육에도 피가 잘 돌기 시작해요. 그러면 몸이 '아, 이제 움직일 준비를 해야겠구나!' 하고 알아차리게 됩니다.

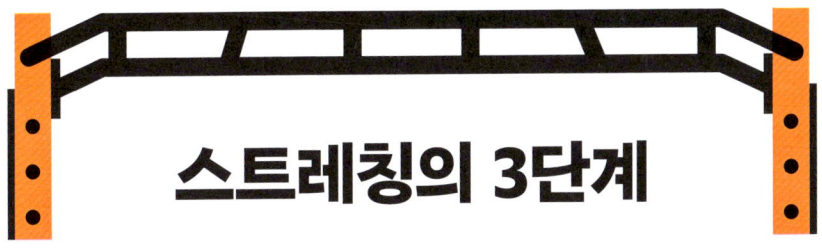

스트레칭의 3단계

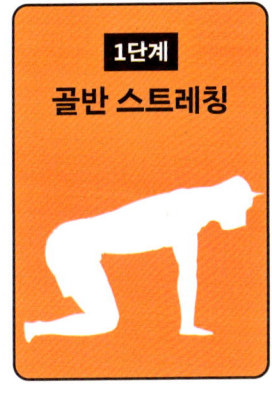

1단계
골반 스트레칭

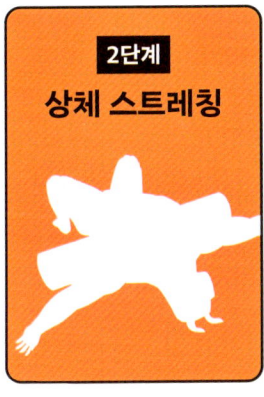

2단계
상체 스트레칭

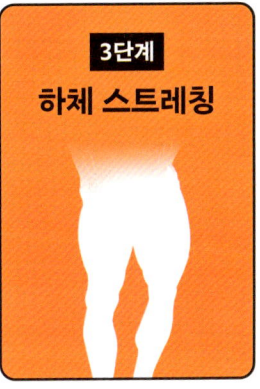

3단계
하체 스트레칭

스트레칭은 크게 상체, 골반, 하체 3가지로 나누어 생각할 수 있습니다. 특히 골반 스트레칭은 다양한 동작을 수행하기 위한 코어 관절 중 하나인 고관절을 유연하게 움직이기 위한 필수 코스로, 보통 스트레칭을 '단순 몸풀기' 정도로만 생각하는 회원들이 미처 생각하지 못한 중요한 스트레칭입니다.

이번 장에서는 골반 스트레칭을 포함해 굽은 어깨와 가슴을 활짝 펴 줘 바른 자세를 유지할 수 있도록 도와주는 상체 스트레칭의 5가지 방법, 모든 웨이트 트레이닝에 쓰이는 무릎의 하중을 줄일 수 있는 효과적인 4가지 하체 스트레칭의 방법을 소개합니다.

골반 스트레칭,
왜 중요할까?

1단계

골반 스트레칭은 일상생활에서의 자세 교정과 통증 완화에 도움이 되는 스트레칭입니다. 특히 오랜 시간 앉아 일을 하는 사람에게는 필수죠. 잘못된 자세로 골반이 틀어지면 허리 통증, 하체 부종, 혈액순환 장애 등이 생길 수 있어요.

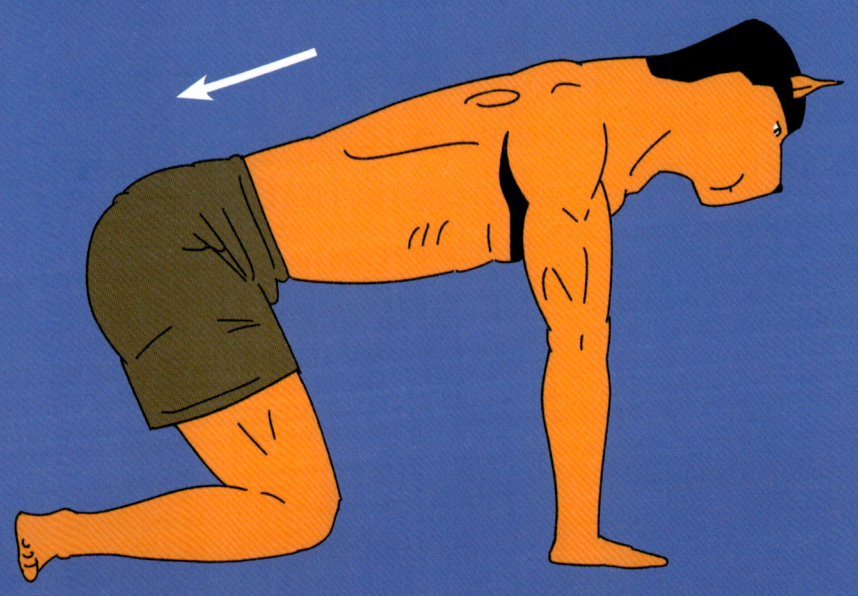

회원번호	신장	나이	성별
KANGMAN-PT-MXXXXX	1X3cm	2X	남성

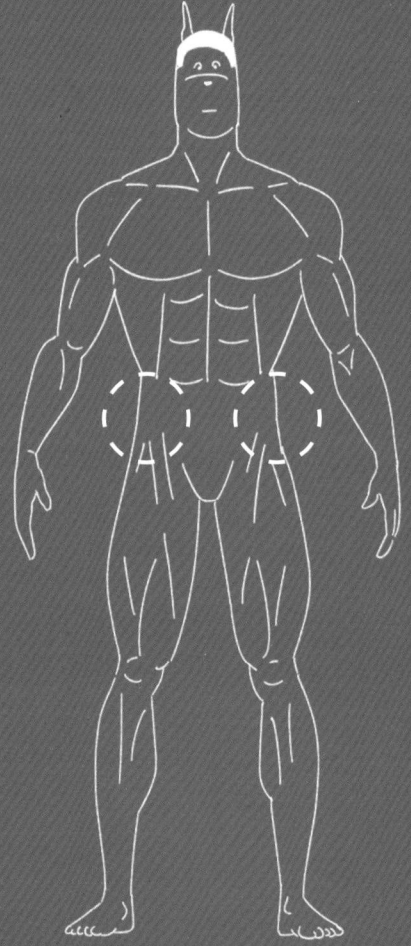

고관절 건강 지킴이, 골반 스트레칭

골반 스트레칭과 고관절은 밀접한 관계가 있습니다. 골반은 고관절을 감싸는 구조물이고, 고관절은 골반과 대퇴골을 연결하는 관절이죠.
그래서 골반의 유연성이 떨어지면 고관절 움직임이 제한되고, 고관절이 뻣뻣하면 골반이 비틀어지기 쉬워요. 다음 에피소드로 알려주는 5가지 골반 스트레칭으로 고관절 주변 근육을 풀어주면 자연스럽게 자세가 교정되고, 또 평소 걸음걸이 자세도 개선됩니다.
자 이제 자세히 배우러 가볼까요?

POINT!
○ 고관절 근육을 풀어주는 2가지 골반 스트레칭
○ 엉덩이 근육을 풀어주는 골반 스트레칭
○ 허벅지 안쪽을 풀어주는 2가지 골반 스트레칭

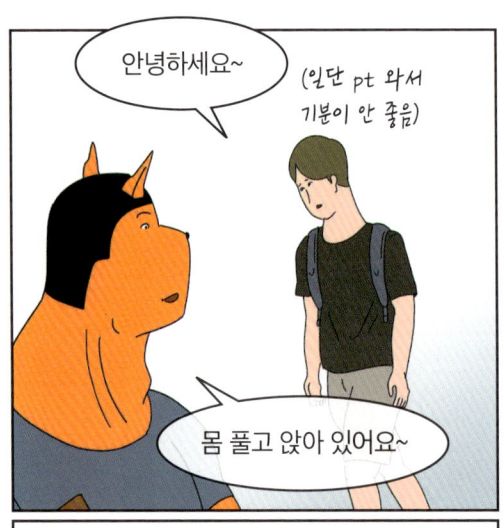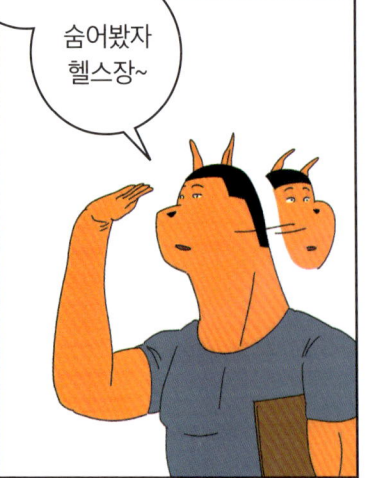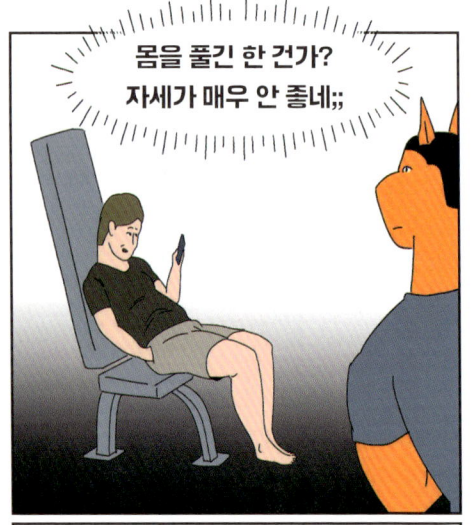

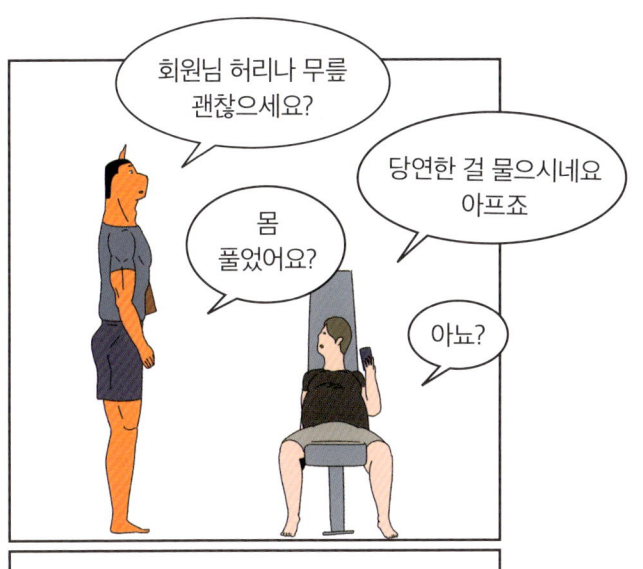

계속 이런 식으로 앉아 있었다면
평소 허리나 무릎이 안 좋을 확률이 높다

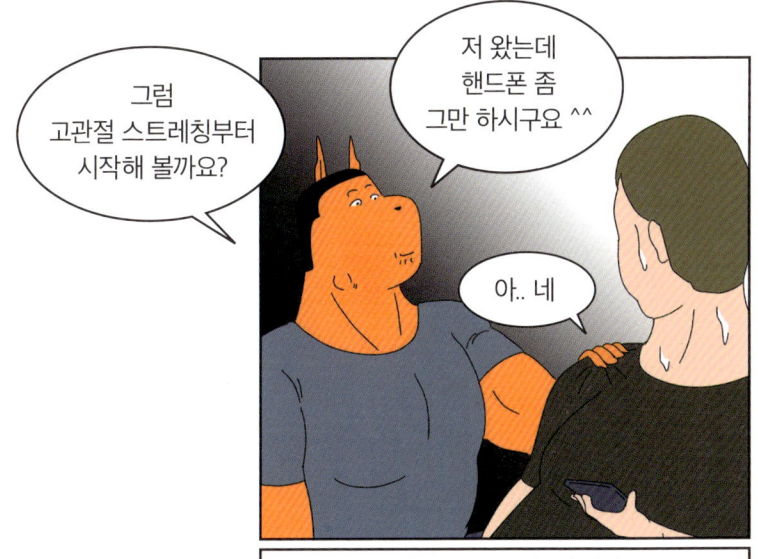

이 상태로 운동을 하다가는
허리나 무릎을 더 다칠 수 있기에
고관절 스트레칭은 필수다

01 네발 기기 스트레칭 1

고관절을 풀어주는 스트레칭

자세

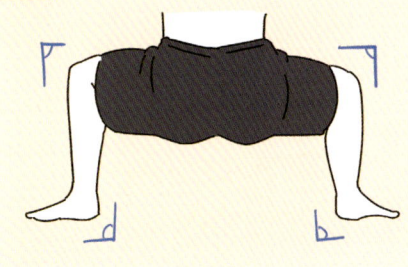

네발 기기 자세에서 다리를 어깨너비보다 넓게 벌리고, 양 뒤꿈치를 바닥에 붙인다.

동작

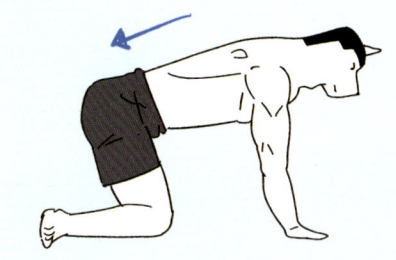

골반을 다리 사이로 천천히 뒤로 빼며 엉덩이를 낮춘다.

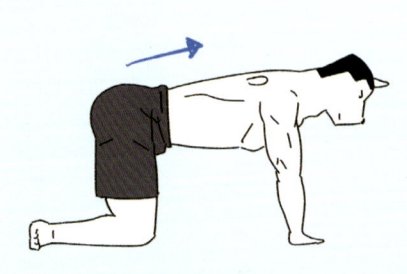

다시 골반을 앞으로 밀어 네발 기기 자세로 돌아온다.

횟수 10회 반복, 2세트

고관절을 풀어주는 스트레칭

네발 기기 스트레칭 2

02

자세

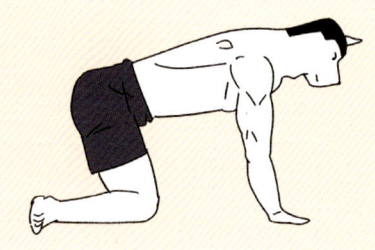

네발 기기 자세에서 다리를 어깨너비보다 넓게 벌리고, 양 뒤꿈치를 바닥에 붙인다.

동작

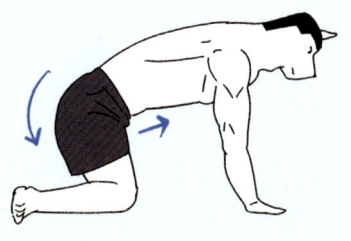

꼬리뼈를 배꼽 방향으로 끌어올려 허리를 플랫하게 만들고 골반을 아래로 내밀어 10초 유지.

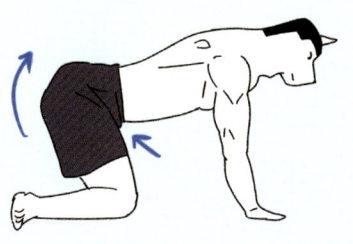

배꼽을 바닥 쪽으로 내리며 꼬리뼈를 들어 올려 허리에 아치를 만들고 10초 유지.

횟수 10회 반복, 2세트

03 비둘기 자세

엉덩이 스트레칭

자세

한쪽 다리를 앞으로 구부려 무릎이 90도가 되도록 하고, 반대쪽 다리는 뒤로 곧게 뻗어 발등을 바닥에 붙인다.

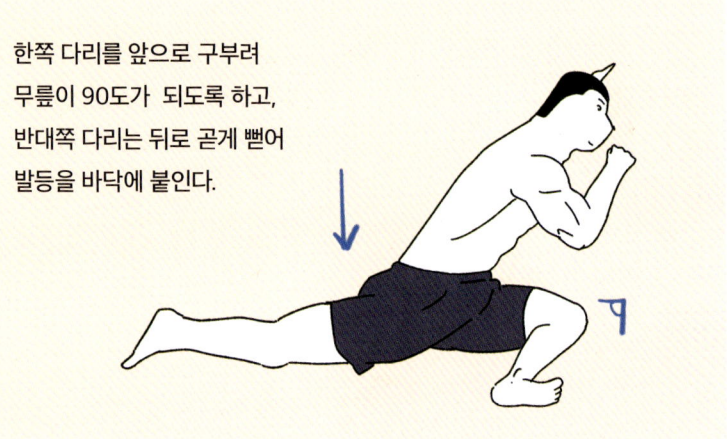

동작

골반을 정면으로 유지하며 엉덩이를 바닥 쪽으로 낮추고 허리를 곧게 편 채 자연스럽게 호흡한다.

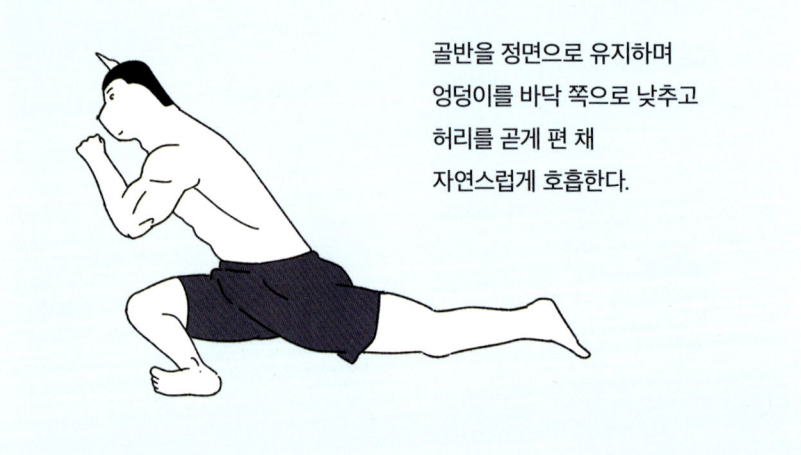

횟수 좌우 1분씩, 2세트

허벅지 안쪽 스트레칭

스쿼트 준비 자세

04

자세

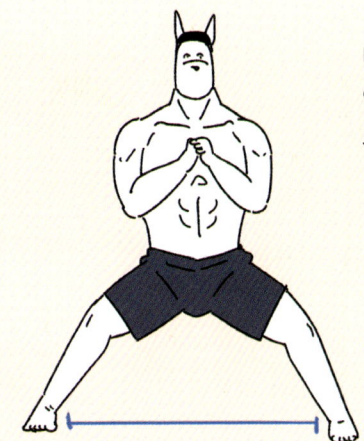

다리를 어깨너비보다 넓게 벌린다.
양발은 바닥에 모두 붙여도 되고,
뒤꿈치를 살짝 들어도 된다.

동작

한쪽 다리는 펴고,
반대쪽 무릎을 굽혀 앉으며
안쪽 허벅지를 늘려준다.
이때 허리가 앞으로
굽어지지 않도록 한다.

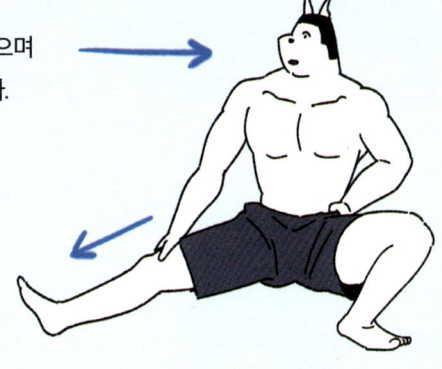

횟수 좌우 30초씩, 2세트

05 벽 개구리 자세

허벅지 안쪽 스트레칭

자세

엉덩이를 벽에 붙이고 누워 발바닥을 맞대서 개구리 자세를 해준다.

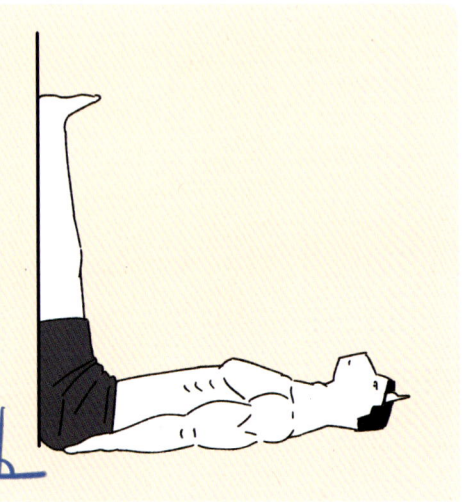

동작

상체를 서서히 위로 올리며 양손으로 양 허벅지를 누르며 허벅지 안쪽 자극을 느낀다.

엉덩이는 늘 벽에 붙어 있어야 하고, 허벅지를 최대한 벌릴 수 있을 정도로 눌러준다.

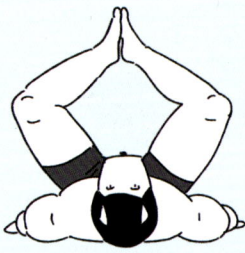 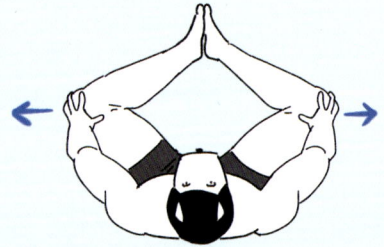

횟수 좌우 1분씩, 2세트

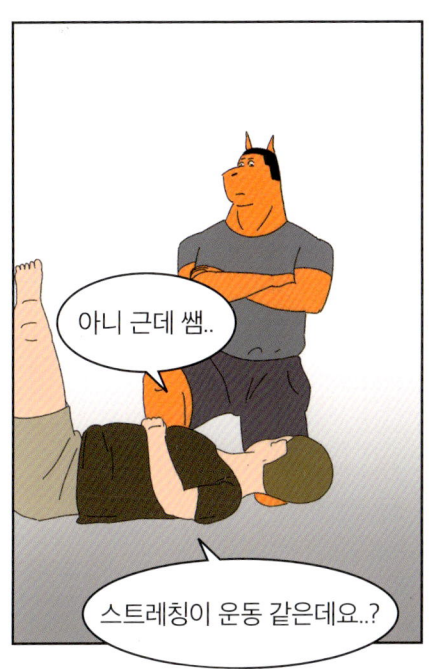
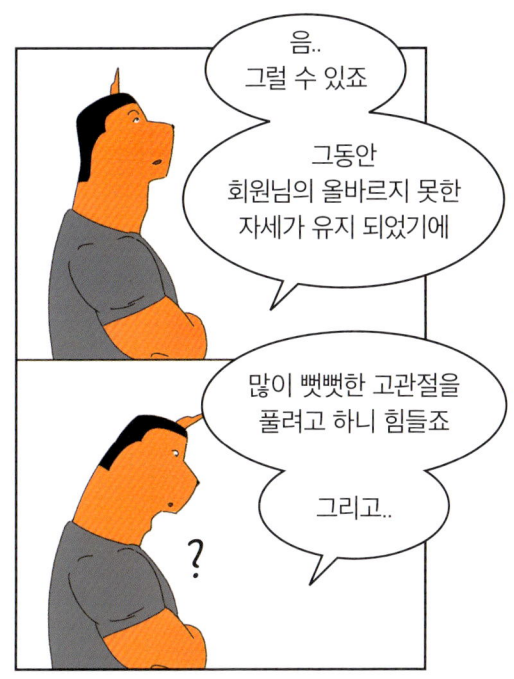
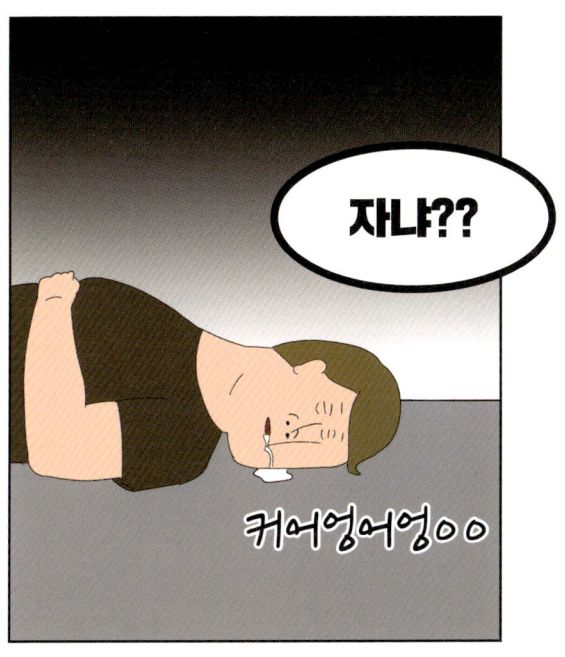

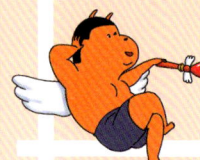 # 골반 스트레칭 총정리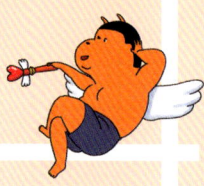

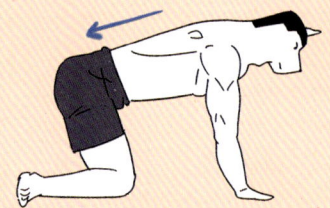 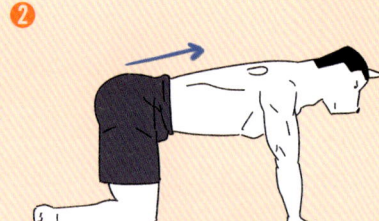

골반 주변 근육 풀어주기

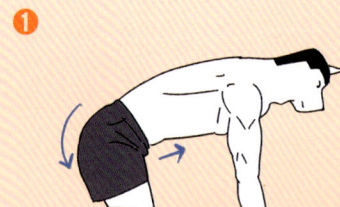 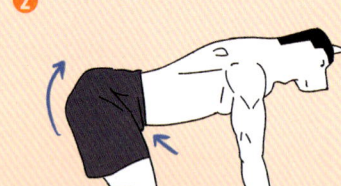

골반 앞뒤로 돌려 주변 근육 풀어주기

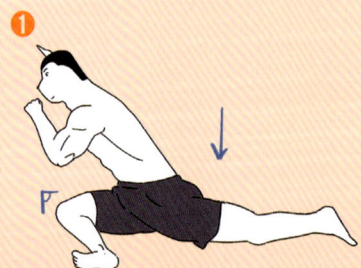 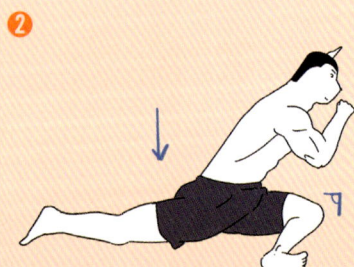

엉덩이, 뒷벅지 풀어주기

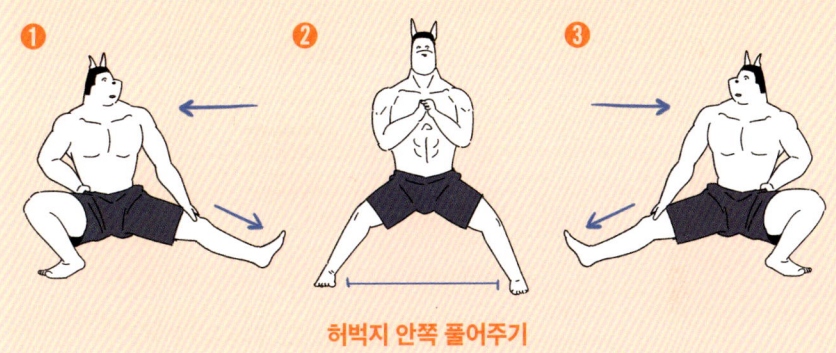
허벅지 안쪽 풀어주기

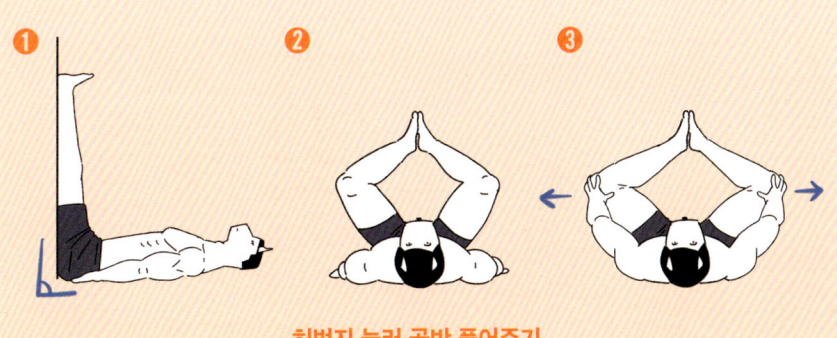
허벅지 눌러 골반 풀어주기

2단계

자세를 교정하는
상체 스트레칭

평소 컴퓨터나 스마트폰을 자주 사용하는 분들은 보통 잘못된 자세 등으로 어깨와 목이 딱딱하게 굳어져 있어요. 폼롤러를 활용해 상체 스트레칭을 꾸준히 하면 굽은 가슴과 어깨를 활짝 펴주며, 전반적으로 체형 교정의 효과까지 얻을 수 있어요!

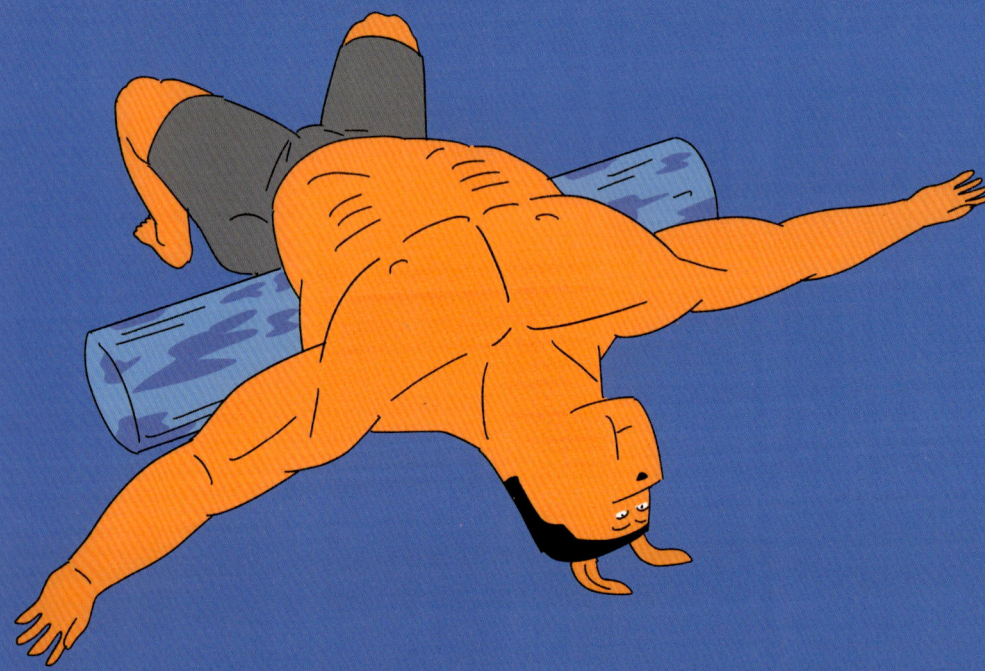

회원번호	신장	나이	성별
KANGMAN-PT-MXXXXX	1X3cm	2X	남성

폼롤러를 활용한 상체 스트레칭

상체 스트레칭은 폼롤러를 이용해 쉽게 할 수 있습니다. 근육과 근막을 부드럽게 이완시키고 딱딱한 폼롤러를 사용한 스트레칭은 뭉친 부위를 효과적으로 풀어주지요. 폼롤러는 너무 단단하지 않고, 적당히 탄력 있고 부드러운 소재를 선택해서 사용하세요. 너무 단단한 폼롤러는 근육을 과도하게 늘려 부상의 원인이 될 수도 있어요.

폼롤러를 사용해 부드럽게 압박하면 뭉친 부위의 긴장감을 줄여주고, 부상을 예방하는 효과도 있어 운동 전에 꼭 해주면 좋습니다.

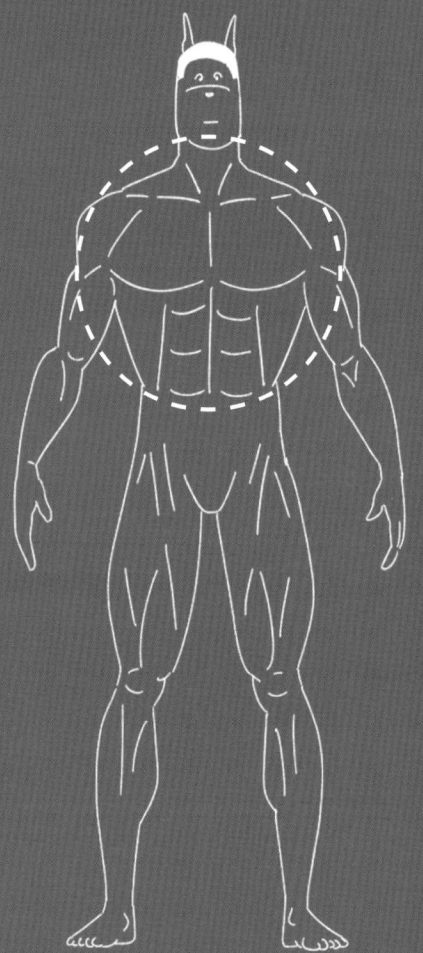

POINT!

- 가슴을 활짝 펴주는 스트레칭 2가지
- 굽은 목을 풀어주는 목 스트레칭
- 가슴과 어깨 앞쪽을 풀어주는 겨드랑이 스트레칭
- 등 중앙과 갈비뼈를 풀어주는 척추 가동 운동

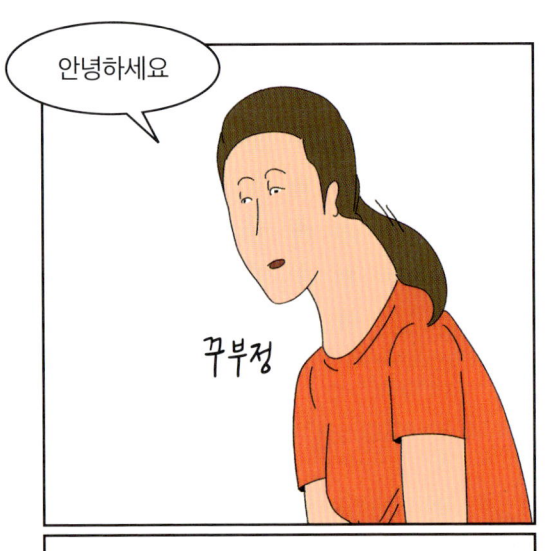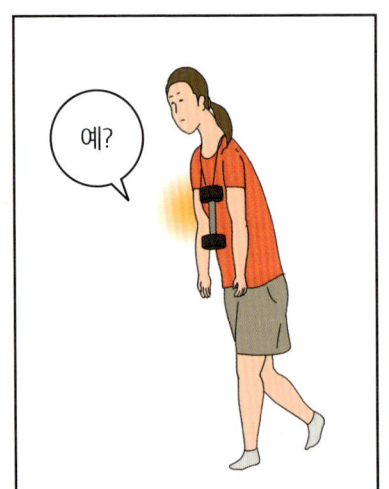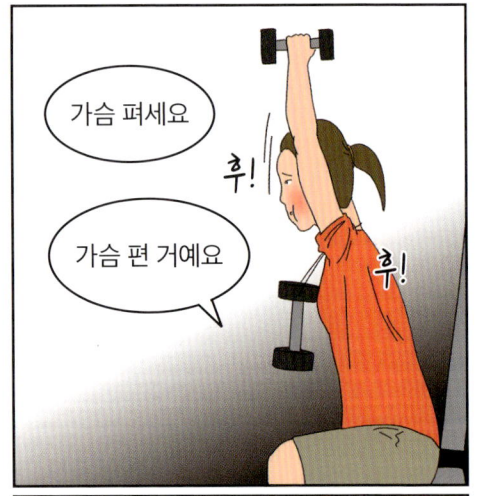

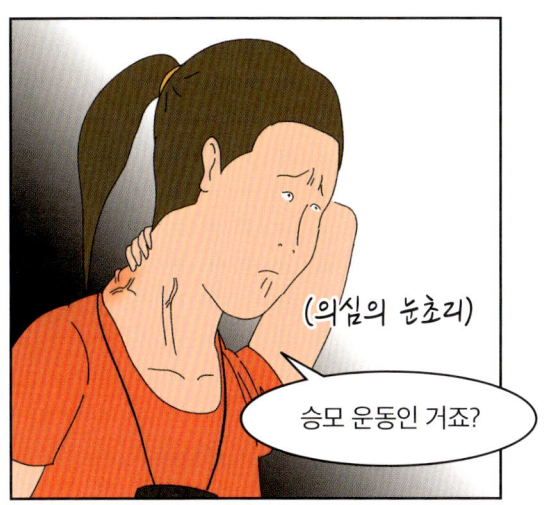

제대로 된 상체 운동을 못할 수 있다

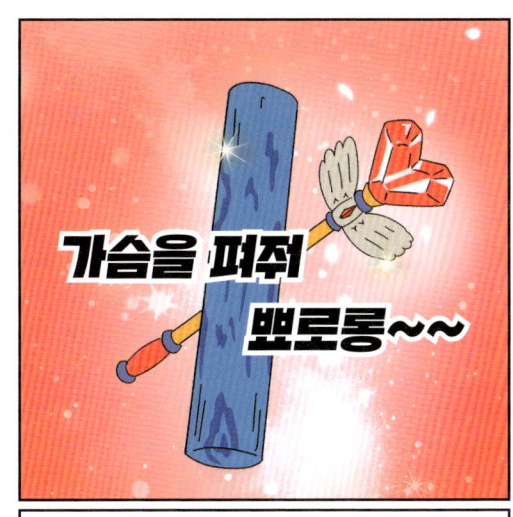

이번에는 폼롤러를 활용한 상체 스트레칭을 소개해 보겠다

01 가슴 활짝 스트레칭

굽은 가슴을 펴주는 폼롤러 스트레칭

자세

폼롤러를 등 중앙에 가로로 대고 바닥에 눕는다.

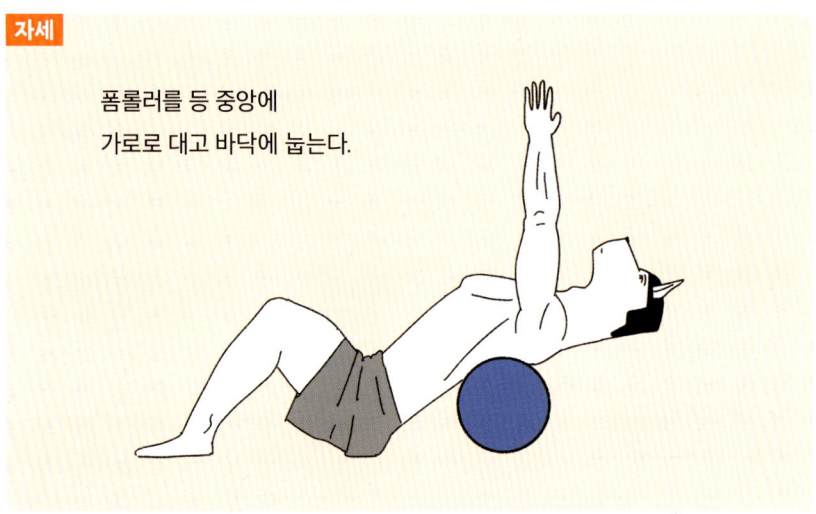

동작

양손을 천장을 향해 뻗은 후 천천히 옆으로 내려 벌린다. 동시에 목도 천천히 폼롤러 쪽으로 편안하게 내리며 가슴을 활짝 연다는 기분으로 자세를 취해준다. 이때 숨을 한 번 크게 들이마신 뒤 천천히 내쉰다.

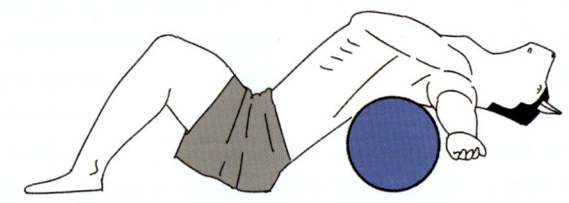

횟수 30초씩 2세트

경직된 목을 이완시키는 폼롤러 스트레칭

목 스트레칭

02

자세

폼롤러를 뒤통수 끝에 세로로 위치시킨다.

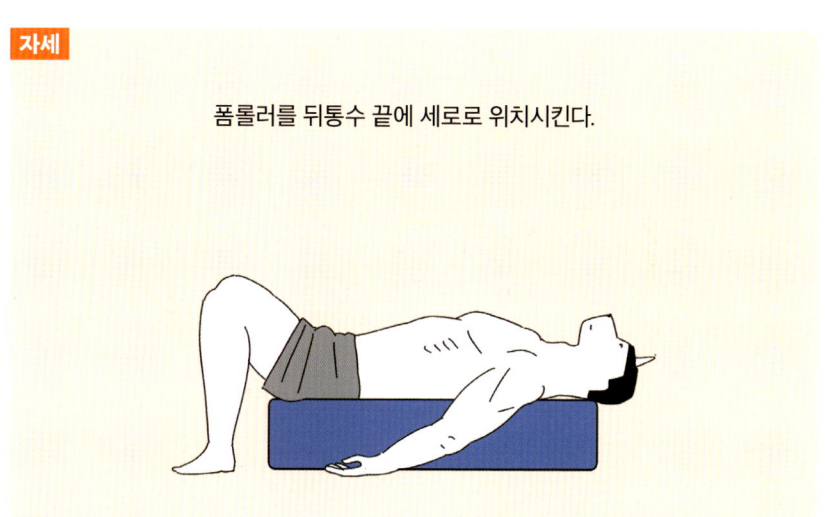

동작

목을 좌우로 천천히 움직여 뒷목 근육을 풀어준다. 목 근육이 이완되며 어깨와 가슴의 정렬이 개선된다.

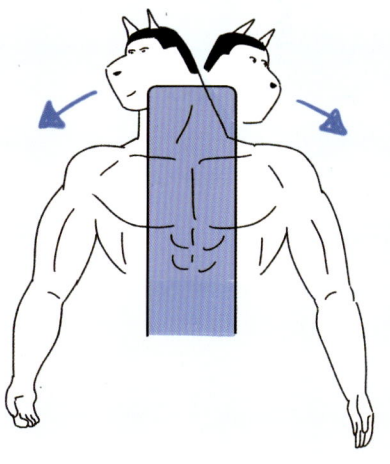

횟수 좌우 10회씩 2세트

03 겨드랑이 스트레칭

> 경직된 어깨를 이완시키는 폼롤러 스트레칭

자세

폼롤러를 세로로 세운 상태에서 등을 밀착하고 눕는다.

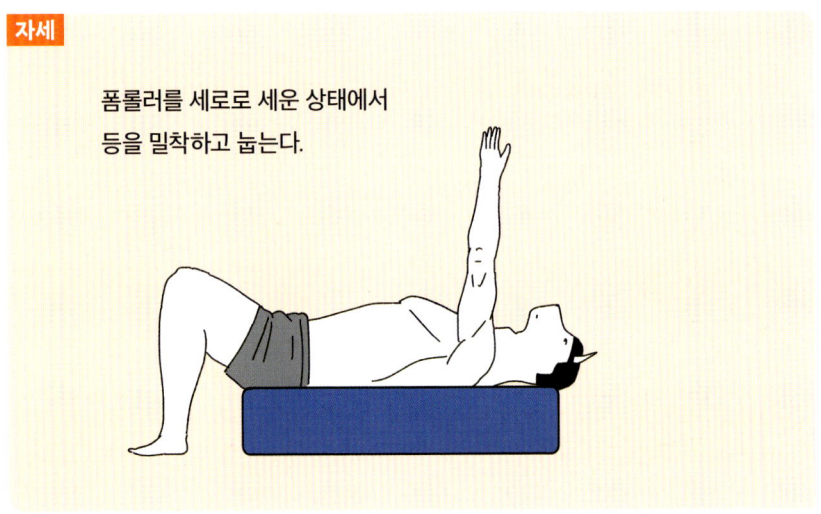

동작

팔을 위쪽으로 곧게 뻗은 뒤, 어깨가 뜨지 않게 천천히 팔을 뒤쪽으로 내린다. 그리고 천천히 다시 위로 들어 앞쪽으로 내린다. 이처럼 팔을 위 아래로 움직이면 겨드랑이와 어깨 앞쪽 근육의 뭉침이 풀어진다.

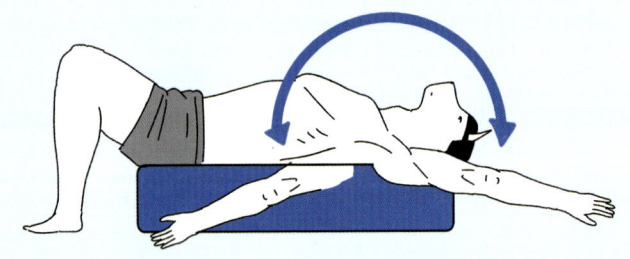

횟수 30초씩 2세트

가슴 이완 스트레칭 04

가슴의 유연성이 향상되는 폼롤러 스트레칭

자세

폼롤러를 중앙에 대고 세로로 눕는다.

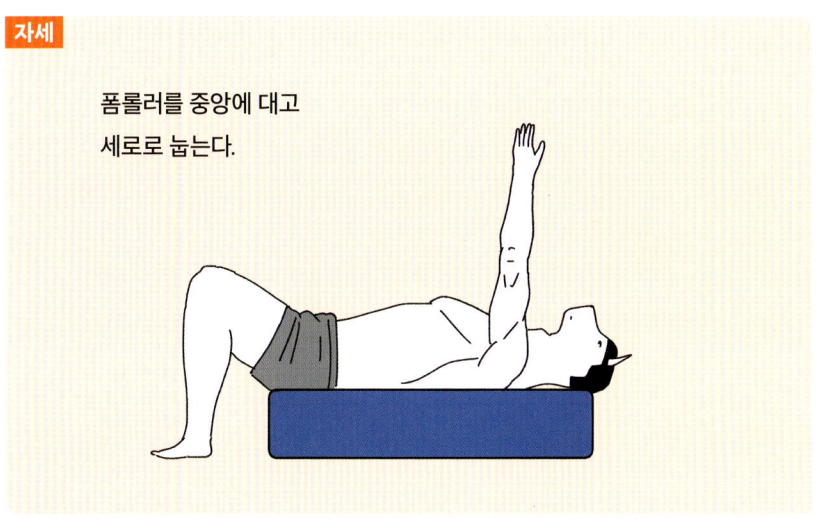

동작

양팔을 머리 위로 뻗었다가 천천히 양옆으로 벌린다. 가슴 근육이 자연스럽게 이완되어 유연성이 향상된다.

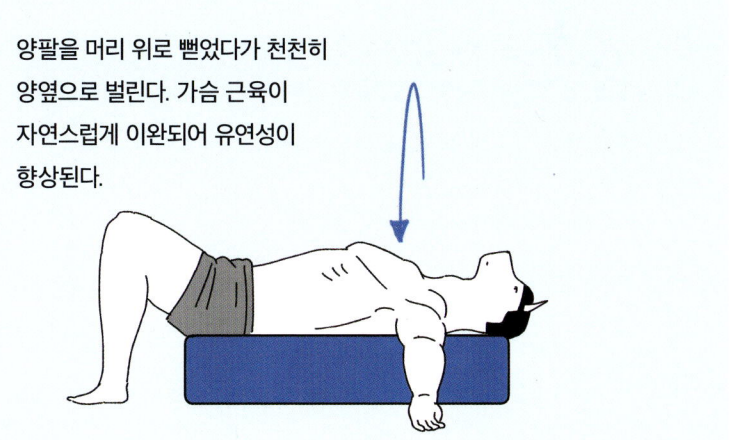

횟수 30초씩 2세트

05 척추 가동 운동

등 중앙과 가슴뼈 스트레칭

자세

네발 기기 자세를 하고, 한 손을 목 뒤에 얹는다.

동작

팔꿈치와 머리를 함께 천장 방향으로 천천히 돌린다. 제자리로 돌아온 뒤 팔꿈치로 반대편 팔을 터치한다. 올라갈 때 숨을 뱉고, 내려올 때 숨을 마신다.

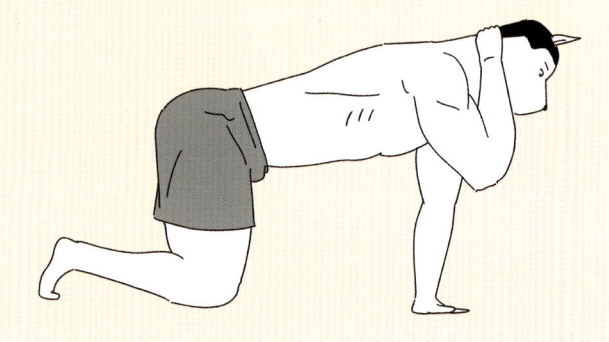

횟수 좌우 10회씩 2세트

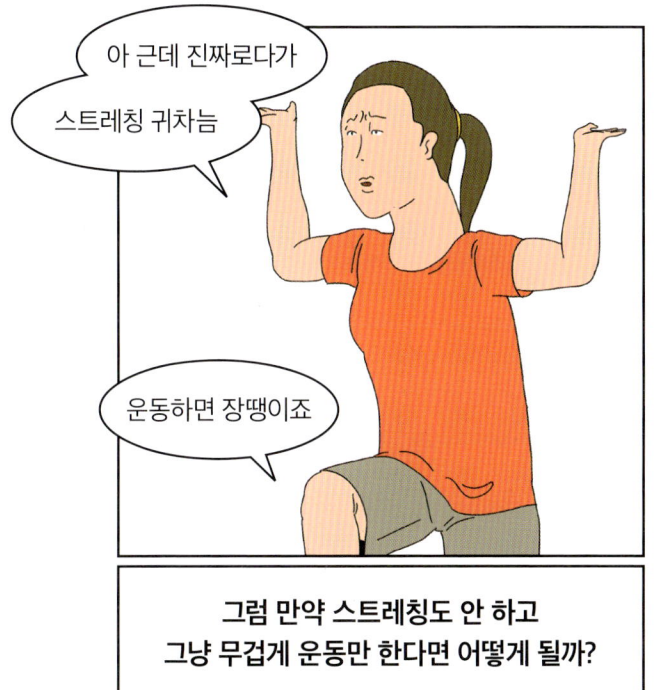

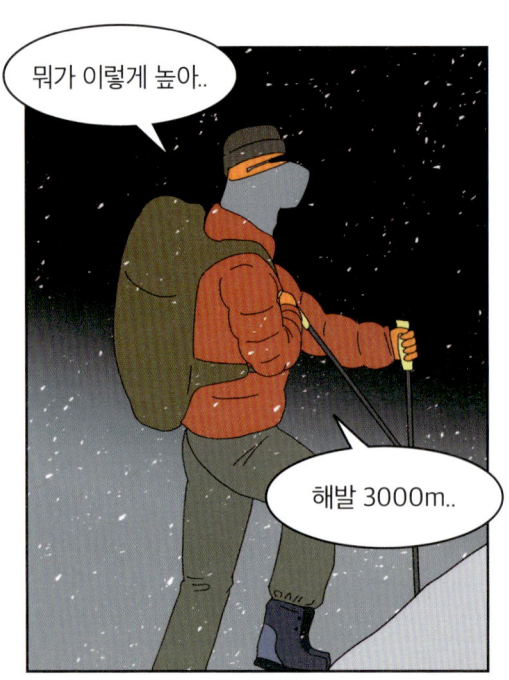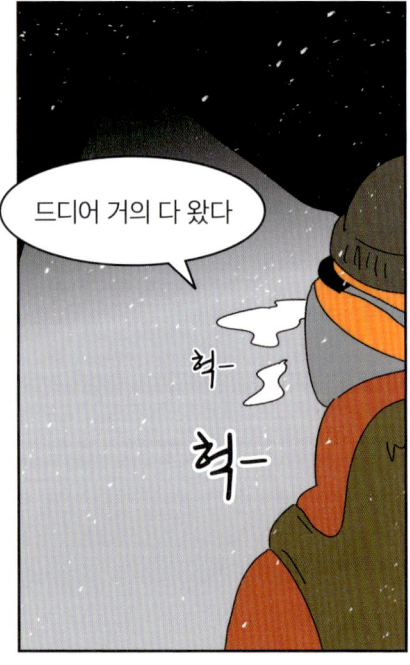

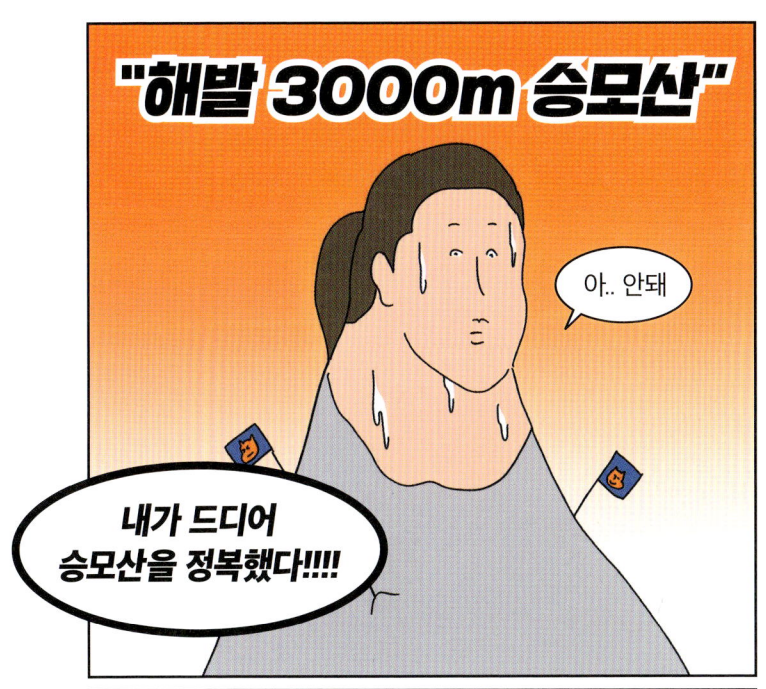

상체 스트레칭 총정리

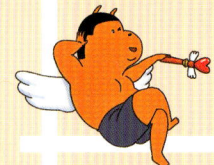
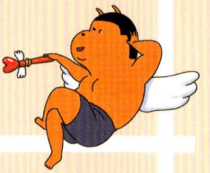

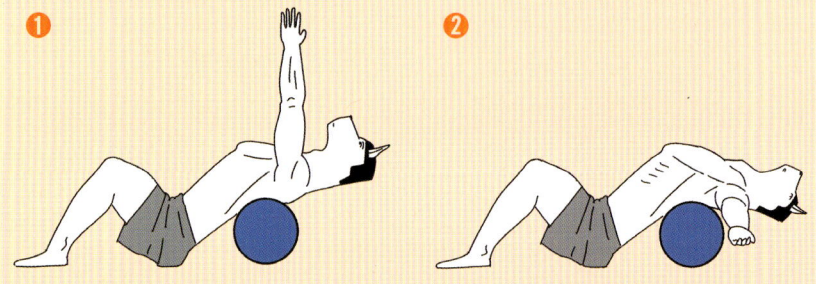

가슴 활짝 스트레칭

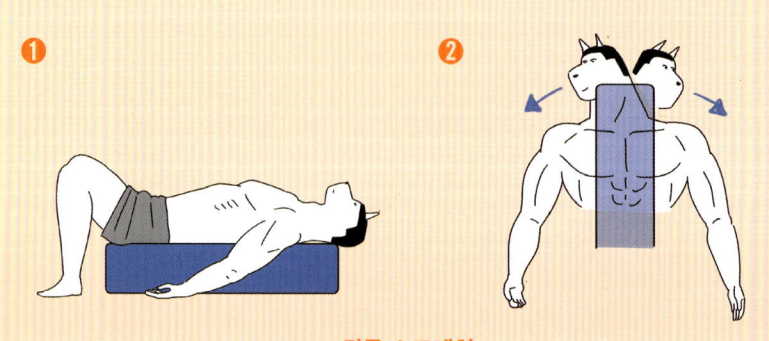

뒷목 스트레칭

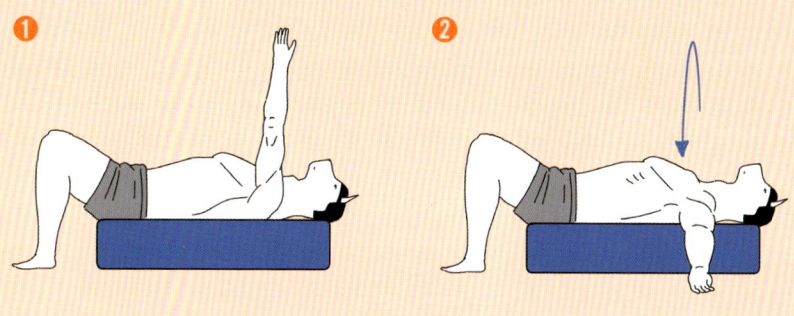
가슴 스트레칭

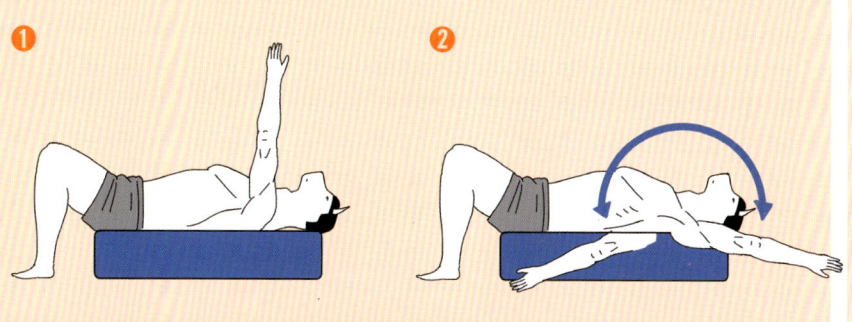
겨드랑이 스트레칭

허리와 무릎을 보호하는 하체 스트레칭

3단계

유연하고 균형 잡힌 하체 근육은 척추와 골반의 부담을 줄여 허리에 무리가 덜 가도록 합니다. 하체 스트레칭은 무릎 주변의 근육과 인대를 부드럽게 이완해 관절의 움직임을 개선하고 부상 위험을 줄여줍니다

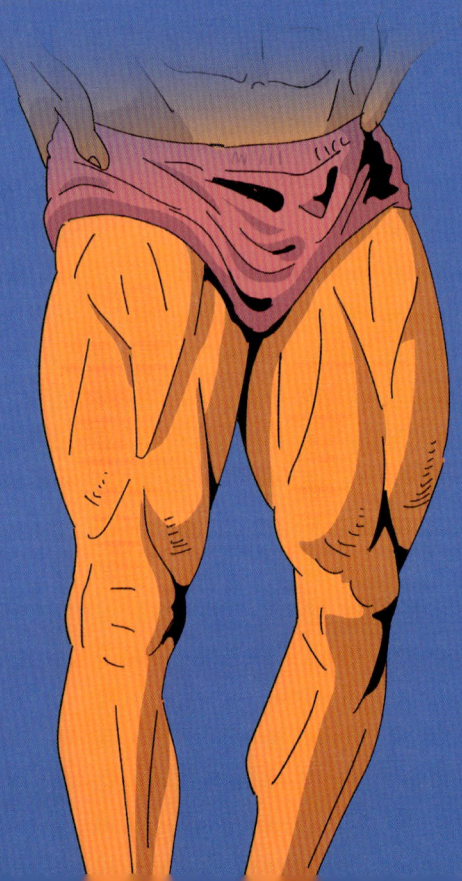

회원번호	신장	나이	성별
KANGMAN-PT-MXXXXX	1X3cm	2X	남성

평소 발목을 자주 접지른다면? 하체 스트레칭은 필수!

평소 발목을 자주 접지른다면 하체 스트레칭은 필수입니다. 발목 부상은 한 번 겪으면 반복될 가능성이 높기 때문이죠. 평소에 종아리, 발목, 허벅지 주변의 근육과 인대를 부드럽게 늘려줘야 합니다. 하체 스트레칭은 관절의 움직임을 원활하게 하고, 또 이를 통해 하지에 체중이 고르게 분산돼 발목에 가해지는 부담이 줄어들게 됩니다.

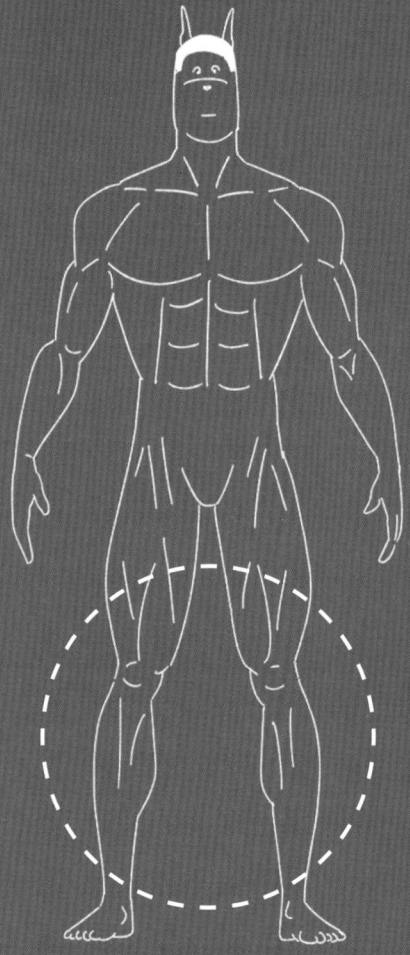

POINT!

o 허리, 무릎 주변의 통증을 완화하는 앞벅지와 뒷벅지 스트레칭
o 발목의 유연성을 증가시키는 종아리 스트레칭
o 다양한 통증 예방에 도움이 되는 발바닥 스트레칭

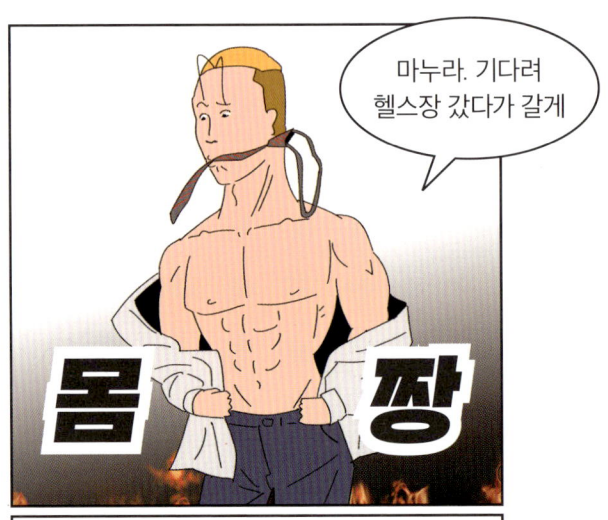

직장을 다니는 여러분들의 소망과 희망!
직장 다니며 몸짱이 되는 것

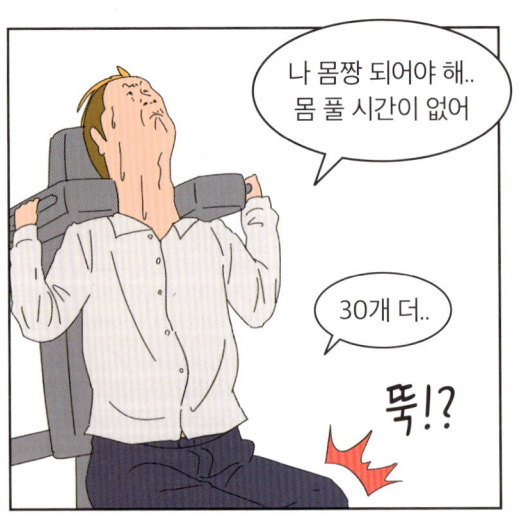

과한 욕심과 성급함으로
스트레칭도 안 하는 당신, 하늘이 선심 쓰듯
무릎 정도만 다치게 해줄 거다

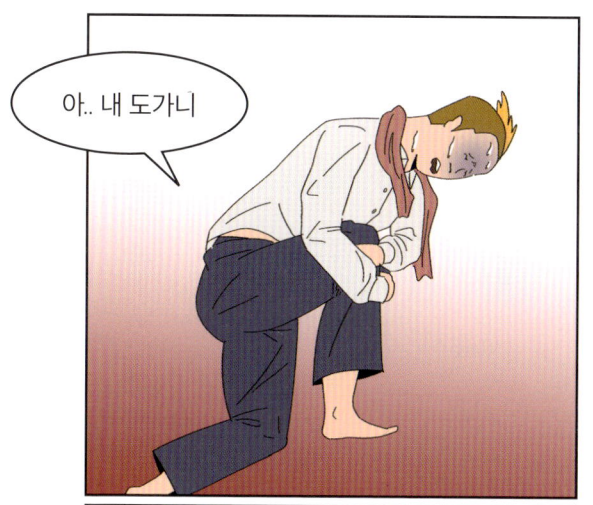

몸짱이 되기 위해 높은 강도의 운동이 필요하다. 그런데 그만큼 부상을 당하기 쉽기에 스트레칭은 필수다

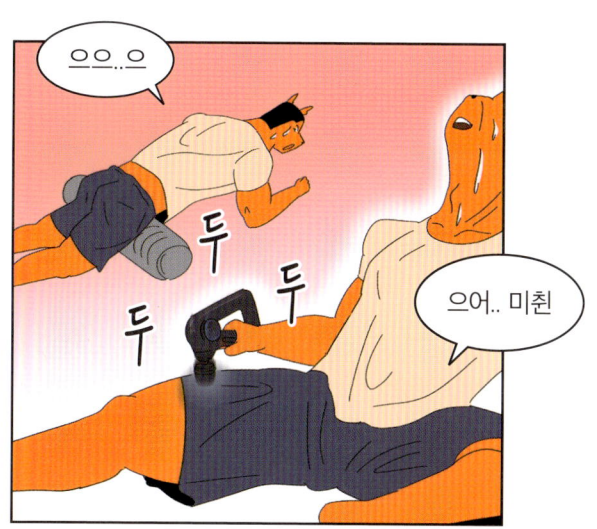

폼롤러 스트레칭, 마사지건 스트레칭 다 좋지만 먼저 맨몸으로 하체 스트레칭 하는 법을 알아보자

01

앞벅지 스트레칭

하체 유연성을 개선하는 스트레칭

자세

한쪽 발을 벤치나 의자 위에 뒤꿈치가 올라가도록 놓고, 반대쪽 무릎을 구부려 바닥에 댄다.

동작

엉덩이를 살짝 앞으로 밀며 앞벅지를 느슨하게 늘려 주자. 골반이 옆으로 틀어지지 않게 정면을 향하도록 유지하고, 몸통은 수직으로 세운다.

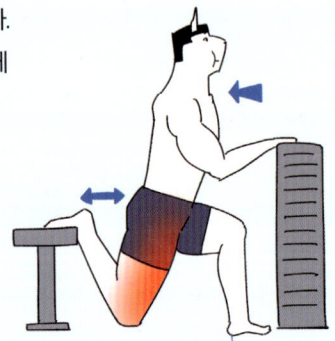

횟수 좌우 20~30초 유지

02 뒷벅지 스트레칭

햄스트링을 풀어주는 스트레칭

자세

바닥에 누워 한쪽 무릎을 세우고, 다른 쪽 다리는 곧게 편다.

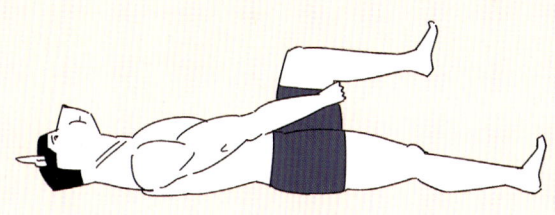

동작

펴진 다리 쪽 발끝을 잡거나, 손깍지를 끼워 다리 뒤꿈치 위에 포갠 뒤 무릎을 접었다 폈다 하며 뒷벅지를 늘린다. 허리가 꺾이지 않게 주의하자.

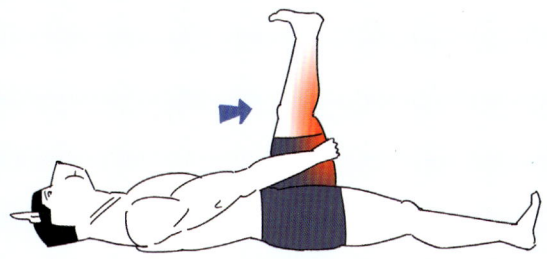

횟수 10회 2세트

03 종아리 스트레칭

발목 통증을 줄여주는 스트레칭

자세

벽 앞에서 두 손을 벽에 대고, 한 발은 벽 가까이 세워 뒤꿈치를 바닥에 붙인다.

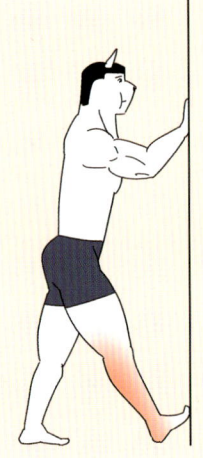

동작

몸통을 앞으로 기울여 종아리 뒤쪽이 당기는 느낌을 느낀다. 뒤쪽 무릎을 곧게 펴고, 엉덩이를 뒤로 빼는 느낌을 유지하자.

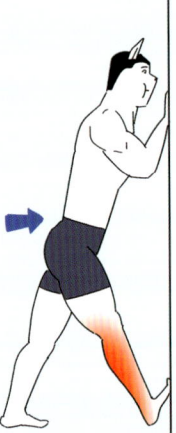

횟수 좌우 20~30초 유지

족저근막염을 예방하는 스트레칭

발바닥 스트레칭

04

자세

발가락을 벽에 대고 뒤꿈치는 바닥에 붙인 채 서거나 의자에 앉는다.

동작

몸을 벽 쪽으로 밀며 발바닥 앞쪽이 눌리는 느낌을 가진다. 발가락은 곧게 펴고, 체중을 고르게 분산시켜 바닥을 눌러 주자.

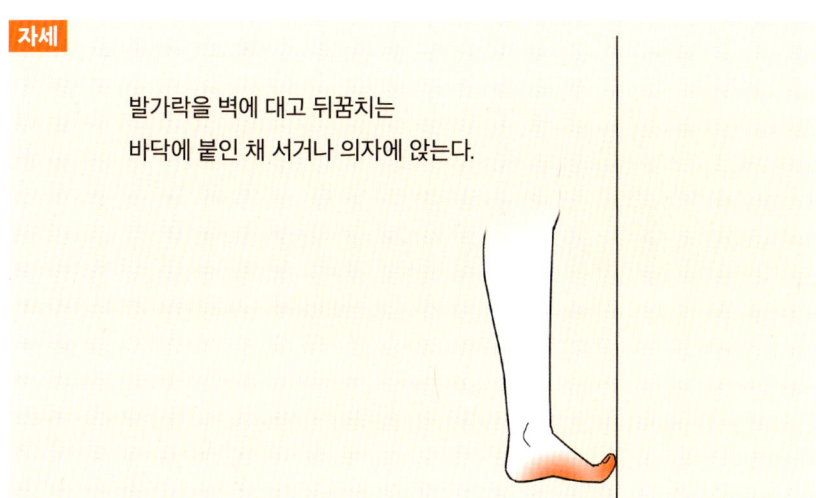

횟수 20~30초 유지

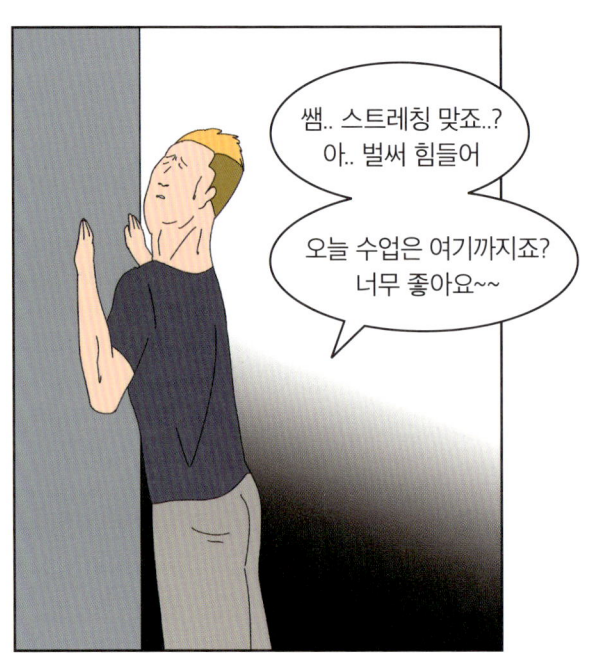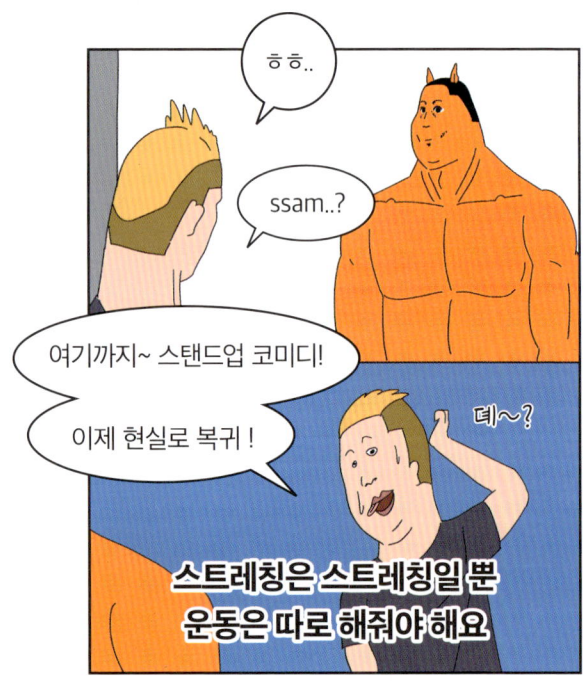

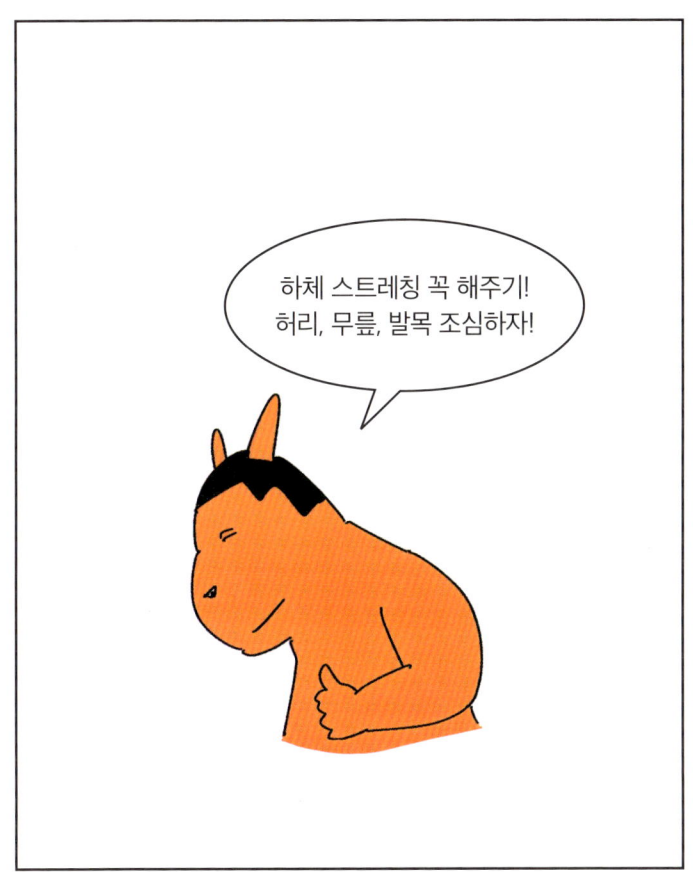

하체 스트레칭 총정리

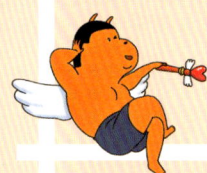
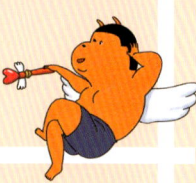

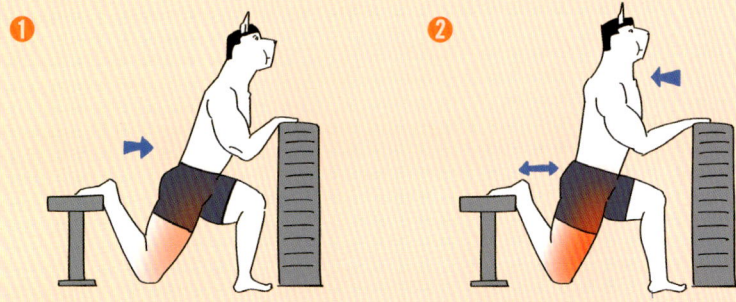

앞벅지 스트레칭

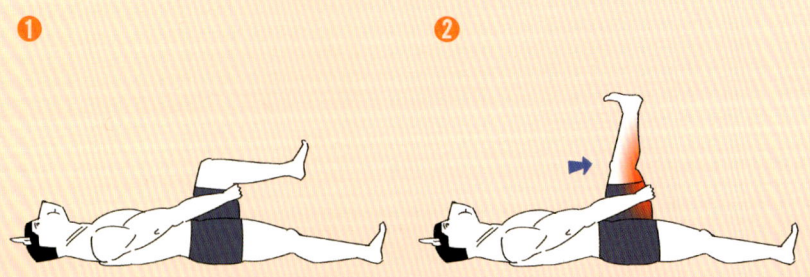

뒷벅지 스트레칭

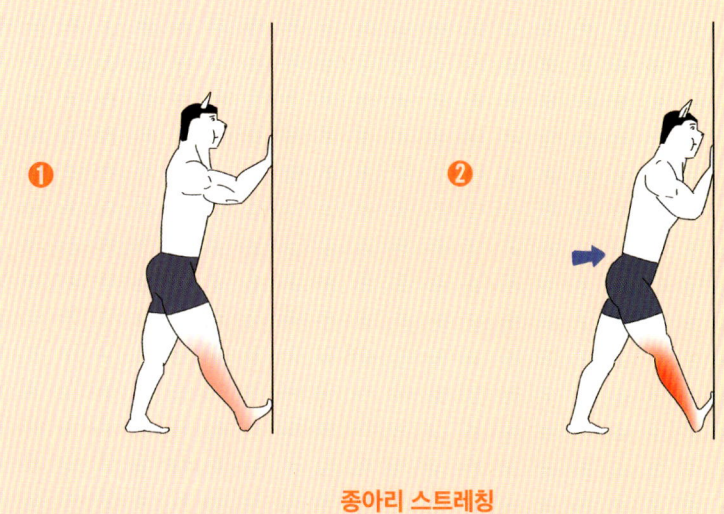

종아리 스트레칭

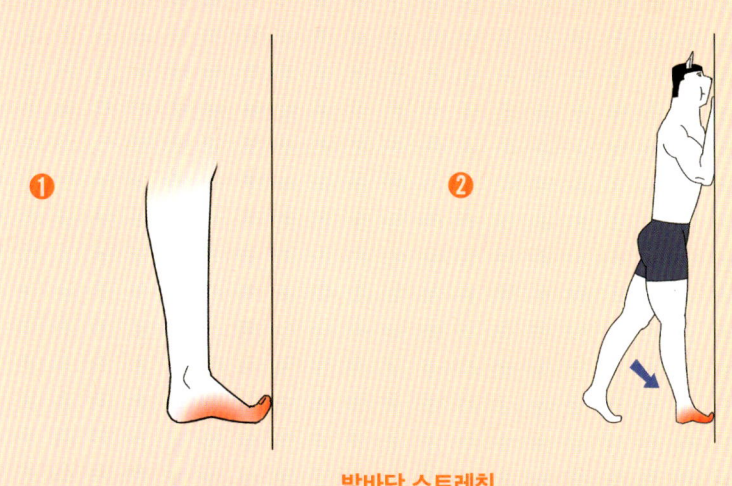

발바닥 스트레칭

PART 02

웨이트 트레이닝을 위한

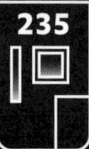

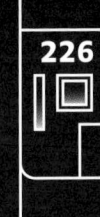
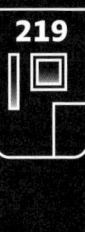

기본 도구
사용
설명서

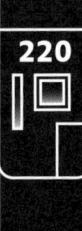
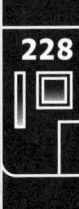
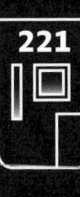

기본 도구 사용법만 알아도
근력 운동 혼자서 가능!

헬스 초보라면 헬스장에 있는 다양한 소도구와 기구가 낯설고 두려울 수 있습니다. '어떤 도구를 어떻게 써야 할까?'라는 고민을 거쳐 이를 잘 활용한다면 운동 효과를 높이고 한 단계 성장할 수 있죠. 예를 들어 러닝머신만 고집하기보단 덤벨, 바벨, 밴드와 같은 소도구를 함께 사용하면 근력과 유연성을 동시에 기를 수 있습니다. 다만, 도구를 잘못 사용하거나 무리한 중량을 선택하면 부상의 위험이 커지므로 반드시 정확한 자세와 방법을 익히는 것이 중요해요. 손목과 어깨의 각도, 몸의 정렬 상태를 꼼꼼히 챙긴다면 안전하게 운동할 수 있습니다. 도구 사용법을 배우며 조금씩 몸을 단련해 나가면 운동은 더욱 즐거워지고, 건강한 체형을 만드는 데 큰 도움이 됩니다.

덤벨, 바벨, 밴드, 케틀벨…
다양한 도구를 익혀보자!

1단계
케틀벨과 밴드 등
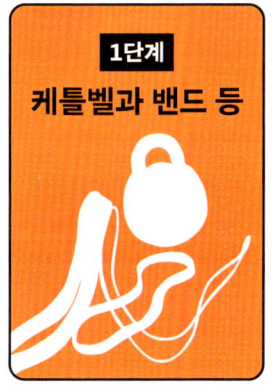

2단계
바벨
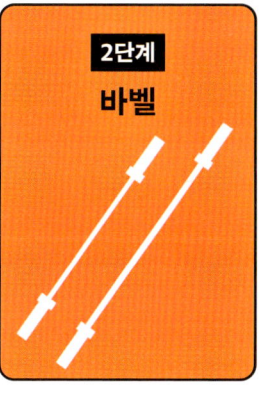

3단계
덤벨
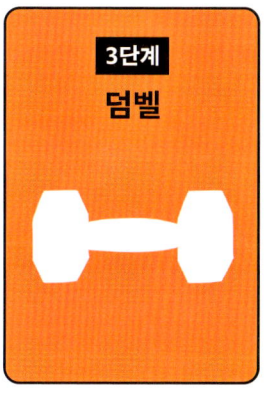

헬스장에서 다양한 기구에 바로 도전하기 전에 간단한 도구 사용법만 알아도 충분히 혼자서 근력 운동을 진행할 수 있습니다. 덤벨은 가벼운 무게부터 시작해 양쪽 균형을 잡으면서 상체를 단련하기 좋아요. 바벨은 고중량을 다룰 수 있어 전신의 근육을 효율적으로 자극합니다. 밴드는 휴대하기 편해 어디서나 유연성과 근력을 키울 수 있는 좋은 친구예요. 케틀벨은 흔들리는 무게중심을 잡으며 코어와 하체를 강화할 수 있어 운동 효과가 뛰어나죠. 중요한 것은 도구마다 사용법과 주의할 점을 제대로 배우는 겁니다. 이렇게 다양한 도구를 활용하다 보면 지루했던 운동 루틴도 새롭게 느껴지고, 몸의 변화를 더욱 빠르게 체감할 수 있을 거예요. 도구와 친해질수록 운동이 더욱 즐거워집니다.

전신 운동과
스트레칭이 가능한
케틀벨과 밴드

1단계

케틀벨은 유산소, 전신, 하체, 어깨, 코어 운동까지 폭넓게 활용할 수 있는 소도구입니다. 풀업 밴드와 세라밴드 같은 다양한 밴드류는 보조, 스트레칭, 자세 교정 등 목적에 맞게 쓰면 좋아요.

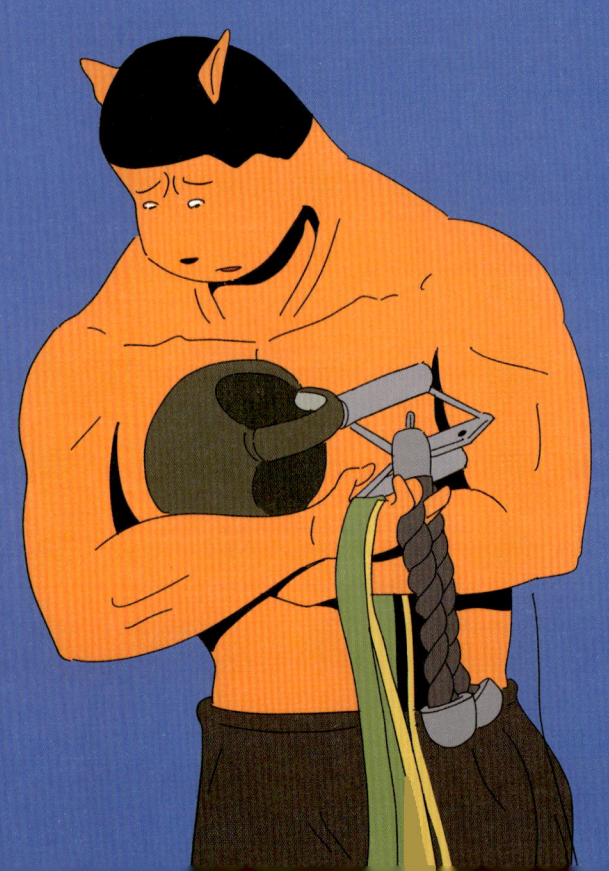

회원번호	신장	나이	성별
KANGMAN-PT-MXXXXX	1X3cm	2X	남성

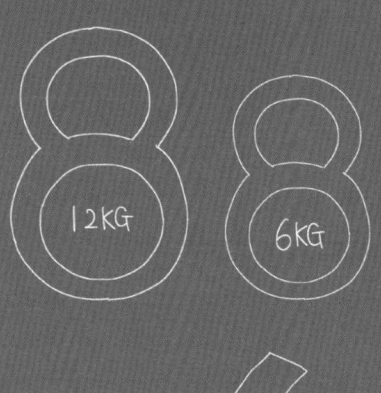

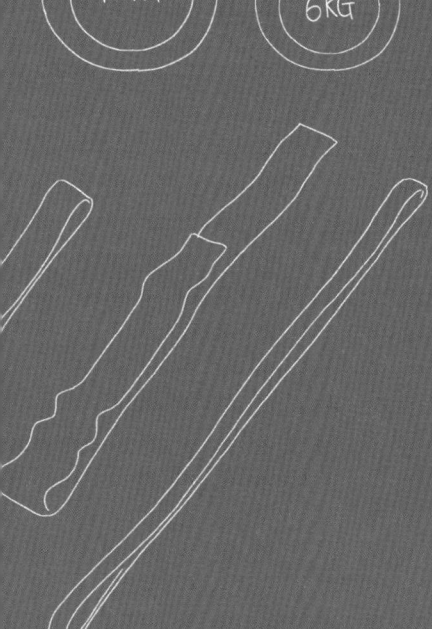

AB 롤러, 보수볼과 짐볼만 준비하면 홈트도 가능!

소도구 사용법만 알면 헬스장뿐만 아니라 집에서도 충분히 운동을 할 수 있습니다. AB 롤러는 코어 근육을 집중적으로 자극해주며, 복근과 허리 강화에 뛰어난 효과가 있죠. 보수볼은 균형감을 상승시키고, 코어를 자연스럽게 쓰도록 도와주는 도구입니다. 짐볼은 유연성과 균형 감각을 기르기 좋아 스트레칭, 복근, 하체 운동 등 다양한 동작을 수행할 수 있죠. 중요한 건 안전하게 운동할 수 있는 환경과 바른 자세입니다. 세 가지 도구를 활용해 헬스장에서나 혹은 집에서 나만의 운동 루틴을 만들어 보세요. 바쁜 일상 속에서도 짧고 효율적인 운동을 꾸준히 한다면, 체력과 체형 관리에 큰 도움이 될 겁니다!

POINT!
○ 스트레칭과 풀업에 사용할 수 있는 다양한 밴드
○ 케이블 사용 시 이용할 수 있는 로프, 숏바
○ 홈트에서 활용 가능한 대표 소도구 3가지

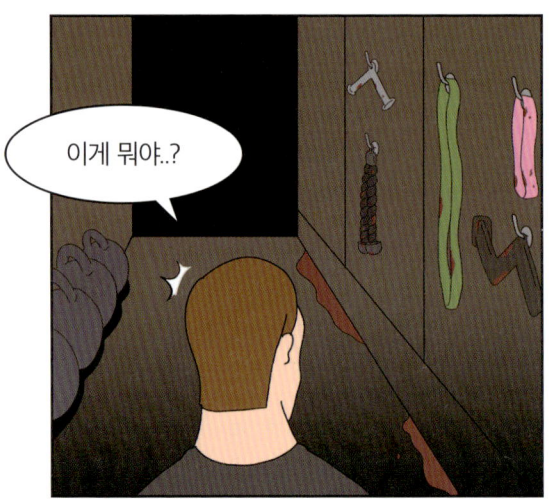

헬스장에 처음 온 회원님은
도구들을 보며 당황해 하곤 한다

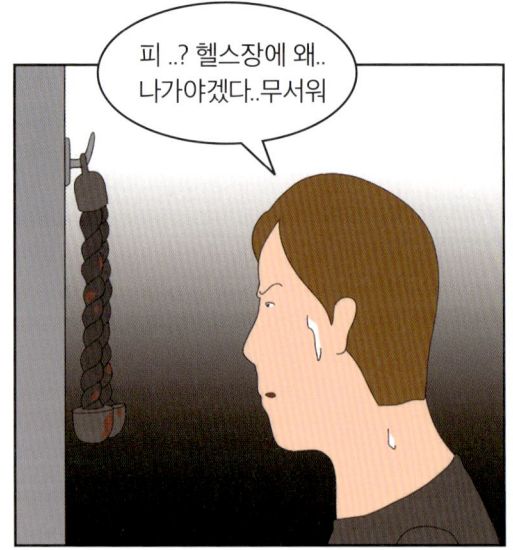

도대체 뭐에 쓰이는 건지
궁금한 회원님

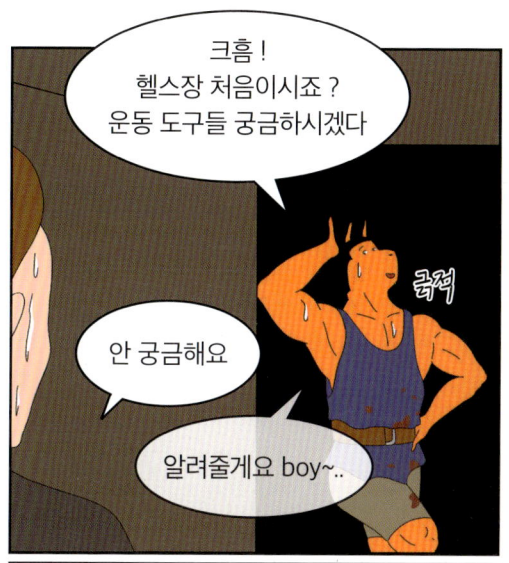

01 케틀벨

다양한 유산소 운동

`자세+동작`

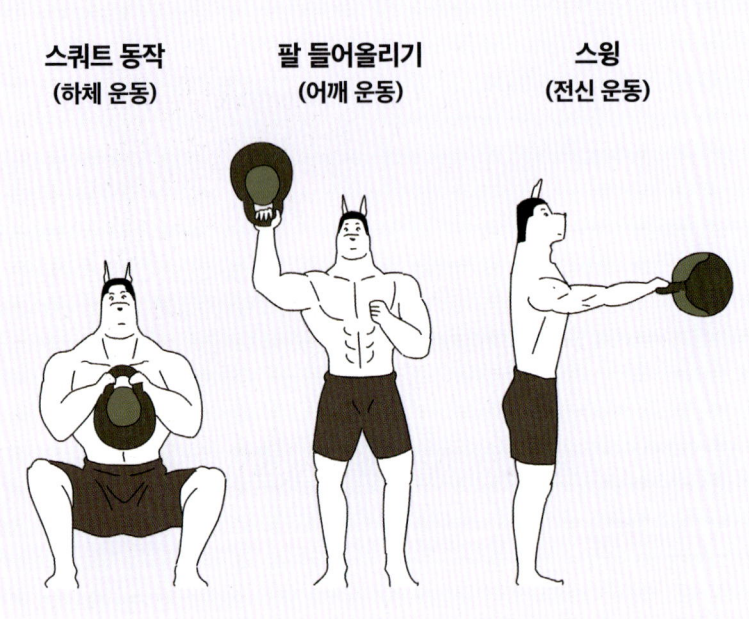

스쿼트 동작 (하체 운동) 팔 들어올리기 (어깨 운동) 스윙 (전신 운동)

케틀벨은 다양한 동작을 응용할 수 있는 도구다.
너무 무거운 중량은 다칠 수 있으니, 반드시 전문가의 도움이나 지도를 받도록 하자.

턱걸이와 스트레칭

밴드

02

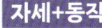

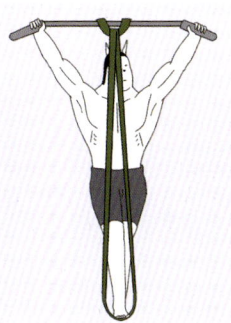

두껍고 탄성이 강한 밴드는
우리의 무거운 몸을 지탱할 수 있어
턱걸이를 가능하게 도와준다.

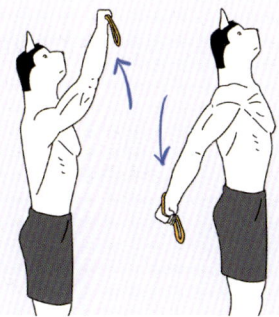

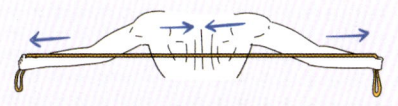

탄성이 약한 밴드는
어깨 스트레칭 시 유용하다.

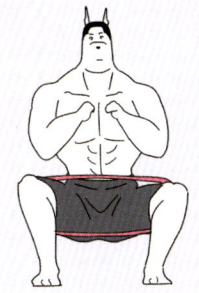

얇은 루프 밴드는 무릎에 걸어
무릎이 모이지 않도록
스쿼트를 할 수 있게 도와준다.

03 케이블 머신 보조용품

팔 운동에 필요한 로프, 숏바

도구

케이블 머신 보조용품 중 '로프'와 '숏바'는 주로 팔 운동에 쓰인다.

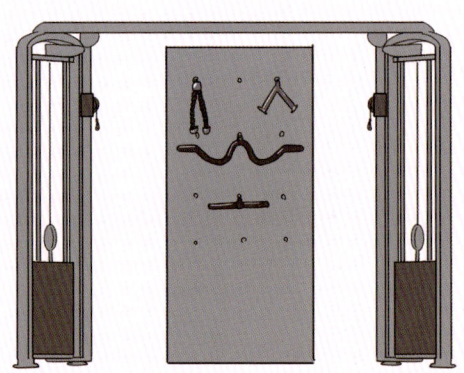

동작

양손으로 줄을 잡고 운동을 진행한다.

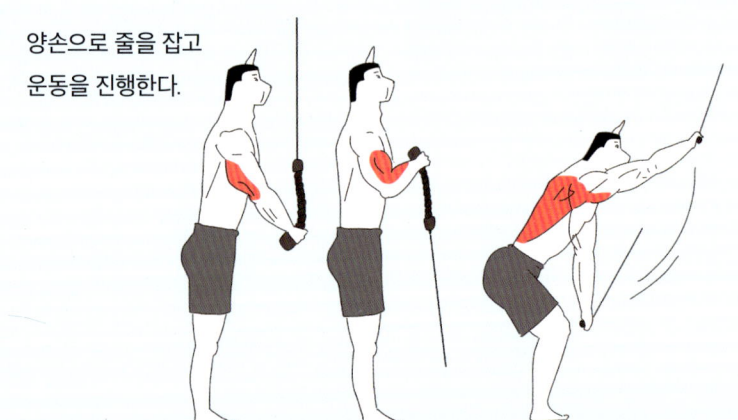

등 운동에 필요한 와이드 바, 맥 그립 바

랫 풀다운 보조용품

04

도구

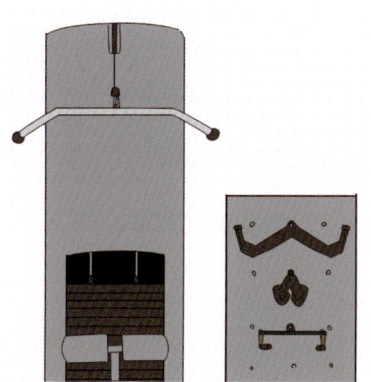

우리가 흔히 헬스장에서 접하는 랫 풀다운 머신의 옆을 보면 다양한 그립이 있는데, '와이드 바'와 '맥 그립 바' 2가지 사용법만 알아도 충분하다.

동작

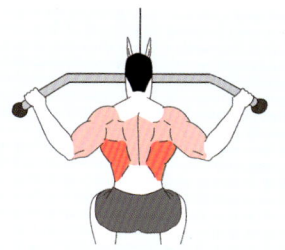

와이드 바는 등 근육 중 겨드랑이 아래 근육에 자극을 준다. 와이드 바를 넓게 잡으면 등 위쪽에 더 많은 자극을 준다.

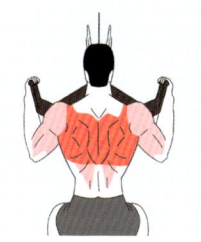

맥 그립 바는 등의 위와 안쪽, 팔뚝 근육에 자극을 줄 수 있다. 와이드 바를 사용할 때 손목과 어깨가 아프면 이것으로 교체해서 사용하면 된다.

05 홈트에서 사용 가능한 다양한 소도구

짐볼, 보수볼 AB 롤러

도구

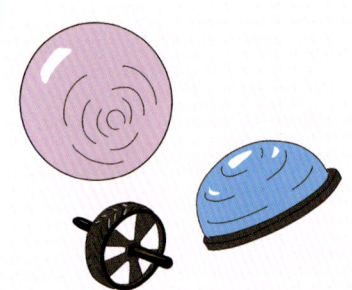

헬스에 입문한 회원들에게 자주 알려주는 대표적인 도구에는 짐볼, 보수볼, AB 롤러 등 세 가지가 있다.

자세+동작

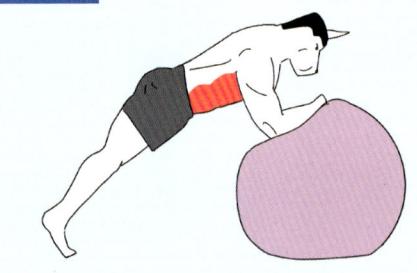

짐볼은 플랭크 동작을 할 때 사용이 가능하다. 짐볼에 두 팔을 내려 몸을 지탱하며 골반을 배꼽 쪽으로 끌어올린다. 배에 힘을 주고 버틴다.

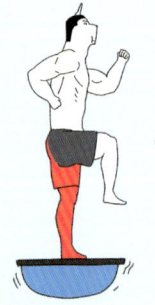

보수볼을 뒤집어서 위에 올라가면 균형감각을 기르는 데 도움이 된다. 보수볼은 하체의 안정성을 향상시키고, 동적인 움직임을 강화하는 데 필요한 도구다.

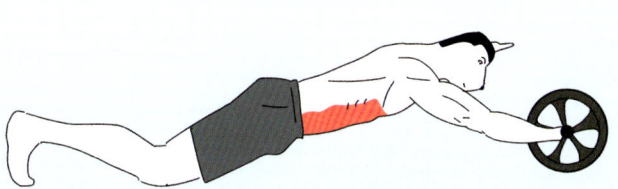

코어의 힘을 어느 정도 쓸 줄 안다면 AB 롤러는 복부 운동에 도움이 된다. 미끄러지지 않도록 바닥에 매트를 깔고 진행한다. 초보자라면 배에 힘을 주며 아주 조금만 앞으로 롤러를 밀었다 돌아온다. 갑자기 너무 앞으로 밀면 부상의 위험이 있으니 조심하자.

2단계

바벨 사용법

수많은 쇠로 만들어진 '바벨(봉)'은 헬스장의 상징과도 같습니다. 그러나 무게가 무거워서 쉽게 다가가지 못하는 분들이 많지요. 바벨의 기본 구조와 안전 장치, 그리고 초보자가 부담 없이 시작할 수 있는 팁을 알아봅시다

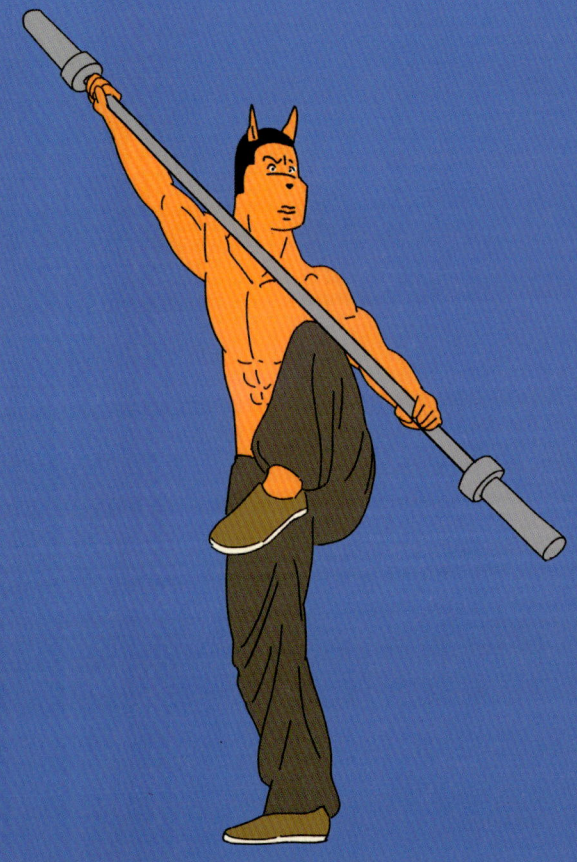

회원번호	신장	나이	성별
KANGMAN-PT-MXXXXX	1X3cm	2X	남성

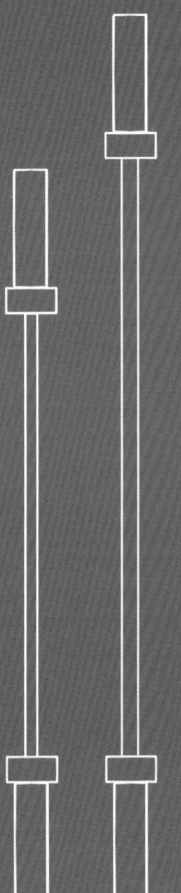

전신 근력 키우기에 탁월한 바벨 운동

바벨 운동은 전신 근력을 키우기에 가장 효과적인 운동 중 하나입니다. 바벨 하나만 있으면 데드리프트, 스쿼트, 벤치프레스 등 다양한 복합운동을 할 수 있어, 여러 부위를 한 번에 강화하기 좋아요. 무게를 자유롭게 조절할 수 있어 초보자부터 숙련자까지 체계적으로 운동 강도를 높일 수 있다는 점도 큰 장점입니다. 균형을 잡으며 운동하기 때문에 코어 근육 역시 단련되어 일상 속 움직임을 수월하게 만드는 데 도움이 돼요. 바른 자세와 적절한 중량 설정만 지킨다면 부상 위험을 줄이며 운동 효과를 극대화할 수 있습니다. 체력과 근육량을 늘리고, 자세 교정과 대사량 증가까지 얻을 수 있으니, 운동 루틴에 꼭 포함해 보시길 추천합니다.

POINT!
- 바벨을 이용한 3가지 대표 운동
- 바벨의 다양한 종류
- 길이와 형태에 따라 달라지는 바벨 운동

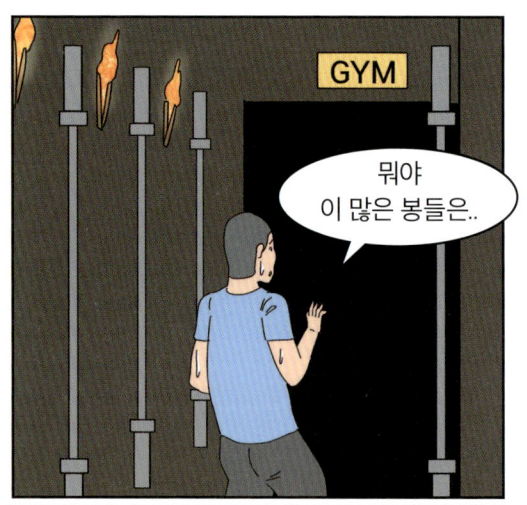

헬스장에 가면 이런 봉들이 참 많은데 본 적 있는가?

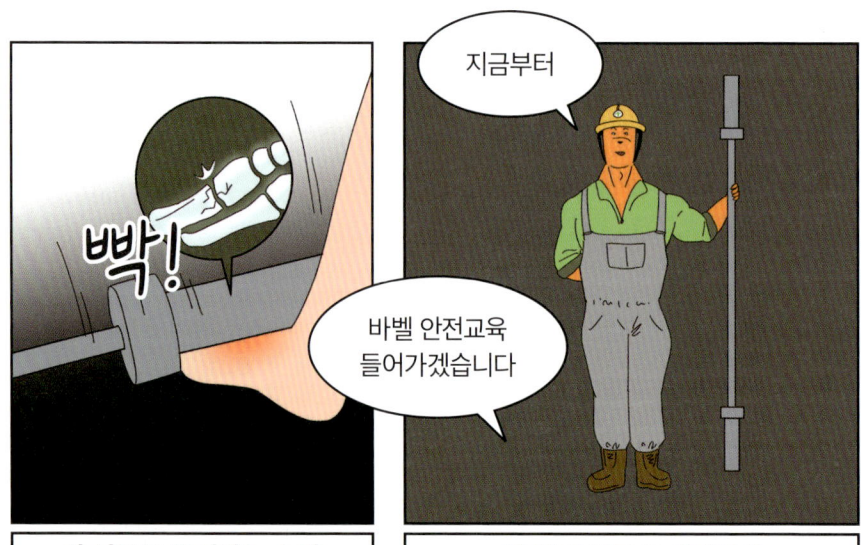

이 쇠봉을 무시하는 순간 크게 다칠 수 있으니 만화를 집중해서 보기 바란다

이 봉의 이름은 바벨이다 헬스를 시작하게 된다면 꼭 사용하게 되는 도구다

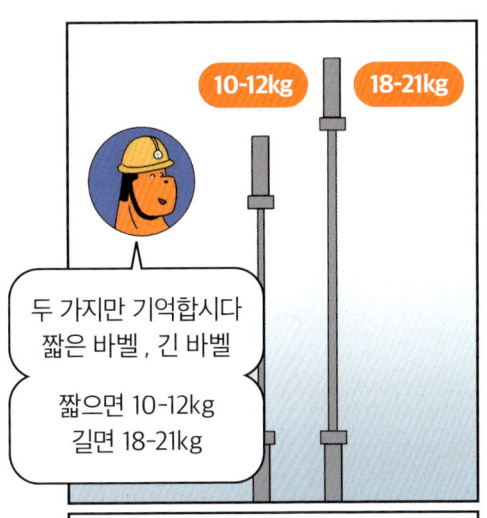
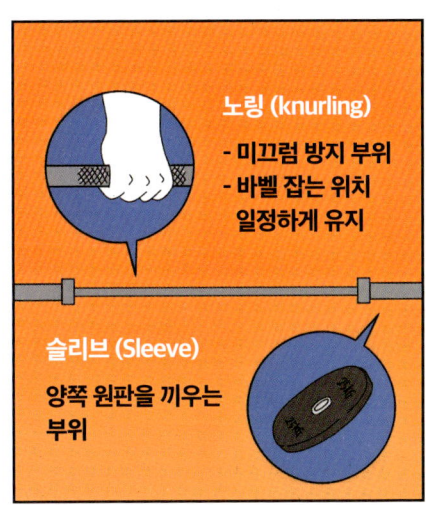
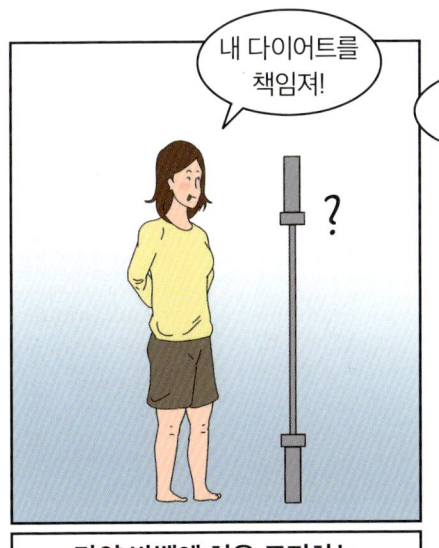
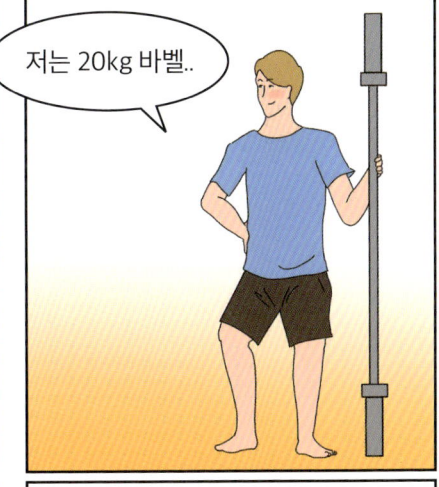

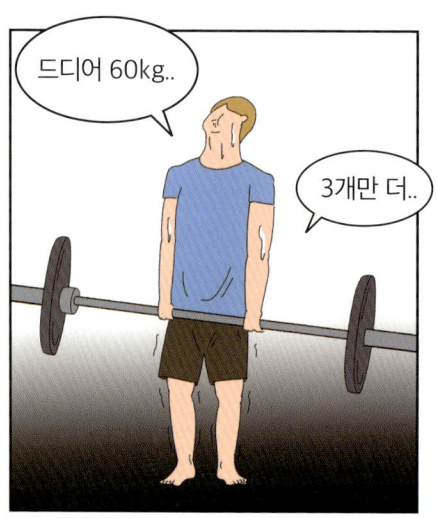

그리고 원판을 끼며
운동을 하게 되는 순간이 오는데..

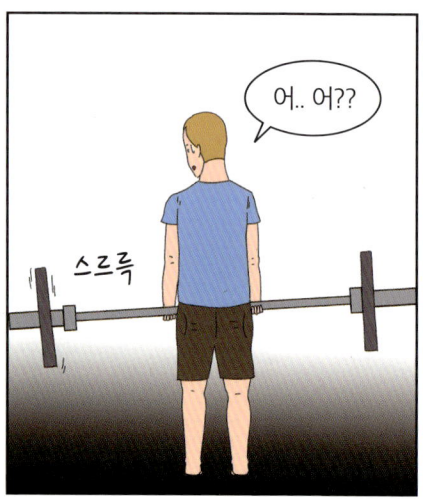

운동 경력이 많지 않은 사람이라면
왼쪽과 오른쪽의 힘 조절이 어려워
바벨이 한 방향으로 쏠릴 수 있다

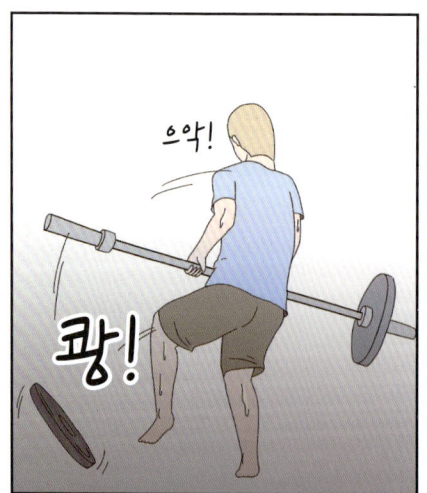

그렇게 원판이 쏠리는 것을
미처 알아차리지 못해
원판이 빠지는 사고가 자주 일어난다

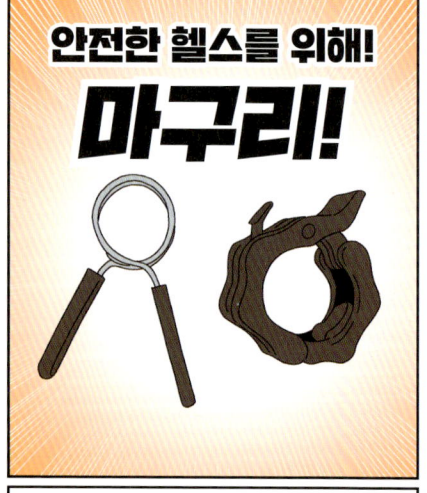

그래서 원판이 빠지는 것을 방지하기
위해 원판을 고정해주는
마구리(헬스 클립)를 껴주면 된다

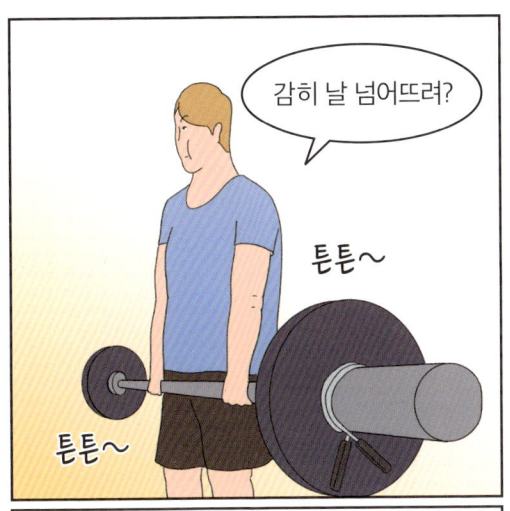

마구리를 원판 옆에 끼우고 진행하면
더욱 안전하게 운동할 수 있다

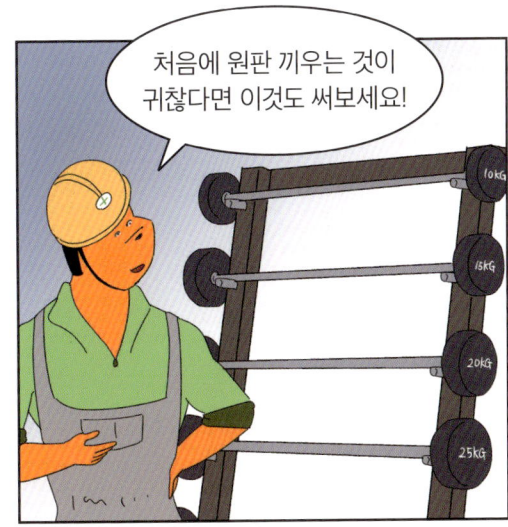

초보자분들은 원판을 바벨에 끼우는 것
자체가 힘들 수 있기에
무게가 정해진 바벨도 추천한다

01 바벨을 이용한 운동

대표 운동 3가지

자세+동작

바벨로 할 수 있는 대표 운동에는
크게 데드리프트, 스쿼트, 오버헤드 프레스가 있다.

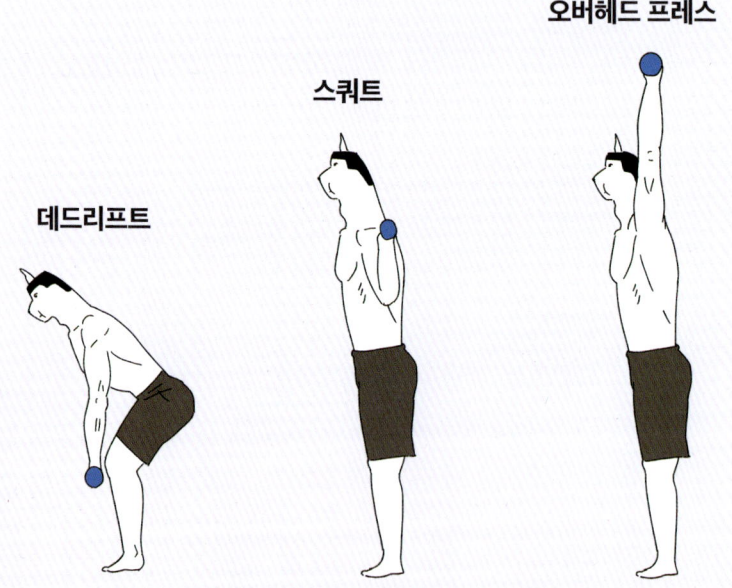

맨몸 운동에 중량을 실어주는 차원으로, 너무 무거운 무게인 경우에는 부상의 위험이 있으니 꼭 전문가의 도움을 받아 운동을 진행하자.

바벨 종류 정리

바벨의 형태와 클립 종류

02

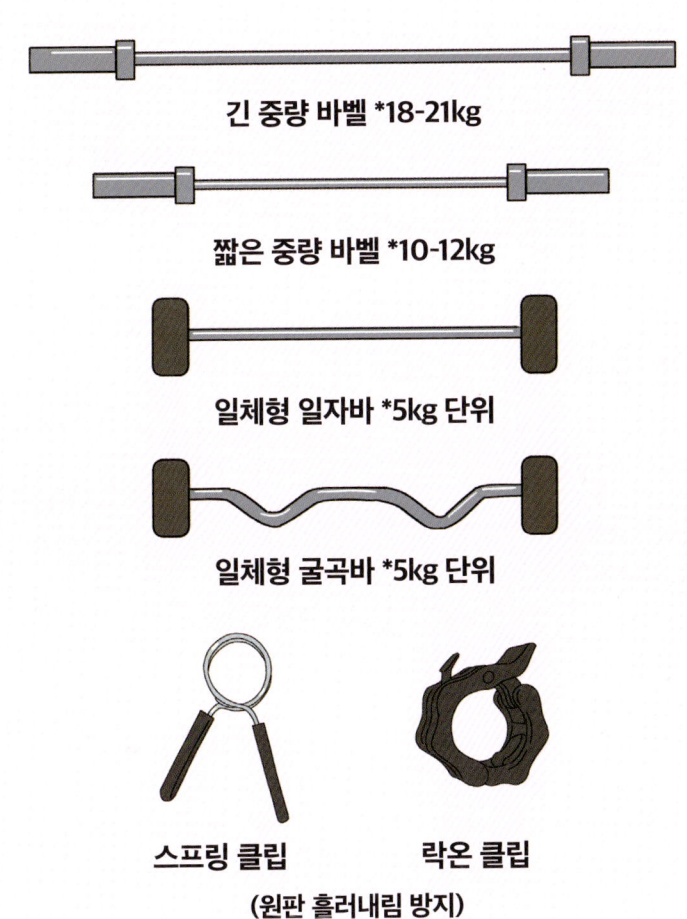

03 바벨의 길이와 형태에 따라 가능한 운동

다양한 바벨 운동

> 긴 바벨

악마의 4대 운동: 스쿼트, 데드리프트, 벤치 프레스, 오버헤드 프레스

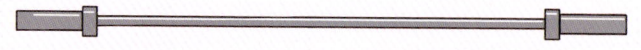

강한 내구성을 활용한 고중량 복합 운동에 적합

> 짧은 바벨

가벼운 하체 운동, 팔 운동, 어깨 운동, 가슴 운동, 등 운동

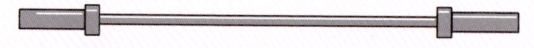

적당한 무게의 복합 운동, 팔 운동에 적합

일체형 일자바

악마의 4대 운동: 스쿼트, 데드리프트, 벤치 프레스, 오버헤드 프레스

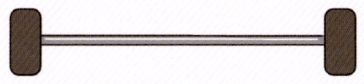

세팅 없이 바로 빠르게 운동 가능

일체형 굴곡바

이두 운동, 삼두 운동

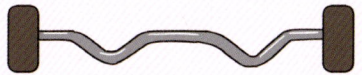

손목에 부담이 안 가게 편하게 잡을 수 있어 팔 운동에 적합

3단계

덤벨 사용법

덤벨을 사용한 운동은 양쪽 팔을 독립적으로 사용하기 때문에 팔의 좌우 근육 불균형을 교정하기 좋습니다. 또한 다양한 동작으로 전신을 고르게 단련할 수 있고, 좁은 공간에서도 간단히 운동할 수 있어 효율적입니다. 덤벨은 모두 집에 하나씩 가지고 있으시죠?

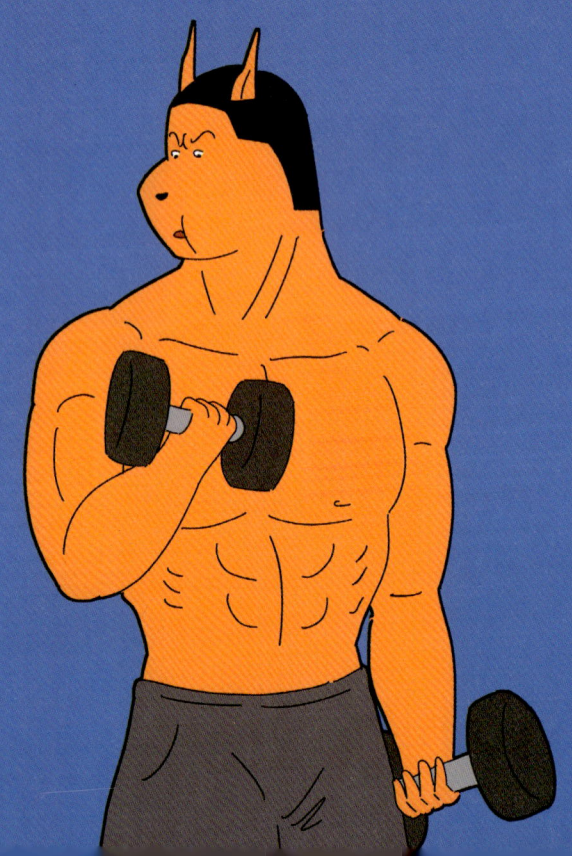

회원번호	신장	나이	성별
KANGMAN-PT-MXXXXX	1X3cm	2X	남성

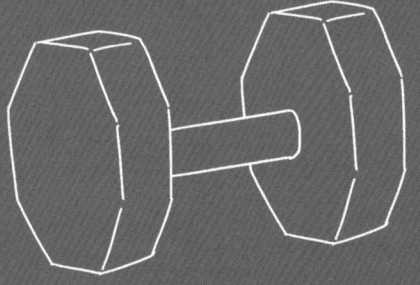

우리에게 가장 친숙한 소도구, 덤벨

운동 도구 중 가장 친숙하고 활용 폭이 넓은 것이 바로 덤벨입니다. 덤벨 손잡이의 거친 부분은 미끄러짐을 방지해주며, 육각형 모양 덕분에 바닥 위에서도 굴러가지 않아 안전하게 쓸 수 있죠. 덤벨의 큰 장점 중 하나는 바벨과 달리 움직임의 궤적에 제한이 없어, 어깨, 팔, 가슴, 등, 엉덩이 등 다양한 부위를 자유롭게 단련할 수 있다는 점입니다. 또한 양손에 각각 들고 운동하기 때문에 자연스럽게 오른쪽과 왼쪽의 힘 차이를 확인하고 교정할 수 있어 근력 균형을 잡아주며, 코어 안정성 향상에도 도움을 줍니다. 숄더 프레스, 벤치 프레스, 로우, 런지, 프론트 레이즈 등 수십 가지 동작을 변형해 수행할 수 있어 운동 루틴에 재미를 더해주는 소도구입니다.

POINT!
○ 덤벨로 할 수 있는 다양한 운동
○ 덤벨의 종류와 무게

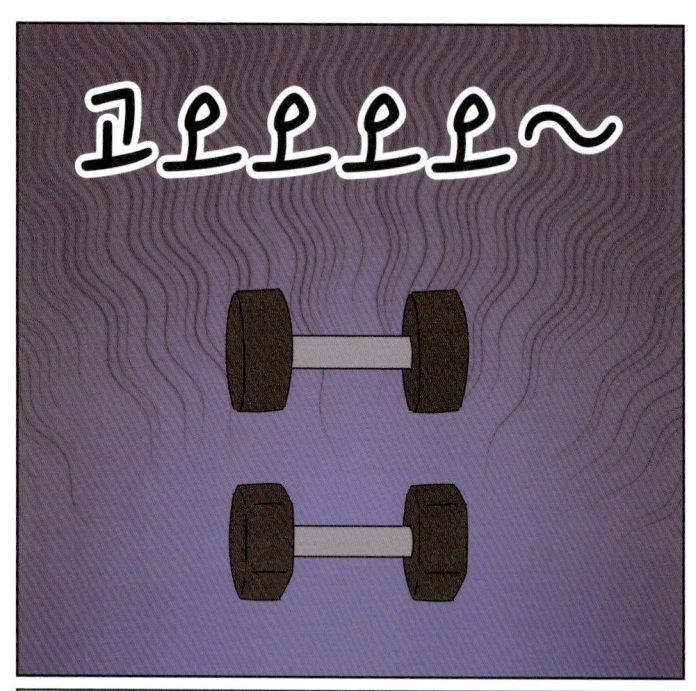

헬스장이나 운동시설에서
이렇게 생긴 물품을 본 적이 있는가?

| 대표 운동 동작 | # 전신 운동이 가능한 덤벨 | 01 |

자세+동작

덤벨은 전신 운동이 가능한 소도구다.
상체, 하체에 고루 사용할 수 있으며 다양한 응용 동작도 가능하다.

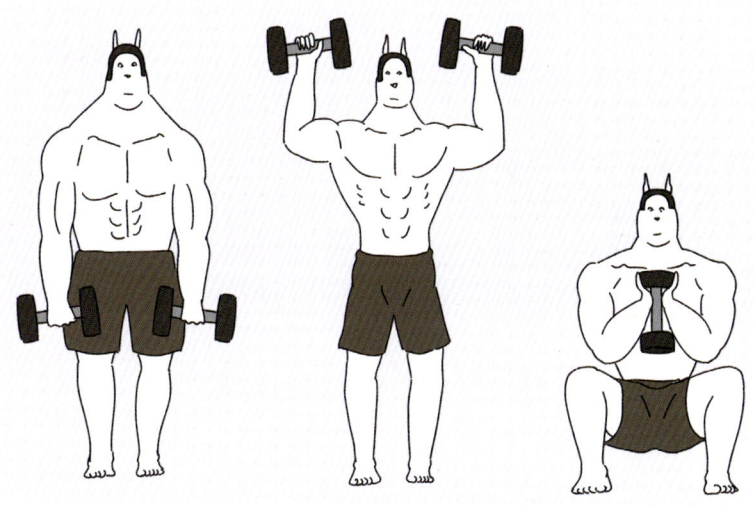

02 덤벨의 모양과 무게

한 쌍 일체형 소도구

모양

덤벨의 모양은 다양한데 헬스장에서는 주로 육각형을 사용한다. 바닥에서 쉽게 굴러다니지 않아 안전성 측면에서 좀 더 우수하다.

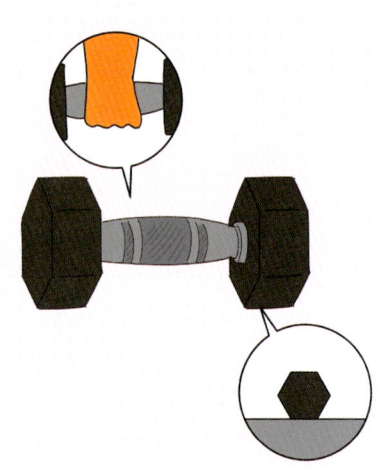

무게

덤벨은 보통 한 쌍으로 구성되며, 일체형이다. 무게는 1kg부터 10kg 이상까지 다양하다.

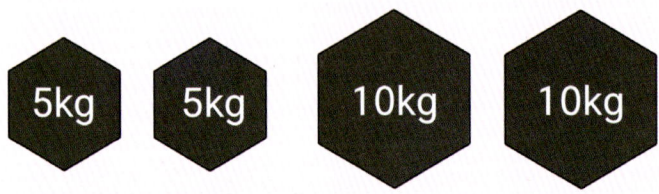

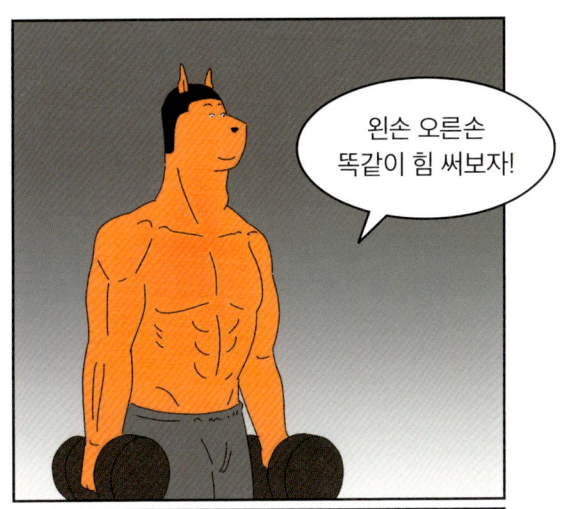

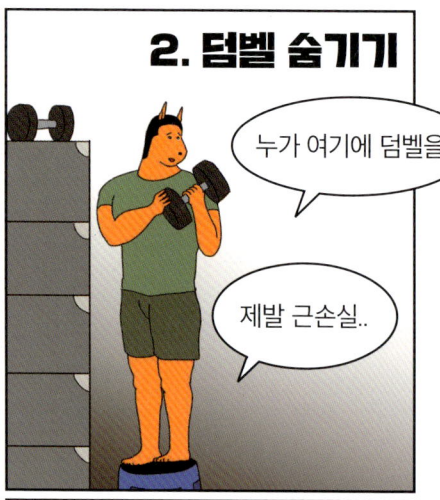
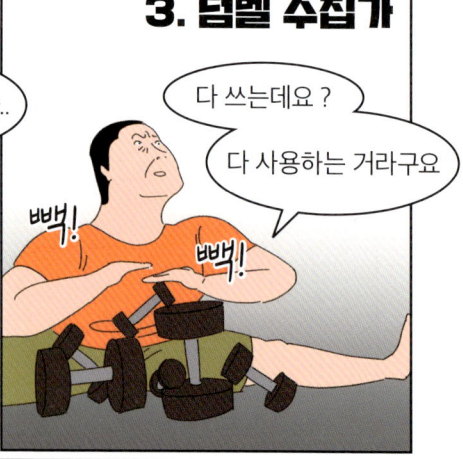
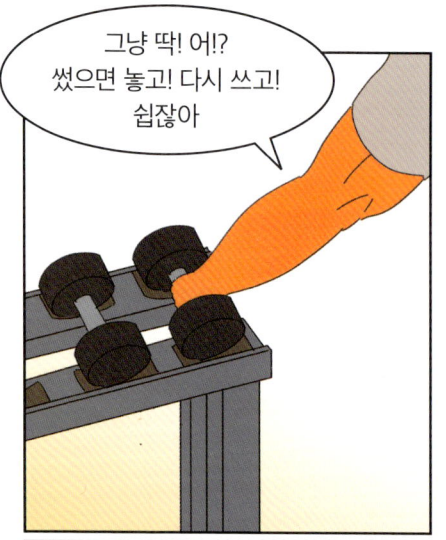
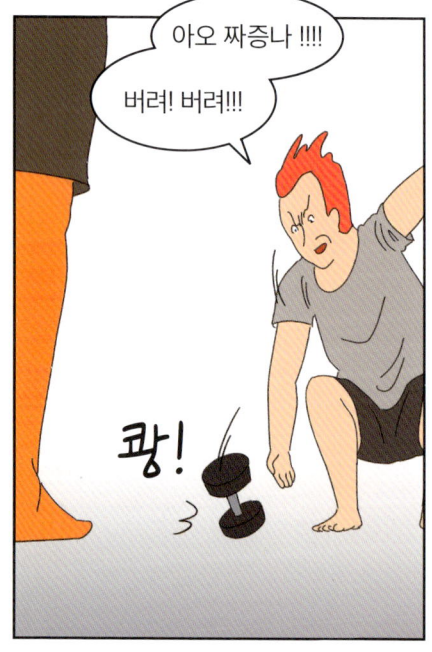

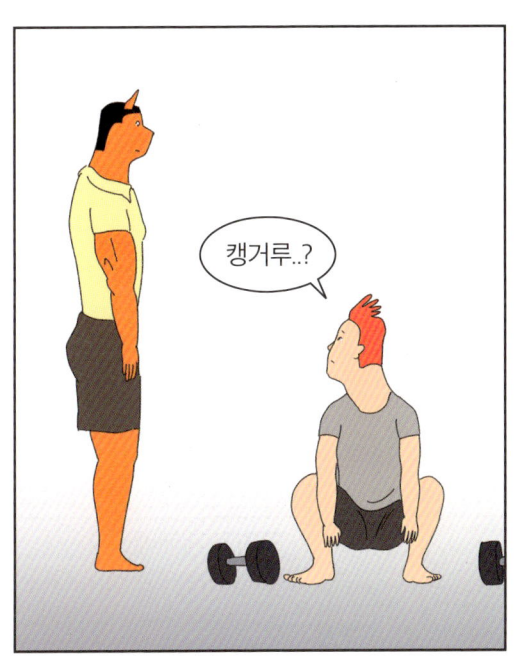
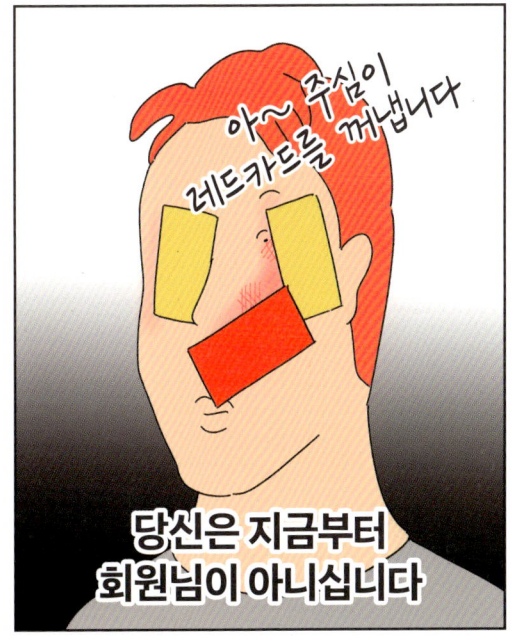

PART 03

생활 속 통증을 예방하는

226

219

기본 상체 운동

220

228

221

'멋진 몸'보다 '잘 쓸 수 있는 몸'을 만드는 상체 운동

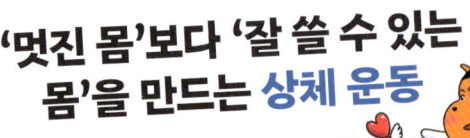

우리는 평소 컴퓨터를 할 때도, 밥을 먹을 때도, 핸드폰을 볼 때도 상체와 팔을 계속 쓰고 있지요.

그렇기 때문에 상체 근육이 제대로 발달하지 않으면, 생활 습관에서 비롯된 통증이 쉽게 생겨요. 특히 거북목, 라운드 숄더(어깨 말림), 손목 통증은 대부분 상체 근육의 불균형이나 약화, 혹은 과도한 사용에서 시작됩니다. 단순히 팔을 굵게 만들고 싶다고 생각하기 전에, 등을 열고 어깨를 바로 펴는 힘부터 길러야 하는 것이지요. 이것이 바로 상체 운동의 시작이자 핵심입니다.

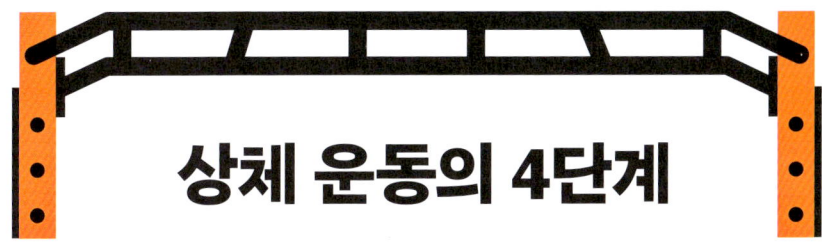

상체 운동의 4단계

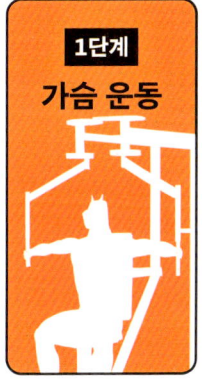
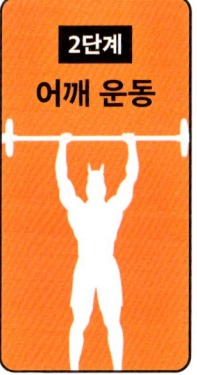
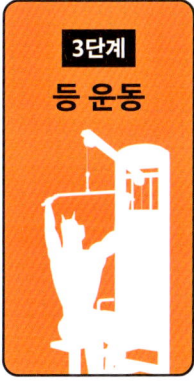
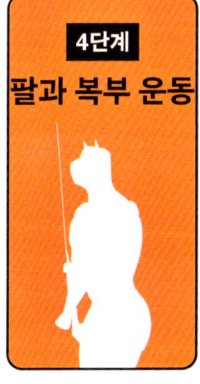

상체 운동은 크게 가슴, 어깨, 등, 팔과 복부 등으로 나누어 운동을 하면 됩니다. 이번 장에서는 헬스장에서 우리가 흔히 보는 운동 머신을 어떻게 사용하는지에 대해서 방법을 배웁니다. 그동안 어떤 용도로 사용하는지 정확하게 몰랐거나, 기구를 사용할 줄 알더라도, 어떤 부위에 정확하게 자극이 와야 하는지에 대해서 확신이 없었던 분들을 위한 재미난 에피소드를 준비했습니다. 가슴 운동의 기본인 체스트 플라이와 벤치 프레스, 어깨 운동인 오버헤드 프레스와 사이드 레터럴 레이즈, 리버스 펙 덱 플라이, 등 운동의 기본 머신인 랫 풀다운과 어시스트 풀업, 그리고 바벨로우. 팔뚝살을 잡아주는 케이블 트라이셉스 익스텐션, 복부를 탄탄하게 만드는 5가지 동작을 알아봅니다.

굽은 자세를
교정하는 가슴 운동

체스트 플라이

가슴 운동은 균형 잡힌 탄탄한 상체를 만드는 데 필수적입니다. 체스트 플라이는 대흉근을 넓은 범위로 자극해 가슴의 선명한 라인을 잡아주고, 어깨 관절의 유연성과 안정성까지 높여줍니다.

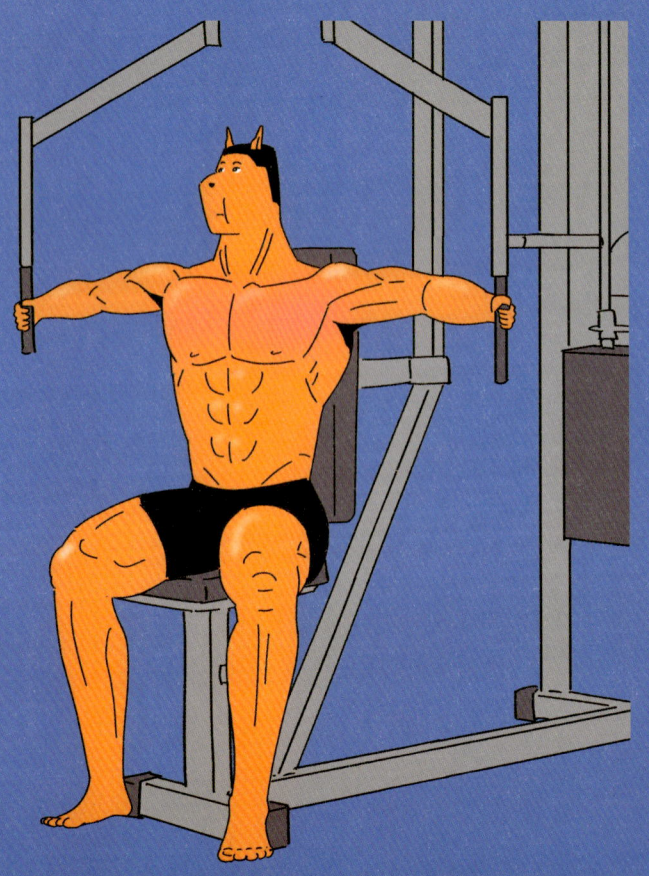

회원번호	신장	나이	성별
KANGMAN-PT-MXXXXX	1X3cm	2X	남성

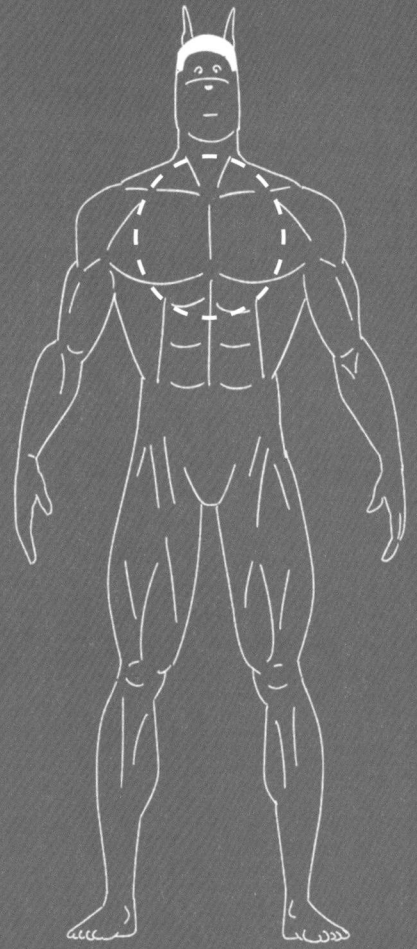

굽은 등과 가슴을 활짝 펴주는 체스트 플라이

오랫동안 어깨가 말린 자세로 생활하다 보면 자연스럽게 가슴 근육이 짧아지고 수축되며, 이로 인해 어깨와 목 주변에 불필요한 긴장과 통증이 생기기 쉽습니다. 체스트 플라이는 정해진 운동 궤도를 따라 팔을 벌리고 모으도록 설계된 머신 덕분에 초보자도 안전하게 대흉근을 늘리고 수축할 수 있습니다. 정확한 자세를 잡기 어려운 경우에도 머신이 안정감을 주어 어깨나 승모근에 힘이 과하게 들어가는 것을 줄여주죠. 결과적으로 굽은 자세를 교정하고 가슴 부위의 유연성과 탄력을 회복하는 데 큰 도움을 줍니다. 오랜 시간 앉아서 일하는 분들에게 꼭 추천하고 싶은 운동입니다.

POINT!
- 체스트 플라이 동작의 중요 포인트
- 제대로 된 호흡법

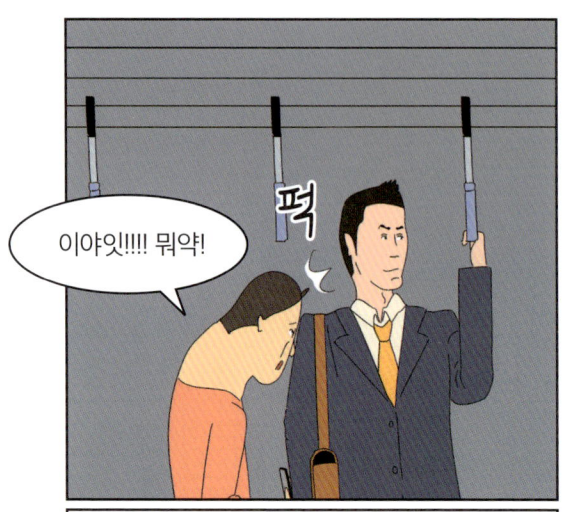

요즘 현대사회에서 등이 곧게 서 있다?

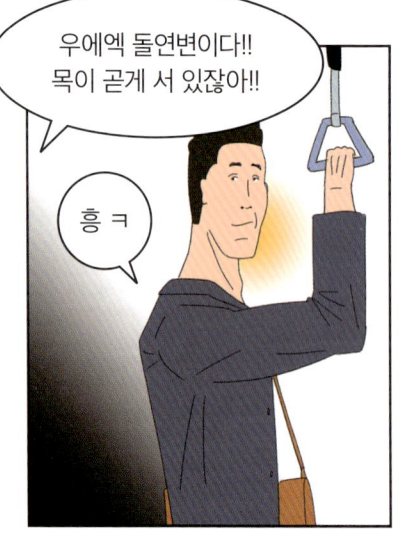

돌연변이 같음

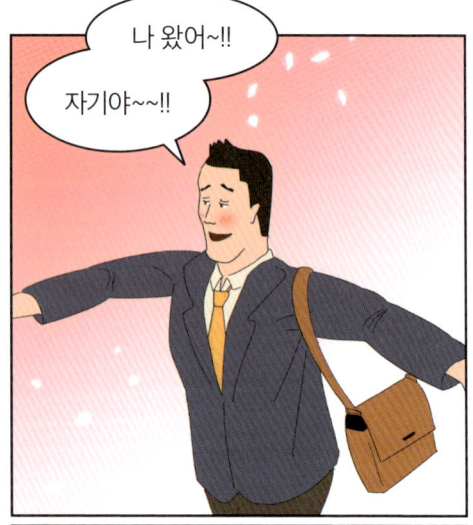

이 돌연변이는 곧게 선 등을 위해 꼭 해주는 행동이 있다. 그건 바로

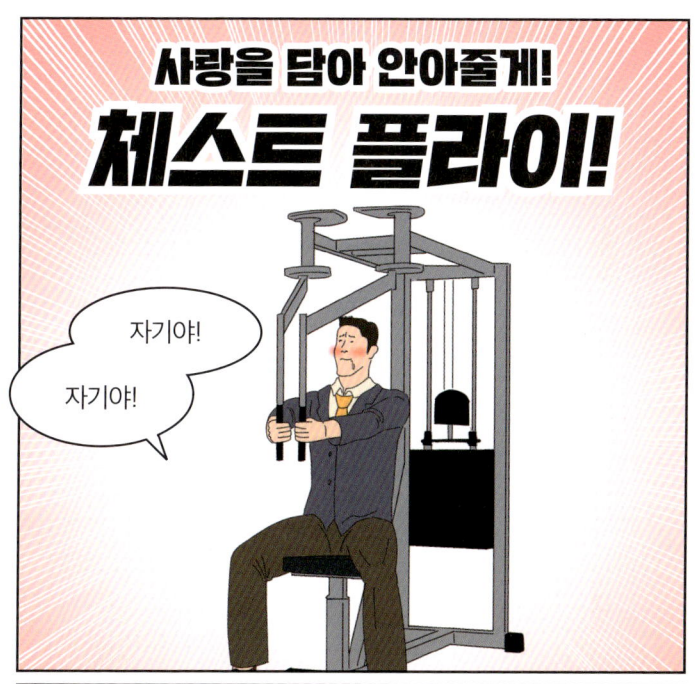

이 운동 잘만 하면 굽은 등에
많은 도움을 주니 한번 따라 해보자

01 체스트 플라이 핵심 포인트

가슴 운동

자세

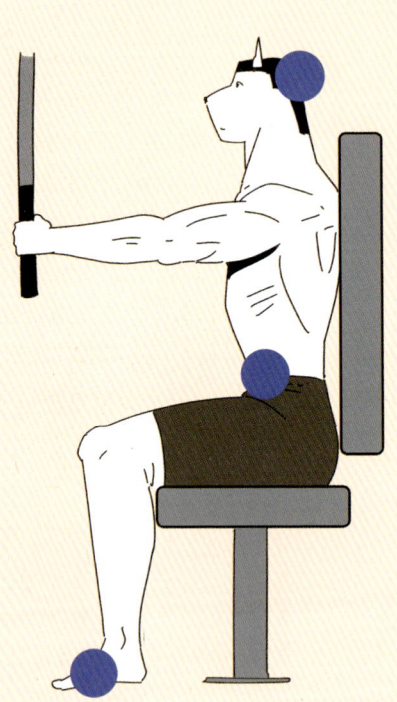

손잡이를 잡았을 때 팔꿈치가 가슴 중앙과 일직선이 되도록 시트 높이를 조정하자. 발은 어깨너비로 벌리고 바닥을 단단히 밟는 느낌을 유지한다. 등을 등받이에서 2~3cm 떼고, 상체를 일자로 세운 뒤 복부에 힘을 준다.

벌리기 | # 체스트 플라이 기본 자세 | 02

자세

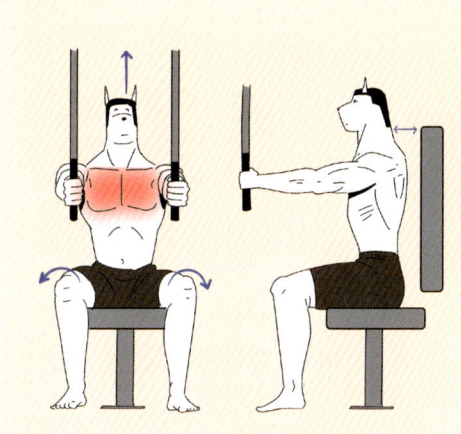

상체가 과도하게 숙여지거나 허리가 꺾이지 않도록 유의하고, 팔꿈치가 과하게 펴지거나 굽혀지지 않게 일정하게 유지해야 어깨 부담을 줄일 수 있다. 운동 중엔 몸 전체가 흔들리지 않게, 코어와 하체 힘을 적극적으로 사용하자.

동작

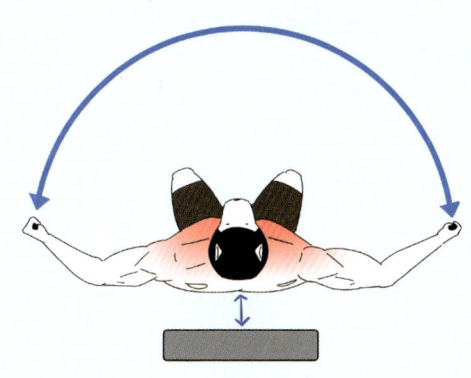

벌릴 때는 팔꿈치를 접으며 벌린다. 또, 코어를 위해 몸통을 움직이지 말고 벌려준다.

횟수 벌렸다 모으기 12회 반복, 3세트

03 체스트 플라이 기본 자세

모으기

자세

가슴을 위로 살짝 올려준다.

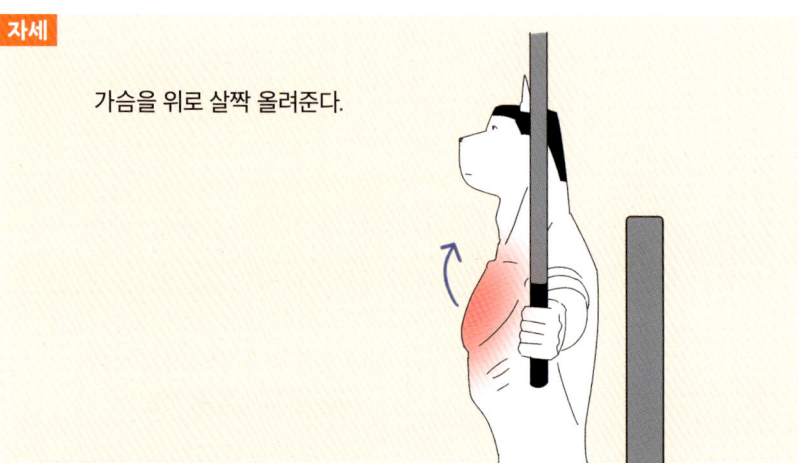

동작

접혔던 팔꿈치를 천천히 편다는 느낌으로 팔을 벌렸다가 그대로 천천히 모아준다.

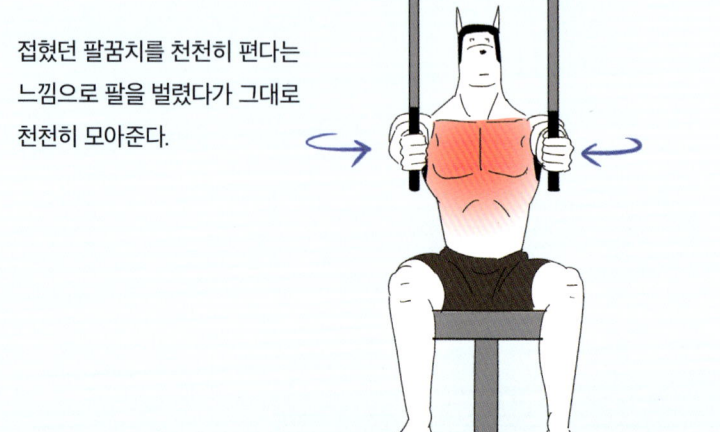

횟수 벌렸다 모으기 12회 반복, 3세트

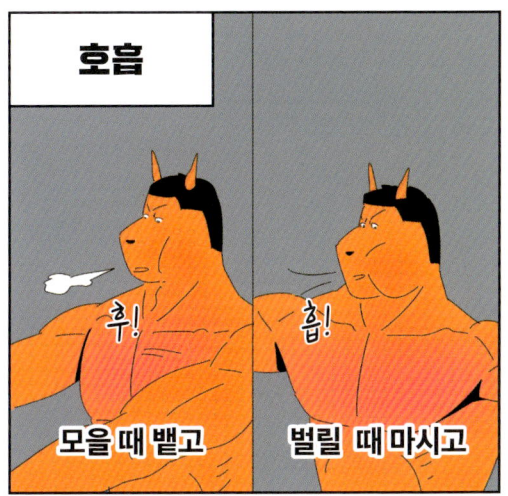

호흡은 모을 때 뱉고 벌릴 때 마신다
절대 몸통이 흔들리지 않도록
세팅된 자세를 유지한다

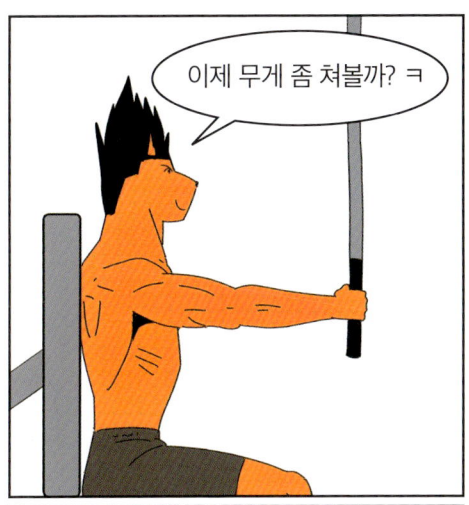

이제 등을 떼고 발바닥과
코어의 힘을 잡았으면 등을 붙이고
무게를 조금 더 올려서 진행해 보자

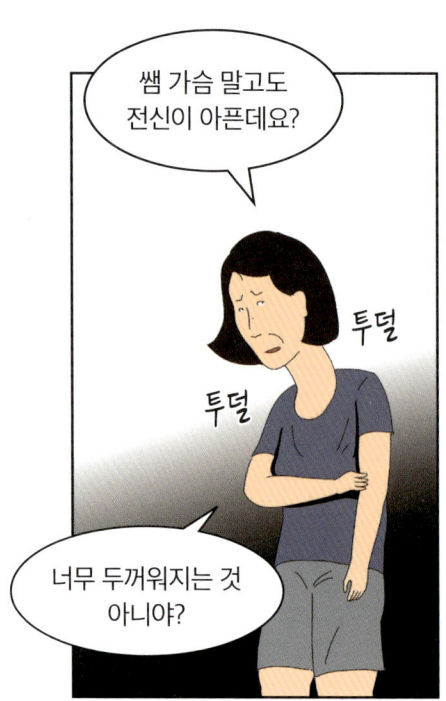

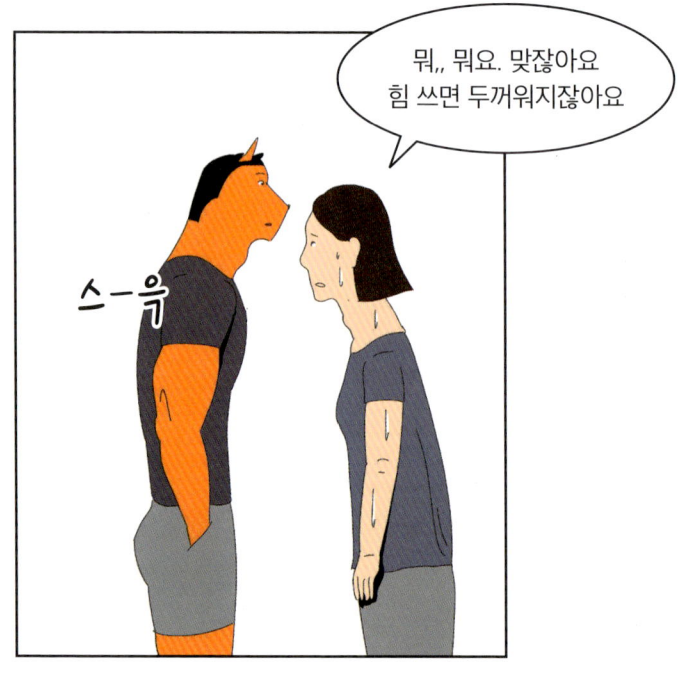

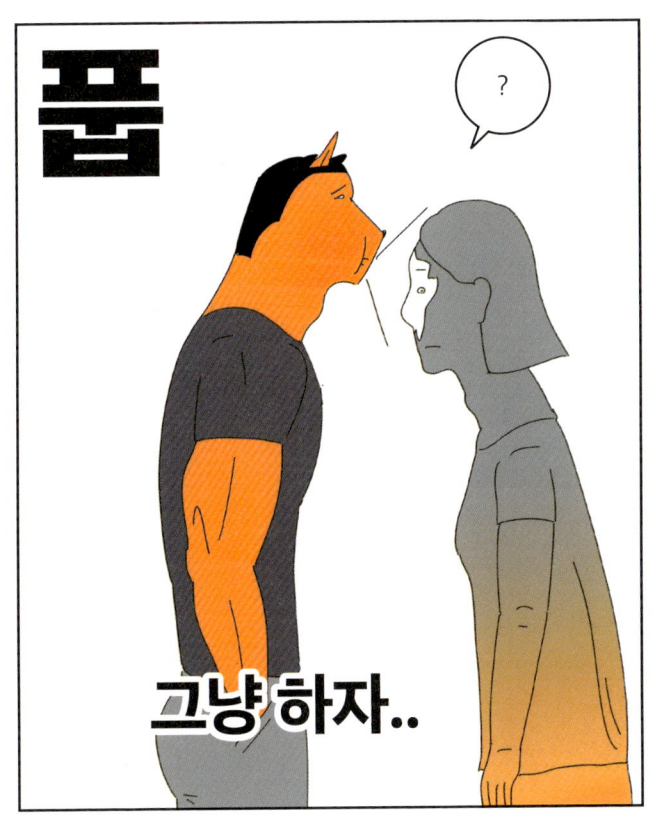

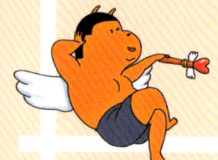 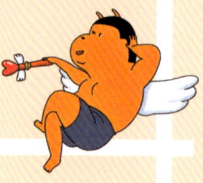

체스트 플라이 총정리

❶ 자세 세팅

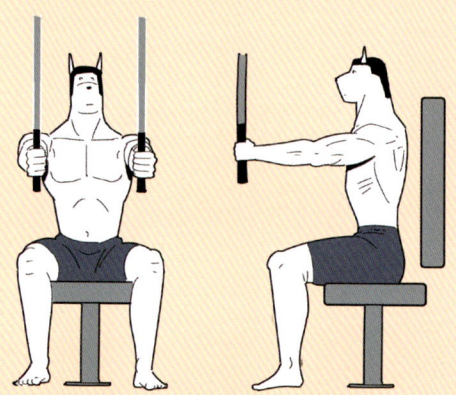

등을 뒤에서 떼고 상체를 곧게 세운다.

❷ 벌리기

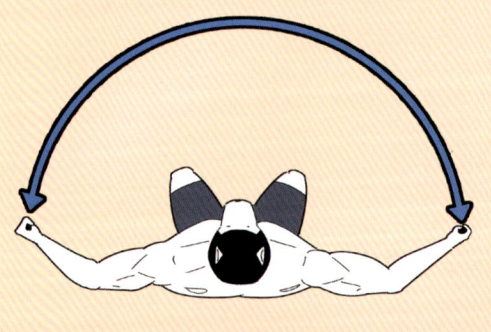

팔꿈치를 약간 접어 벌린다.
이때 상체는 뒤로 기울지 않고 가슴, 배, 하체로 버틴다.

❸ 모으기

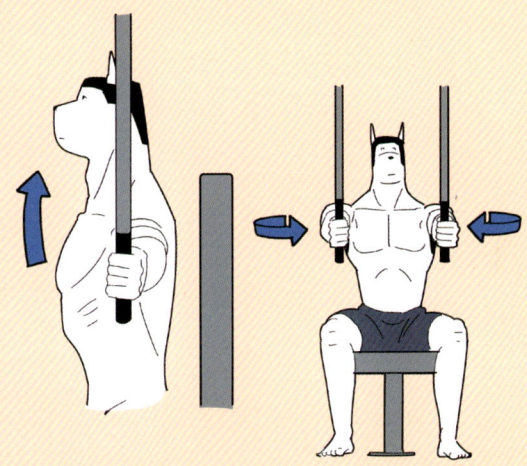

가슴을 위로 든 자세를 유지하며 팔을 모아준다.

❹ 호흡

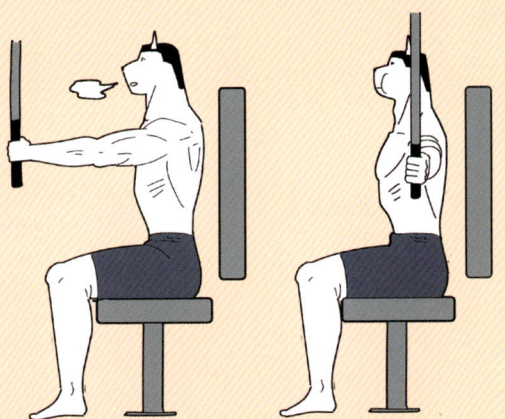

모을 때 뱉고 바로 마시며 팔을 벌려준다.

탄탄하고 넓은 가슴을 위한 운동

벤치 프레스

벤치 프레스는 스쿼트, 데드리프트와 함께 3대 운동 중 하나로 가슴 운동의 대표 동작이라 불릴 만큼 유명합니다. 하지만 코어가 약한 상태에서 무거운 중량을 드는 것은 오히려 자세 불균형과 통증을 유발할 수 있으니 항상 조심해야 합니다!

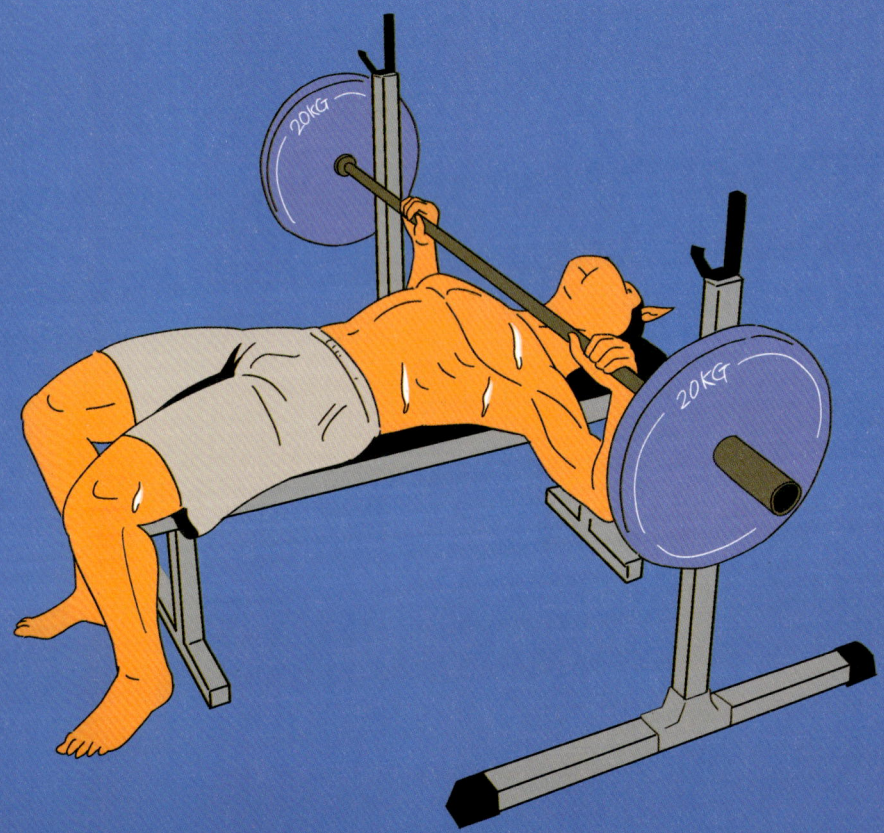

회원번호	신장	나이	성별
KANGMAN-PT-MXXXXX	1X3cm	2X	남성

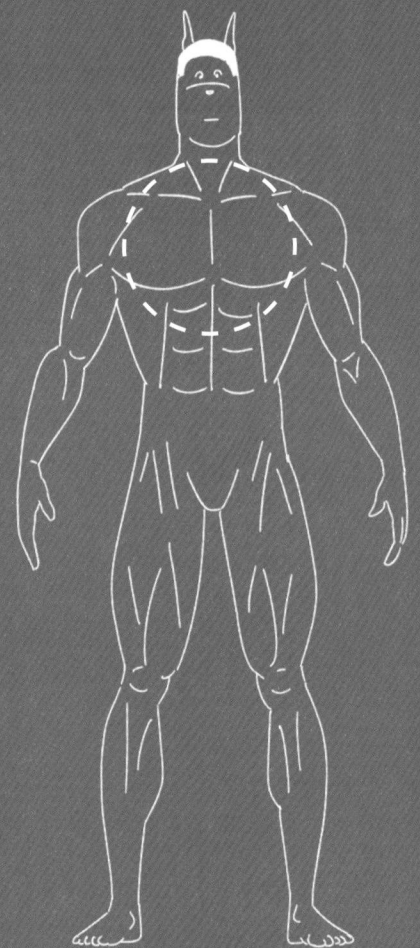

상체 운동의 대표 주자, 벤치 프레스

벤치 프레스는 대흉근을 비롯해 어깨, 삼두근까지 고루 발달시켜 주며 전반적인 상체 힘과 두께감을 높여줍니다. 벤치 위에 바른 자세로 누워 바벨을 밀어 올리는 동작은 아마 모두 많이 보셨을 겁니다. 벤치 프레스는 상체의 볼륨과 균형을 잡아주는 데 효과적이며, 탄탄한 상체 라인을 만드는 데 도움이 됩니다. 코어를 단단히 잡는 동작이기 때문에 몸의 안정성과 협응력도 좋아지는 장점이 있어요. 매일 꾸준히 적정 중량을 점진적으로 늘려가며 연습하면, 상체 전반의 근력이 증가해 일상생활에도 긍정적인 영향을 줍니다.

POINT!
- 코어 유지하며 바벨 들어 올리기와 내리기
- 올바른 호흡법

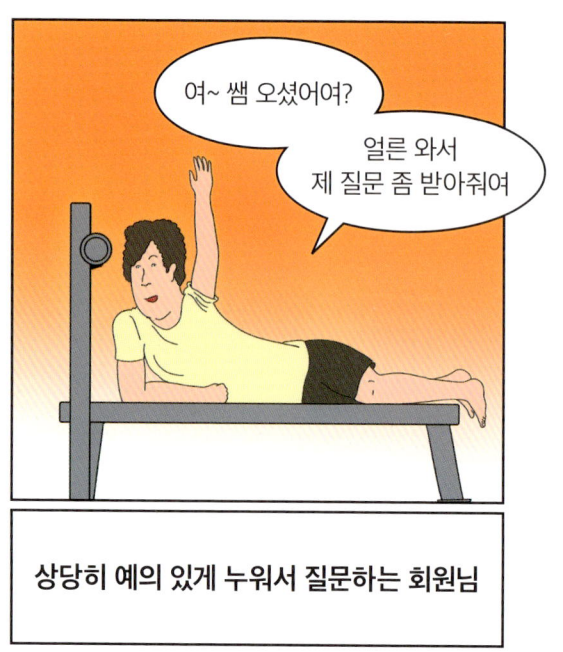

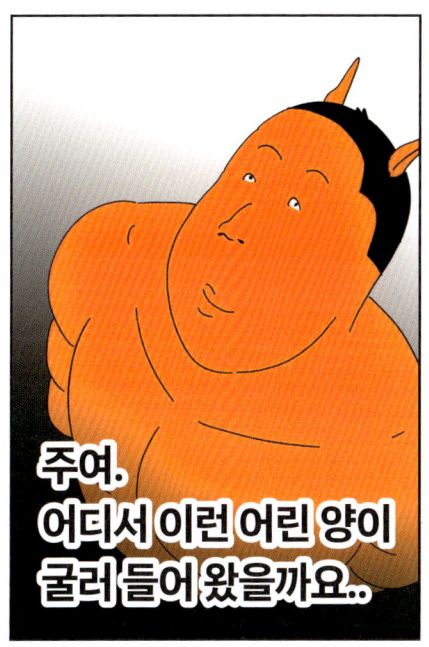

주여.
어디서 이런 어린 양이
굴러 들어 왔을까요..

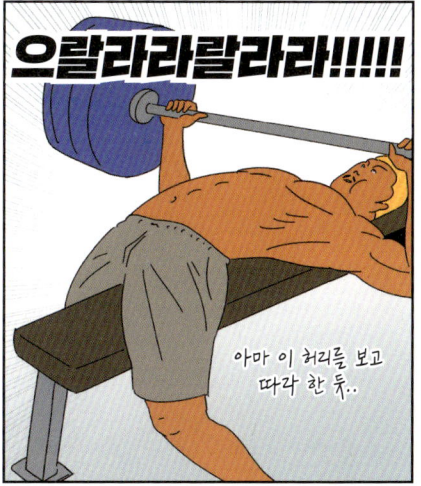

으랄라라랄라라!!!!!

아마 이 허리를 보고
따라 한 듯..

회원님은 무거운 것을 들기 위한 자세 영상을 본 듯한데 초보자가 따라서 하다가는 크게 다칠 수 있다

넓은 가슴을 가질 수 있는
벤치 프레스

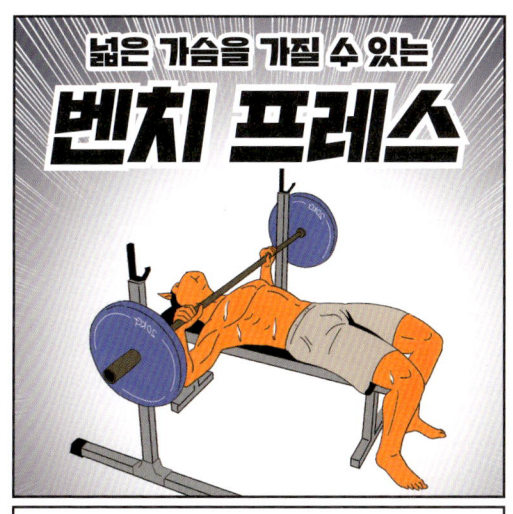

이 운동 처음부터 차근차근 알려 줄 테니
다음 자세들을 꼭!! 꼭!! 따라 해보자

01 바벨 잡는 법

올바른 시작 자세

기본 자세

바벨의 위치를 눈 바로 위로 맞추고, 배꼽을 위로 끌어올려준다는 느낌으로 다리를 올린다.

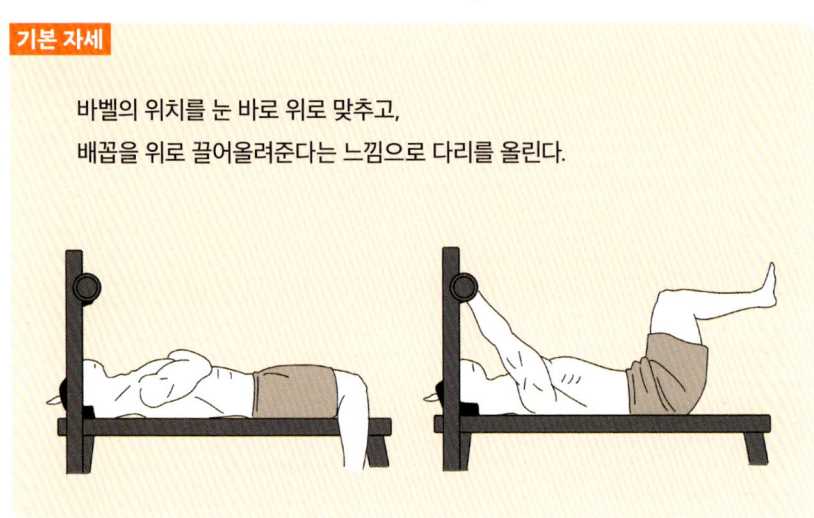

잡는 자세

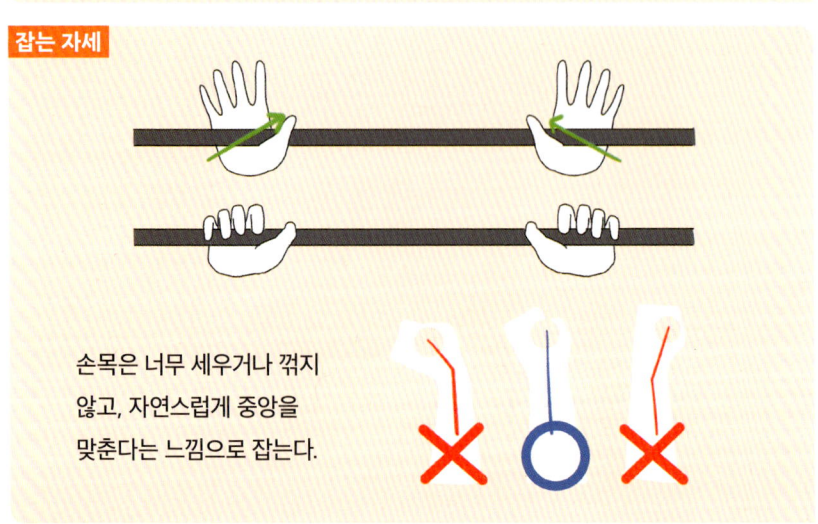

손목은 너무 세우거나 꺾지 않고, 자연스럽게 중앙을 맞춘다는 느낌으로 잡는다.

내리기 | ## 벤치 프레스 운동 방법 | 02

동작

가슴을 먼저 열어준다.

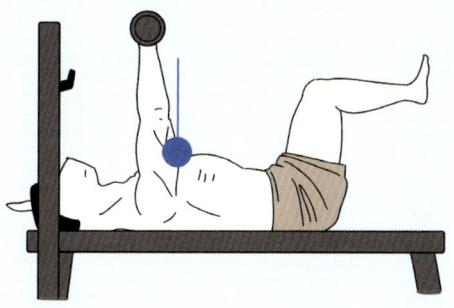

동작

어깨가 뜨지 않게 팔꿈치를 벌리며 봉을 내린다.

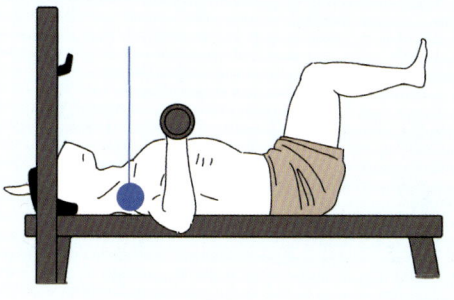

횟수 8~10회, 4세트(세트 간 1~2분 휴식)

03 벤치 프레스 운동 방법

올리기

자세

바벨이 내려올 때는 가슴을 연 상태를 유지한다.

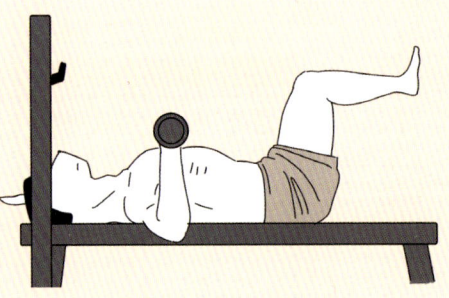

동작

바벨을 올릴 때는 어깨를 들지 않고 가슴을 열어주며 팔을 위로 뻗어준다.

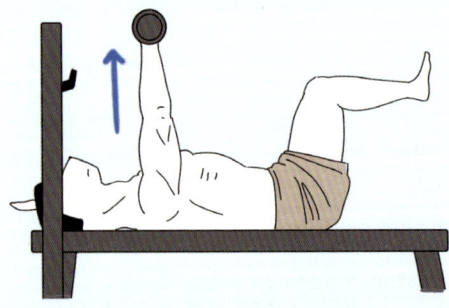

횟수 8~10회, 4세트(세트 간 1~2분 휴식)

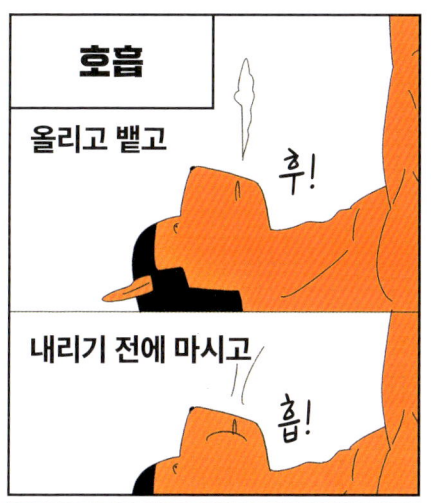

호흡은 동작 중에 마시는 것이 아닌
동작을 시작할 때 숨을 마셔 참고,
동작이 끝나고 뱉는다

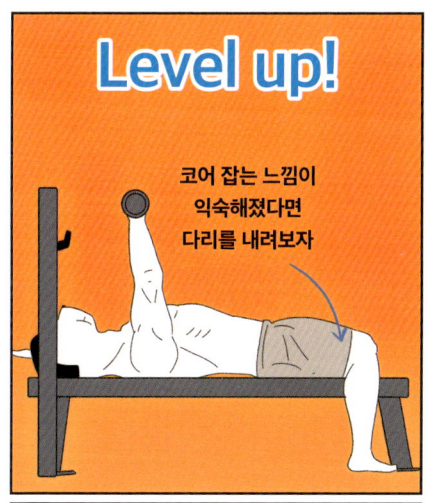

이제 자세 숙지가 됐다면
다리를 내려본다
이제부터 다리 힘을 같이 써보자

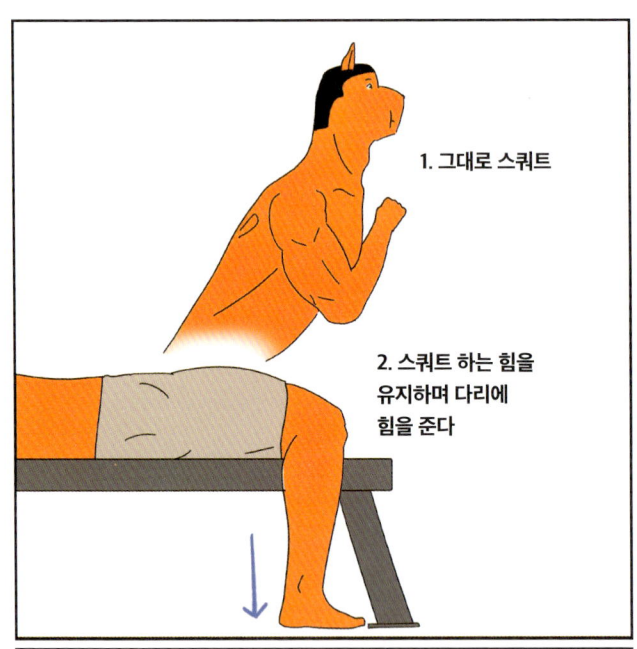

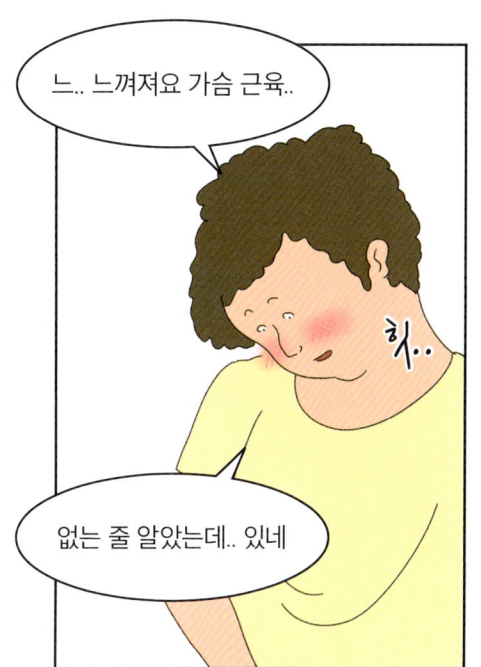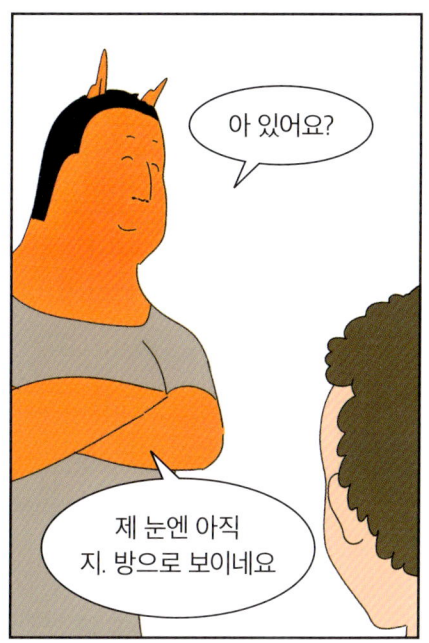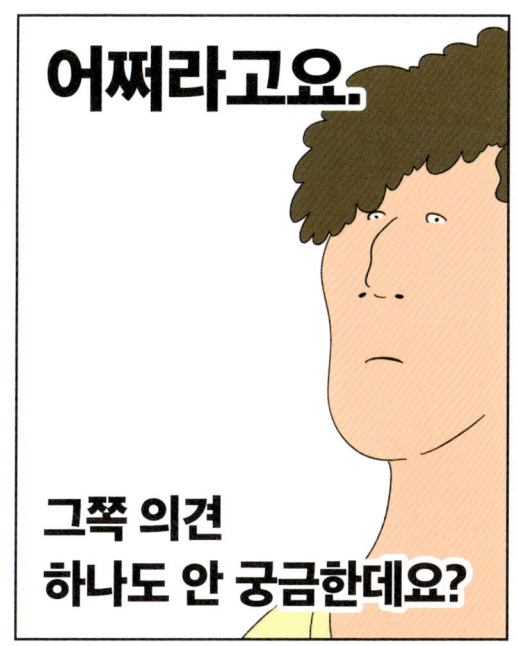

벤치 프레스 총정리

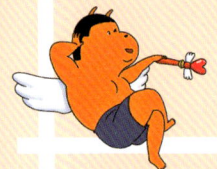 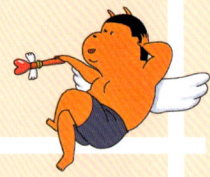

❶ 자세 세팅

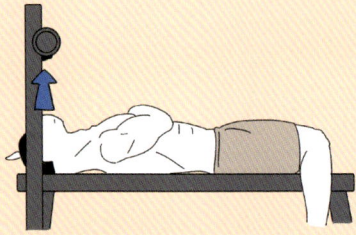

눈 바로 위에 바벨이 위치하게 한다.

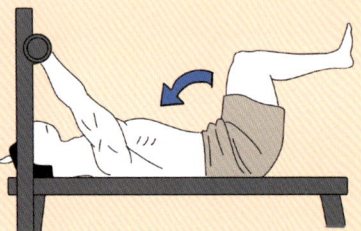

다리를 올려 복근에 힘을 잡는다.

❷ 내리기

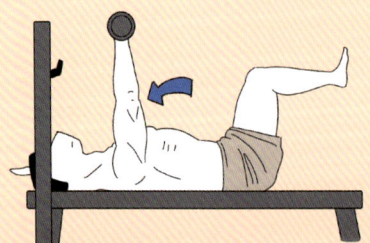

가슴을 들어 올린다.

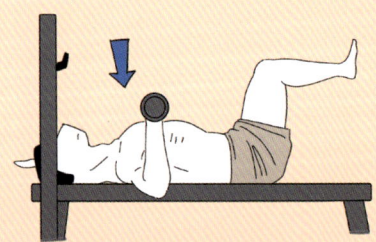

가슴이 앞으로 마중을 나가듯 내밀며 바벨을 내린다.

❸ 올리기

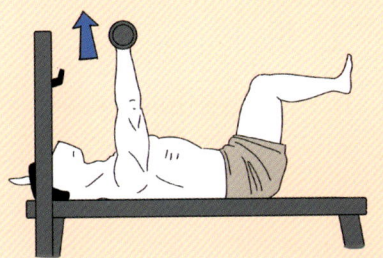

가슴을 들어준 것을 유지하며 팔을 펴준다.

❹ 바벨 잡는 법

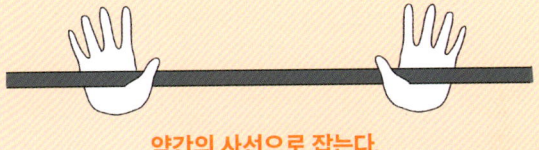

약간의 사선으로 잡는다.

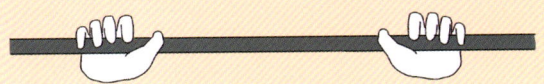

손가락 마디로 바벨을 꽉 눌러준다.

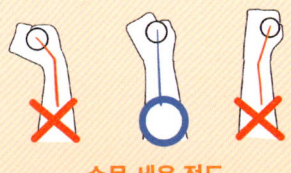

손목 세움 정도

상체 정렬을 바로잡는 어깨 운동

오버헤드 프레스

어깨 운동은 상체의 균형 잡힌 라인을 완성하고, 바른 자세를 유지하는 데 필수적입니다. 또한 관절을 안정시키기에 부상 예방에 도움이 되며, 일상 동작과 운동 수행능력 향상에도 유리합니다.

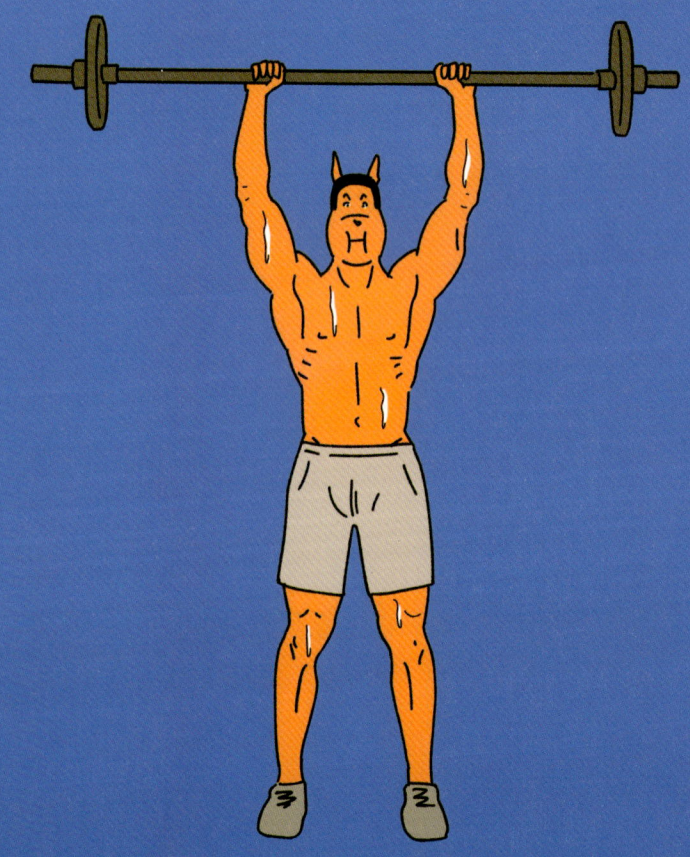

회원번호	신장	나이	성별
KANGMAN-PT-MXXXXX	1X3cm	2X	남성

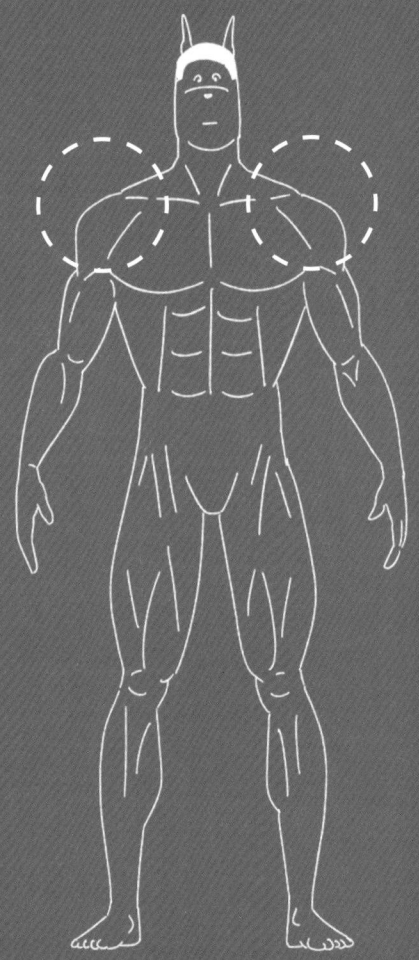

어깨와 날개뼈 가동성을 열어주는 오버헤드 프레스

여러분은 만세 자세가 잘 되시나요? 많은 운동 초보자들이 팔을 귀 뒤로 넘기지 못합니다. 이는 날개뼈 움직임이 제한된 상태로, 이대로 운동을 시작하면 부상의 위험이 높습니다. 반대로 날개뼈가 잘 움직이면 몸의 정렬이 잡히고, 안정적인 프레스 동작이 가능해집니다.

오버헤드 프레스는 단순히 어깨만 사용하는 운동이 아닙니다. 날개뼈가 제대로 움직이지 않으면 어깨에만 부담이 쏠리고 자세도 무너지게 됩니다. 운동 전, 풀업 밴드를 잡고 팔 돌리기 스트레칭을 통해 어깨와 날개뼈 가동성을 먼저 열어주세요.

POINT!
○ 오버헤드프레스의 정확한 자세와 방법 익히기
○ 자신에게 맞는 무게 선택하기

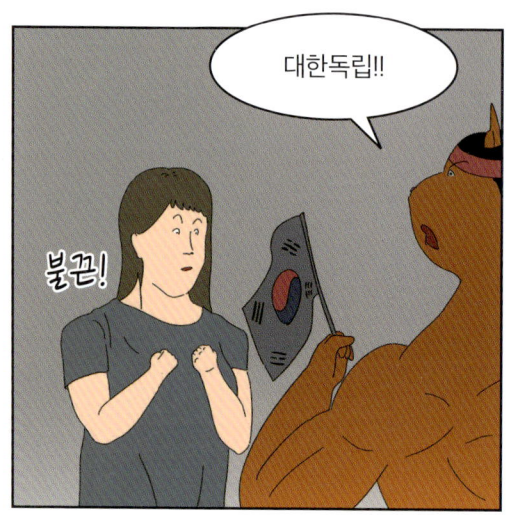

아마 요즘 현대인들에게 만세를 시켜보면

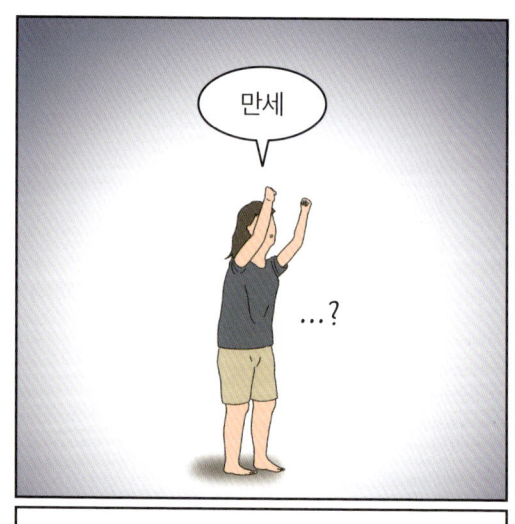

아주 시원찮다

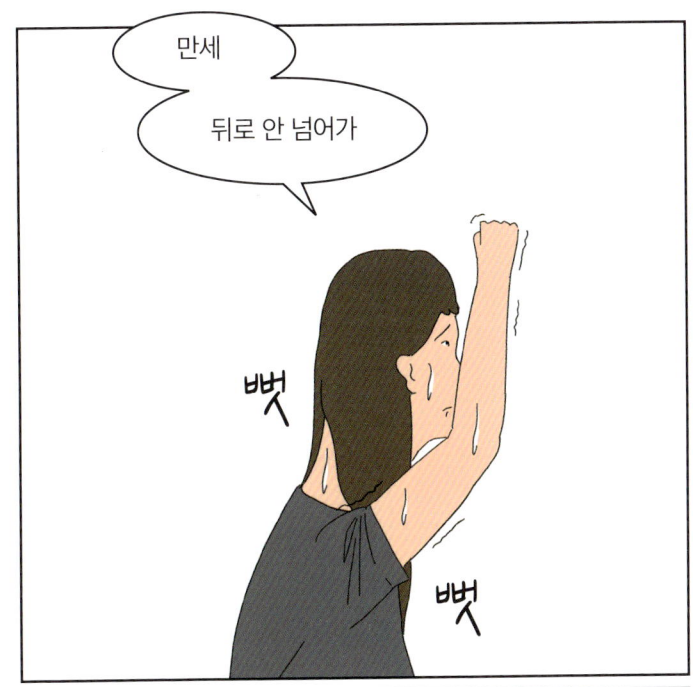

이건 어깨의 가동성이 문제일 확률이 커서
밴드를 활용한 스트레칭이 도움이 된다

01 어깨 스트레칭

밴드를 이용한 스트레칭

자세

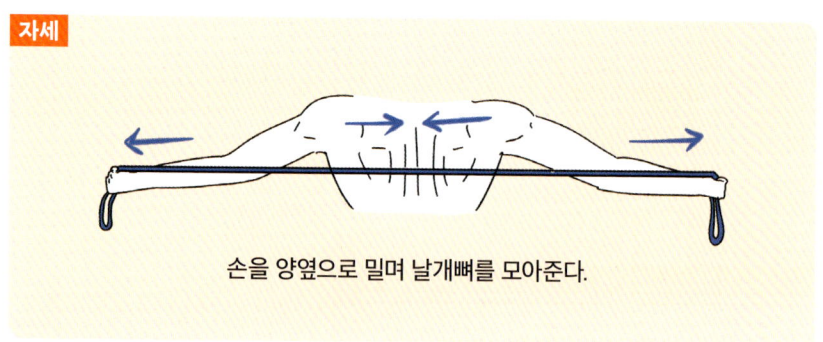

손을 양옆으로 밀며 날개뼈를 모아준다.

동작

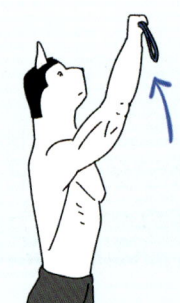

가슴을 들어 팔을 올린다.

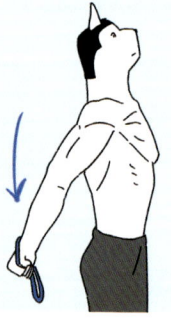

가슴을 활짝 펴고 팔을 뒤로 넘겨준다. 이때 통증이 느껴진다면 동작을 멈춘다.

횟수 10회 반복, 3세트

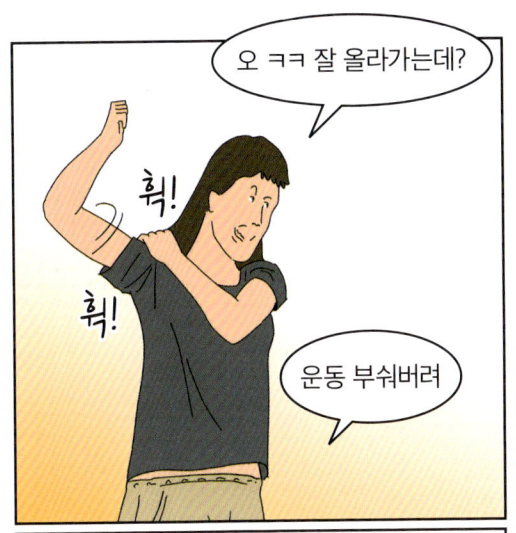

이제 스트레칭이 끝났으면 어깨 운동에 들어간다

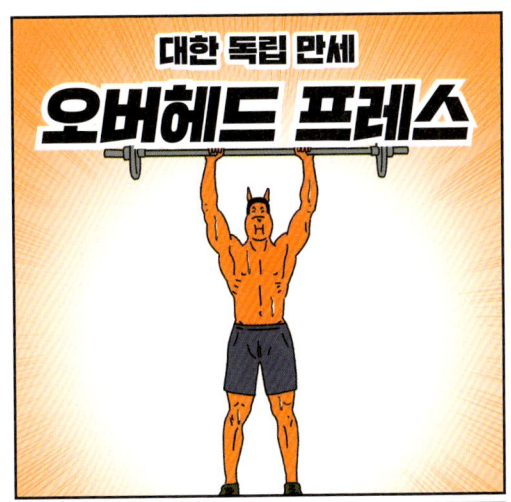

이 운동 정말 정말 좋으니까 꼭 따라 해보자

02 오버헤드 프레스 자세 잡기

바벨 잡는 법

자세

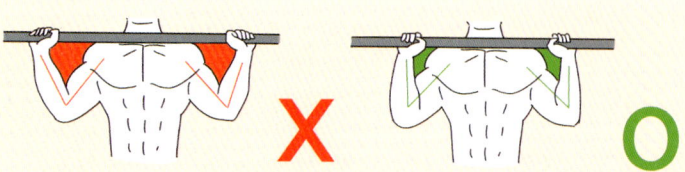

바벨을 잡을 때 팔꿈치가 양옆으로 과도하게 벌어지지 않도록 팔꿈치와 바벨이 수직이 될 수 있도록 잡는다.

동작

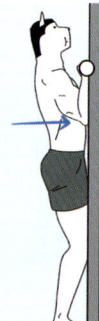

팔꿈치는 앞으로 내밀어 준다.

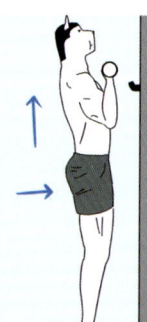

엉덩이에 힘을 주며 그대로 일어난다.

횟수 10회 반복, 2세트

밀고 내려오기

바벨을 들고 내리는 법

03

자세

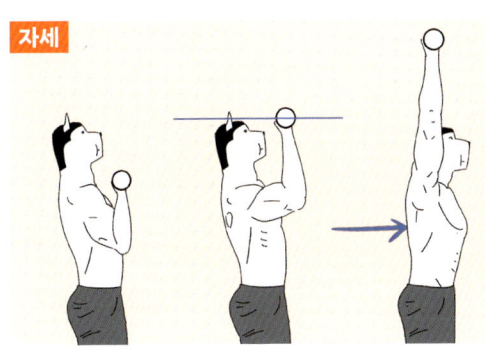

바벨을 이마 쪽으로 올리며 등의 중앙을 앞으로 미는 느낌으로 몸을 일자로 곧게 편다.

동작

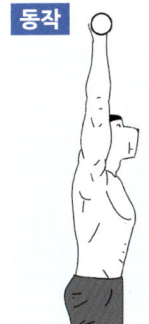
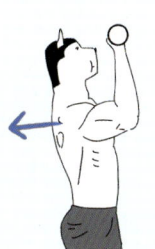
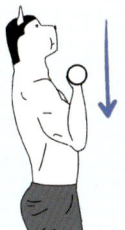

등의 중앙을 뒤로 미는 느낌으로 바벨을 아래로 내린다.

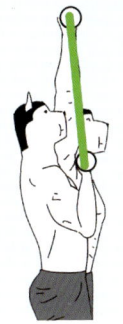

이때 엉덩이에 힘을 주고, 몸통을 살짝 뒤로 빼며 천천히 버티며 내려온다. 이때 허리가 꺾이지 않도록 주의한다.

횟수 8~10회, 4세트

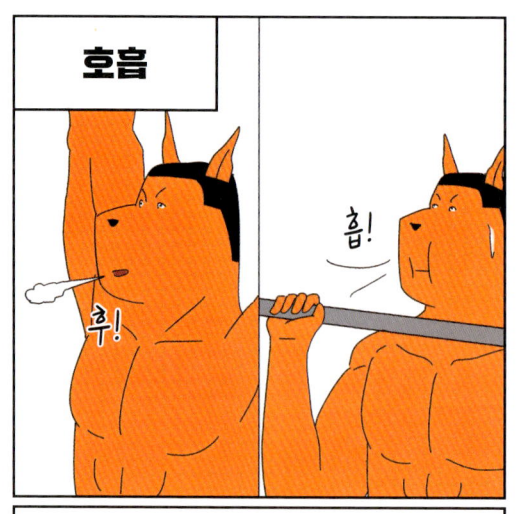
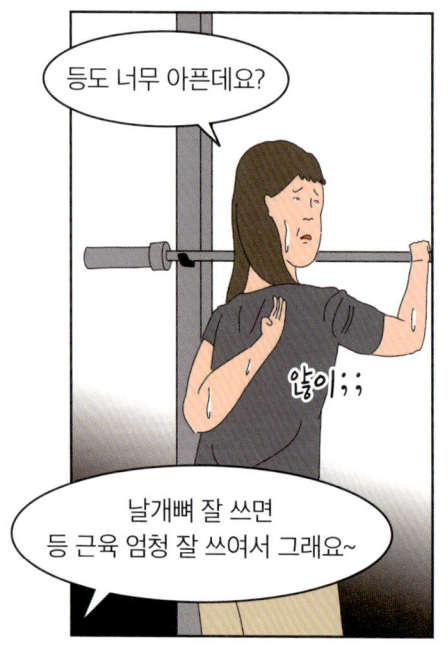
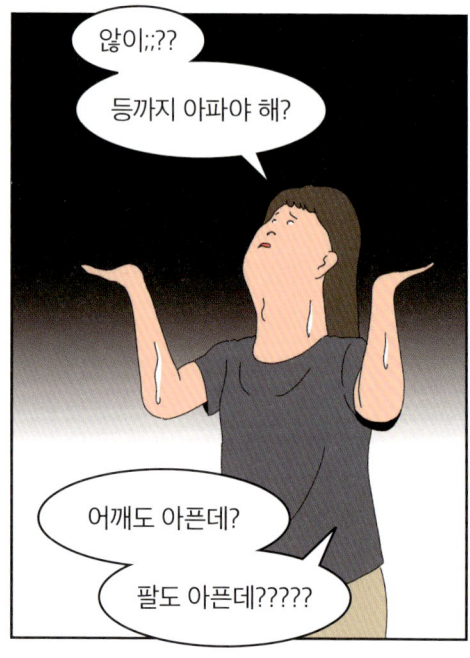

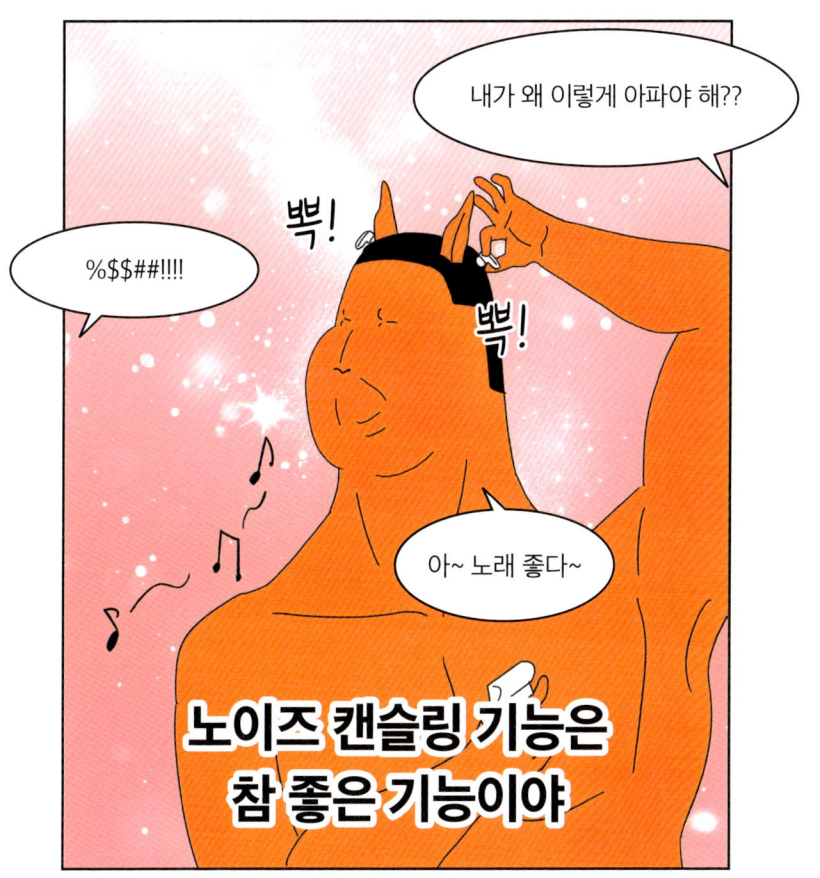

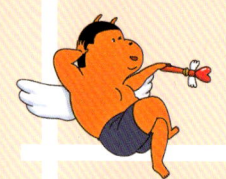 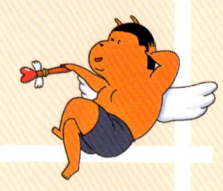

오버헤드 프레스 총정리

❶ 자세 세팅

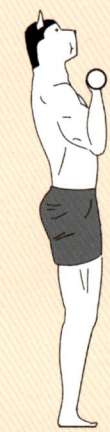

몸을 바로 세워 중력에 저항하는 느낌으로 편다.
이때 엉덩이에는 힘이 들어가 있고 가슴은 활짝 펴져 있다.

❷ 올리기

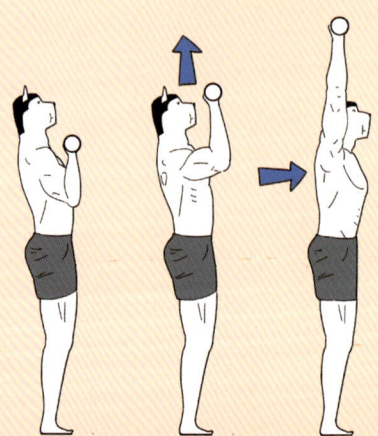

가슴이 펴진 것을 유지하며 바벨을 이마 위로 밀어올린다.
바벨이 이마 위를 지날 때 등 중앙도 함께 펴지며 몸 전체가 곧게 선다.

❸ 내리기

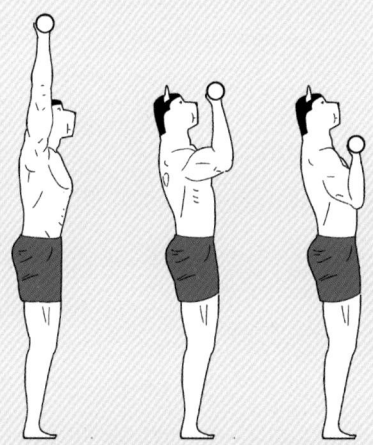

바벨을 내릴 때 얼굴은 바벨을 피해 살짝 뒤로, 가슴은 위로 들어올리며 바벨을 천천히 내려준다.

❹ 호흡

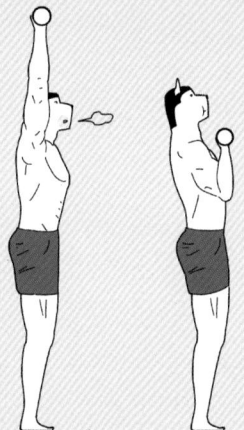

올라가서 숨을 뱉고, 마시며 내려오는 것을 반복한다.

탄탄한 어깨 만들기 기초 운동

사이드 레터럴 레이즈

가슴 운동과 마찬가지로 어깨 운동은 상체의 넓고 탄탄한 체형을 만드는 데 중요한 운동입니다. 관절과 주변 근육을 강화해 부상 위험을 줄이고, 자세를 바르게 잡아주며 일상생활 속 힘과 움직임의 효율을 높여줍니다.

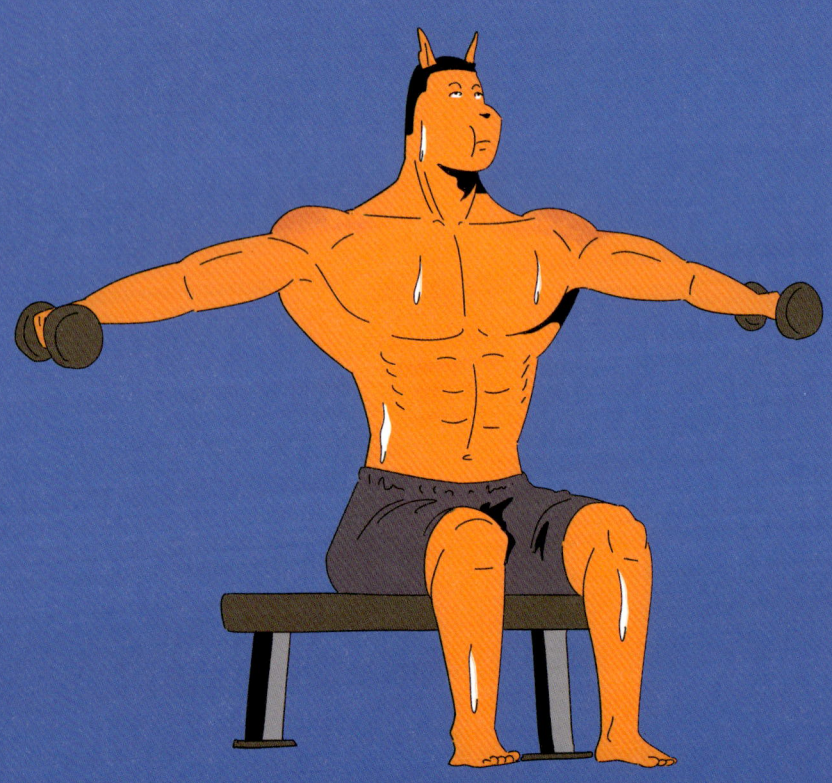

회원번호	신장	나이	성별
KANGMAN-PT-MXXXXX	1X3cm	2X	남성

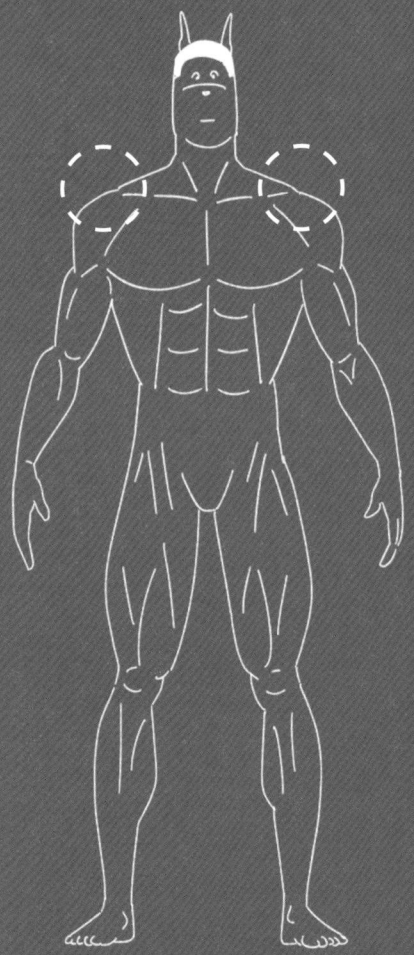

어깨 라인을 아름답게 만들어주는 사레레

사이드 레터럴 레이즈(줄여서 '사레레'라고도 부릅니다)는 어깨 운동 중에서도 측면 삼각근을 집중적으로 강화하는 데 매우 효과적입니다. 팔을 옆으로 들어 올리는 단순한 동작이지만, 어깨의 너비와 선명한 라인을 잡아주어 탄탄한 상체를 만드는 데 큰 도움을 줍니다. 이 동작을 꾸준히 연습하면 어깨 관절의 안정성과 유연성이 높아지고, 부상 예방에도 유리합니다. 이 운동은 무조건 무거운 중량을 사용할수록 효과가 좋은 것이 아닙니다. 오히려 승모근에 힘이 들어가 라인이 흐트러질 수 있기에, 가벼운 무게로 정확한 자극을 느끼는 것이 중요합니다. 보통은 서서 실시하지만, 초보자에게는 앉은 자세로 중심을 안정시키는 방식을 추천합니다.

POINT!
- 올바른 무게 선택
- 목보다 어깨에 자극을 주는 자세

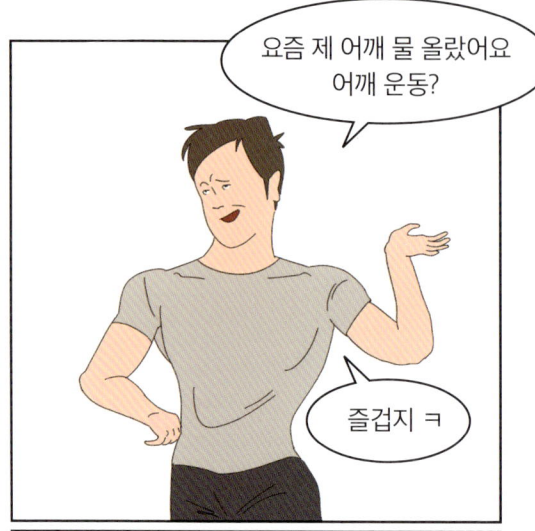

어깨가 커지자
이제 어깨 운동이 재밌다는 회원님

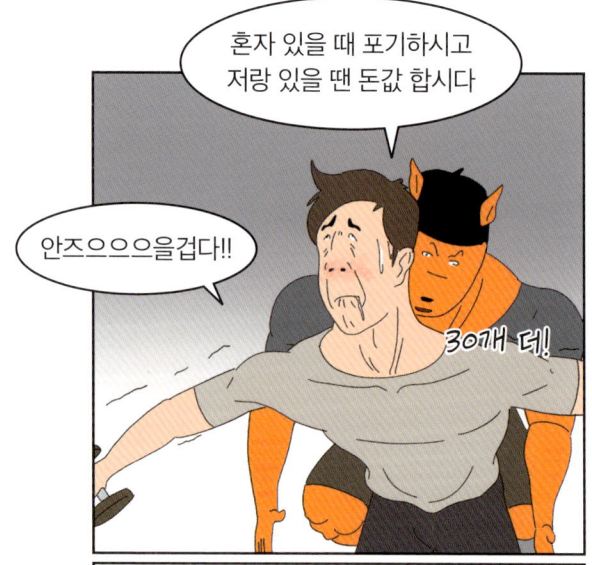

회원님의 어깨 발달에는
꼭 이 운동을 추가해 줬는데

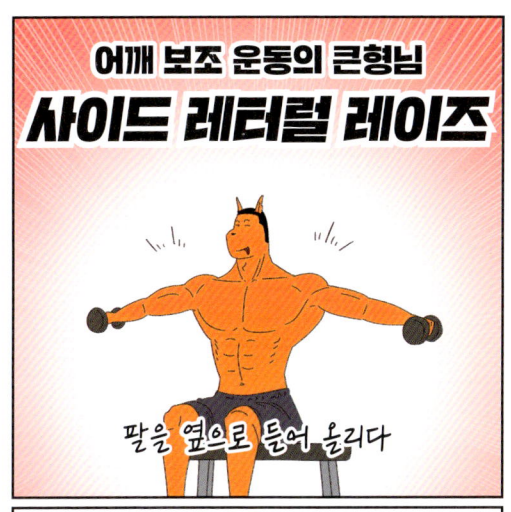

어깨 측면에 불타는 자극이 들어와
소방차를 불렀다는 후기가 있다

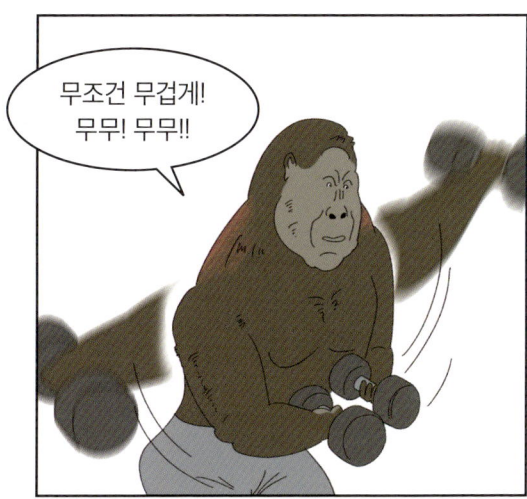

그런데 이 운동 잘 모르고 무게만 치다가
어깨는 안 커지고 목만 커지는
불상사가 일어날 수 있다

01 사레레 기본

올바른 자세와 동작

자세

상체는 앞으로 약간 기울이고, 시선은 45도 위를 바라본다. 아령은 자연스럽게 허벅지 옆에 둔다. 처음에는 앉아서 시작하는 편이 쉽다.

동작

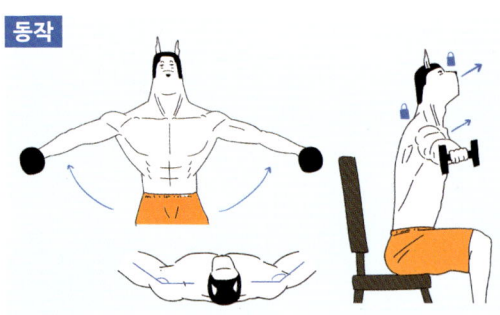

팔은 천천히 2초 동안 버티며 올린다. 팔을 올릴 때 고개와 가슴은 45도 위를 바라본다는 느낌을 가진다.

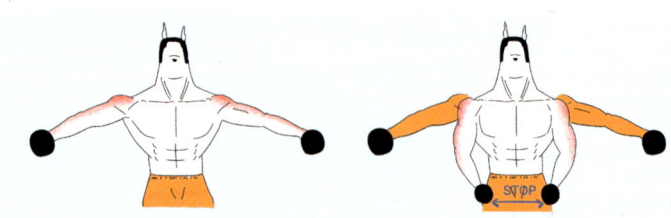

팔을 내릴 때는 2초 정도 버티며 천천히 내려온다. 가슴과 고개는 아래로 숙이지 않도록 한다.

횟수 20회 반복, 4세트(세트 간 1분 휴식)

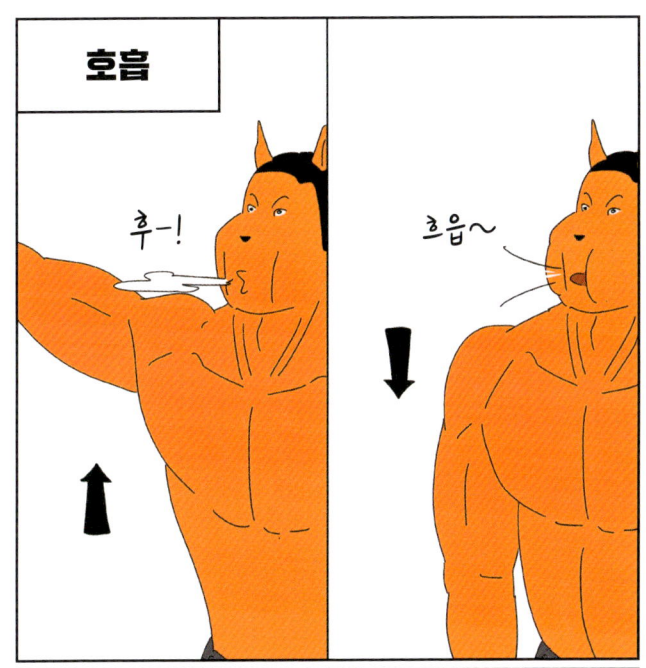

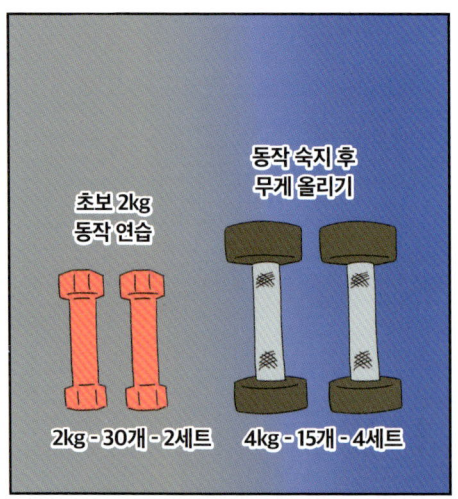

연습할 때는 가벼운 무게로 연습을 하자 자극이 잘 느껴진다면 무게를 올려 15개까지 해보자

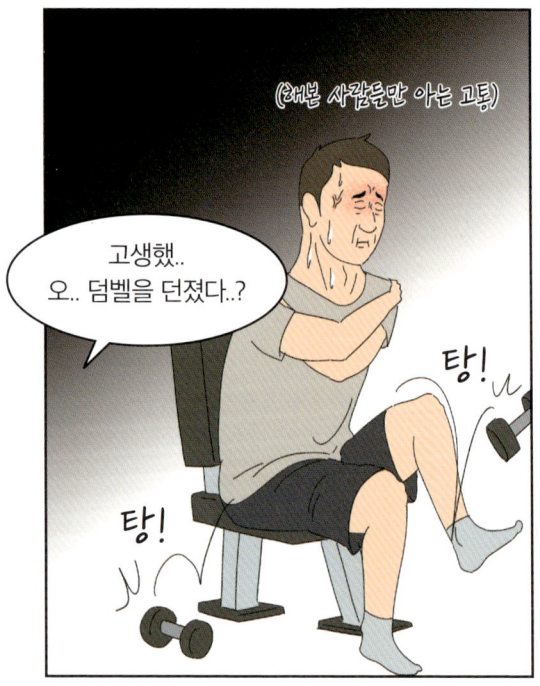

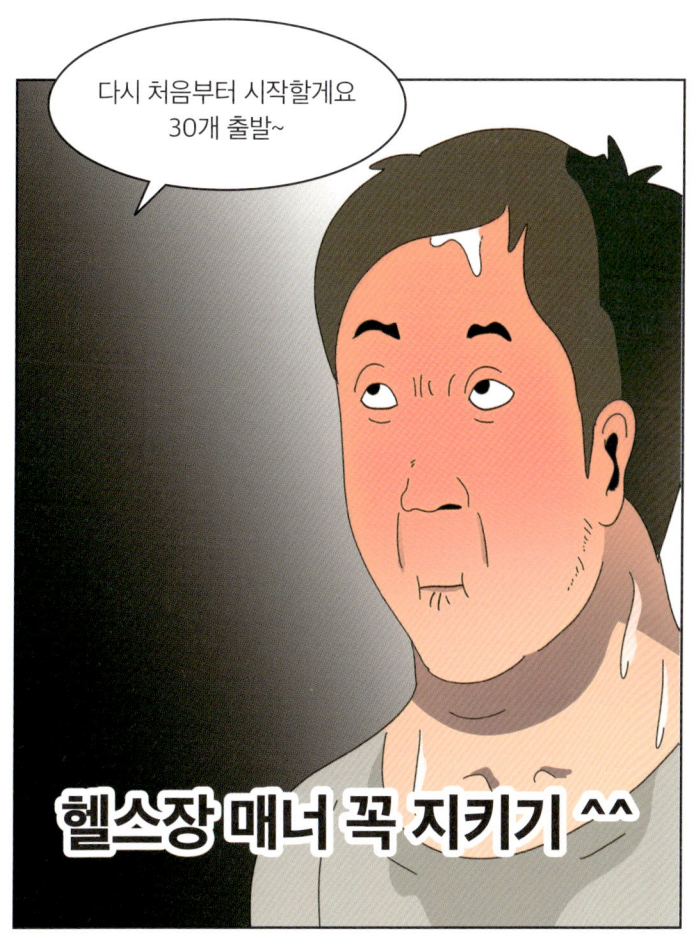

사레레 총정리

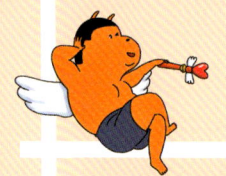
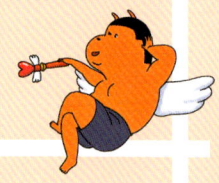

❶ 자세 세팅

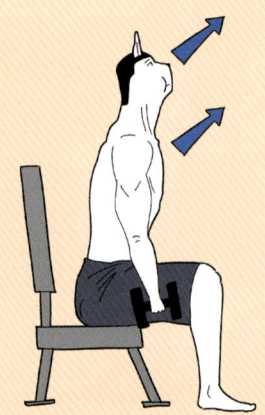

시선과 가슴은 상단을 바라본다.
덤벨은 허벅지 옆에 놓는다.

❷ 올리기

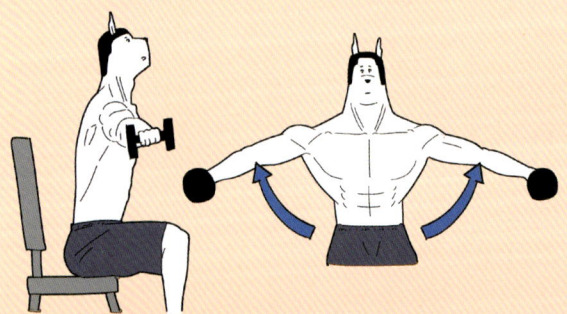

가슴을 위로 보게 한 것을 유지하며
팔꿈치를 몸에서 멀리 보내며 덤벨을 든다.

❸ 내려오기

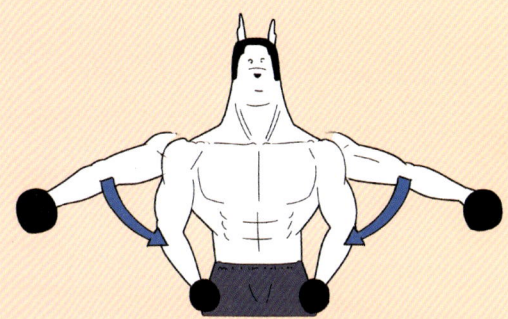

팔꿈치로 버티며 내려온다.
이때 가슴과 고개는 숙이지 말아야 한다.

❹ 호흡

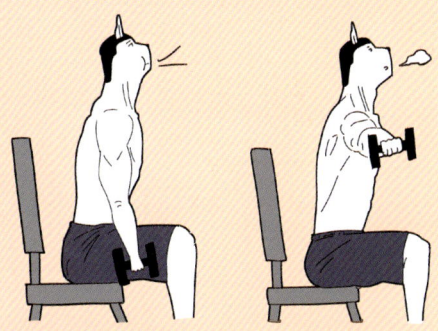

내려올 때 숨을 마시고 올라가며 숨을 뱉는다.

굽은 등을
펴주는 최고의 운동

리버스 펙 덱 플라이

리버스 펙 덱 플라이는 후면 삼각근을 강화해 굽은 어깨를 펴주고, 견갑골 주변 근육을 발달시켜 바른 자세를 돕는 운동입니다. 또한 어깨의 안정성과 균형 잡힌 상체 라인을 만드는 데 효과적이죠.

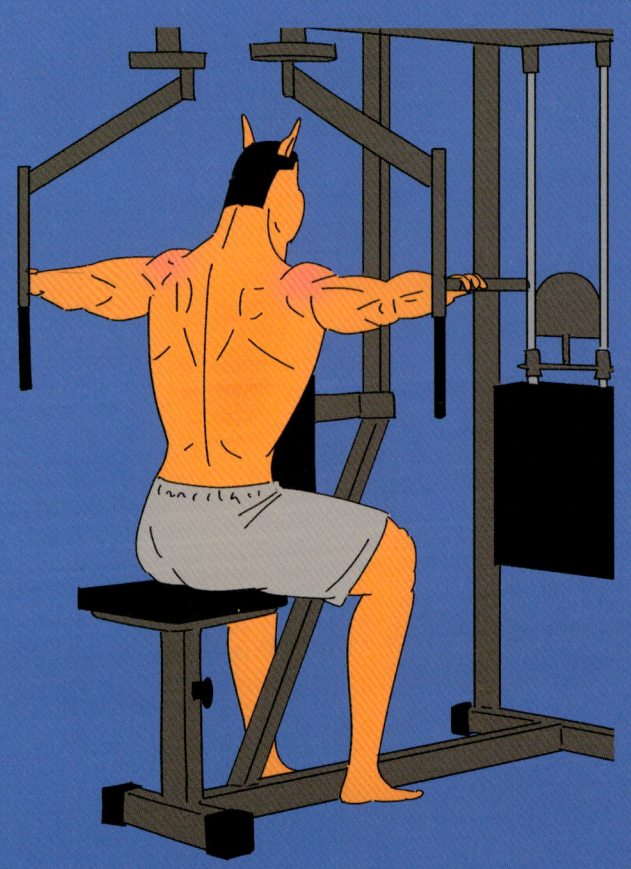

회원번호	신장	나이	성별
KANGMAN-PT-MXXXXX	1X3cm	2X	남성

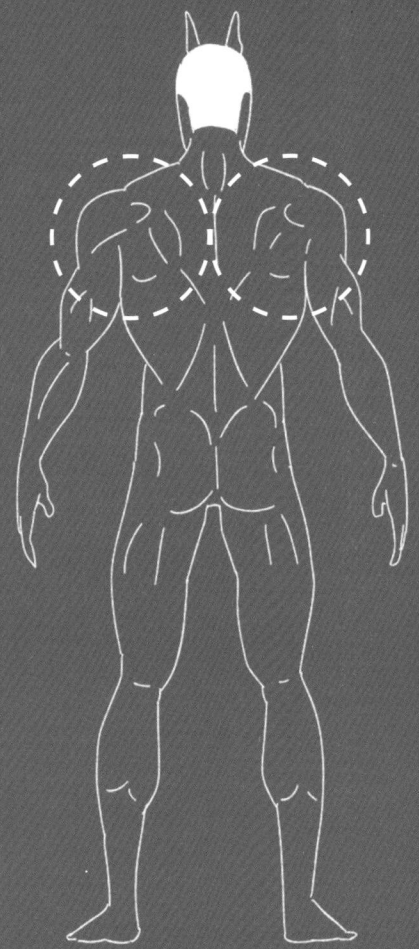

굽은 등을 위한 리버스 펙 덱 플라이

초보자들이 신경을 많이 안 쓰는 부위가 있습니다. 바로 우리 몸의 뒷면입니다. 거울로 앞 모습만 보니 정작 뒷모습의 근육들은 신경을 못 쓰고 앞쪽 근육만 신경을 쓰다 보면 어깨가 굽을 수 있죠. 리버스 펙 덱 플라이는 어깨 전후 밸런스를 맞추는 데 필수적인 운동입니다. 덤벨로 하는 경우에는 리어델트 플라이라고도 부릅니다. 리버스 펙 덱 플라이 머신을 사용해서 운동을 하는 경우 우리 몸의 후면 삼각근과 날개뼈 주변 근육들을 강화해 자연스럽게 어깨가 펴지고 바른 자세에 도움이 됩니다. 무엇보다 중요한 것은, 등살을 탄탄하게 정리하는 데 도움이 된다는 점입니다.

POINT!
- 어깨를 동그랗게 만드는 최적의 방법
- 승모근 개입을 효과적으로 줄이는 법

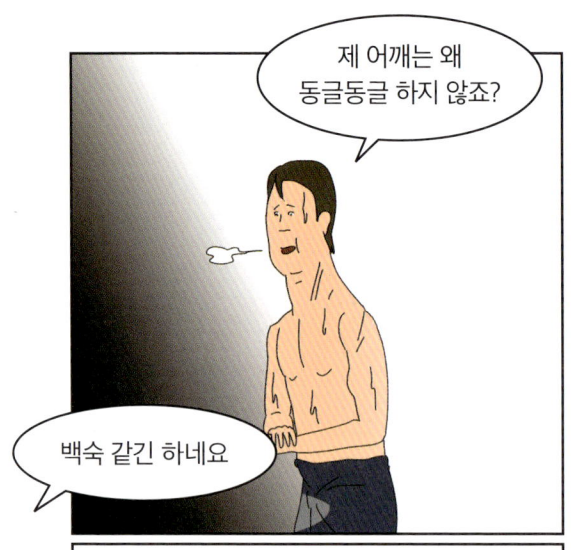

회원님은 자신의 어깨가 왜 남들 어깨처럼 동글동글 하지 않냐고 물어 보셨다

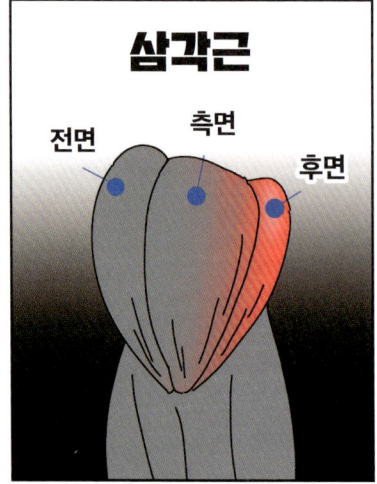

어깨란 자고로 전면 측면 후면으로 나누어져 있는 동글동글 친구다

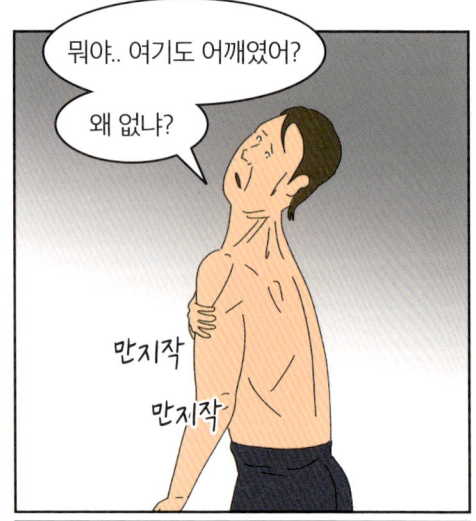

회원님을 옆에서 보면 어깨의 후면이 없는데! 이걸 해결할 수 있는 운동이 있다

리버스
펙 덱 플라이

바른 자세 익히기

01

자세

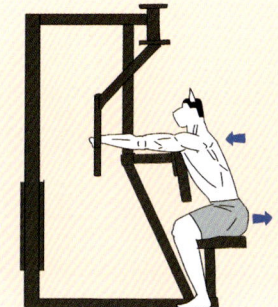

팔과 어깨를 나란히, 엉덩이는 뒤로 살짝 뒤로, 허리를 과하게 세우지 않고 상체를 약간 기울여 시작한다.

동작

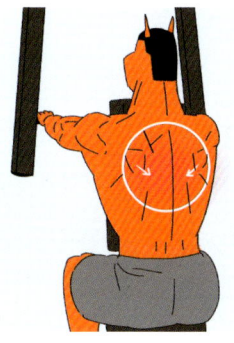

날개뼈를 중앙 아래로 살짝만 누른다고 생각한다.

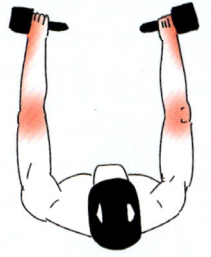

손날에 힘을 준다. 팔꿈치는 쭉 펴지 말고 아주 살짝 자연스럽게 굽힌다.

02 벌리기

리버스
펙 덱 플라이

자세

고개를 너무 앞으로 굽혀지지 않게 하고, 허리도 곧게 유지한다(오른쪽은 잘못된 자세의 예).

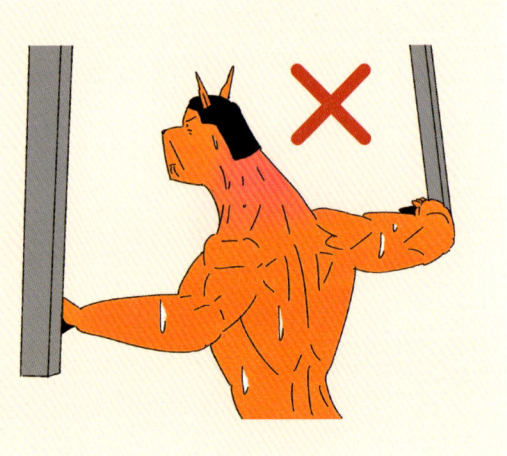

동작

기구를 잡고 손날을 옆으로 크게 벌린다.
이때 어깨를 너무 뒤로 보내지 않도록 한다.

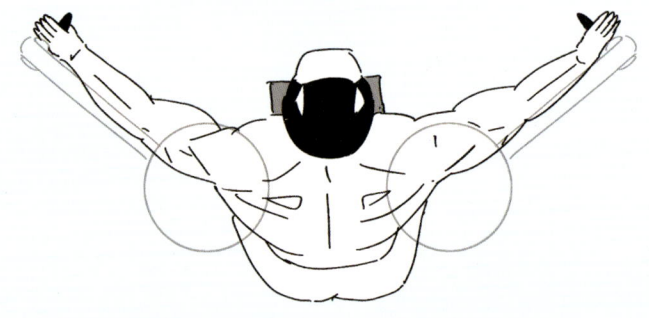

횟수 벌리고 모으고 12회 반복, 4세트

리버스 펙 덱 플라이

모으기

03

자세

손날로 버티며 천천히 가슴 쪽으로 팔을 모은다. 이때 고개와 허리는 곧게 펴서 버틴다. 팔꿈치는 완전히 펴지 않은 상태를 유지한다.

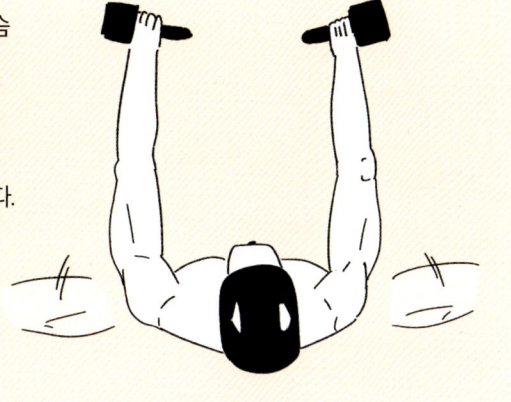

동작

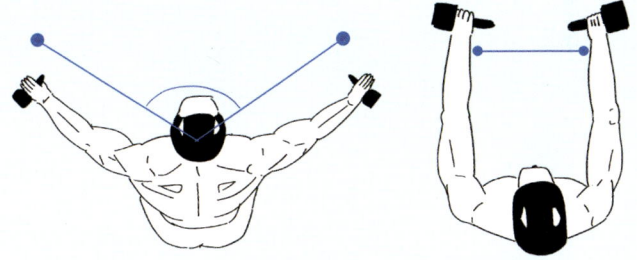

벌릴 때 각도는 180도를 넘기지 않을 정도로만 벌린다.
모을 때는 팔이 거의 일직선일 정도로만 모은다.

횟수 벌리고 모으고 12회 반복, 4세트

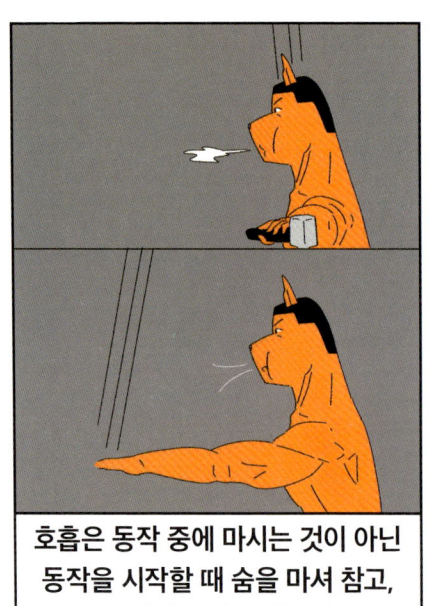

호흡은 동작 중에 마시는 것이 아닌 동작을 시작할 때 숨을 마셔 참고, 동작이 끝나고 뱉는다

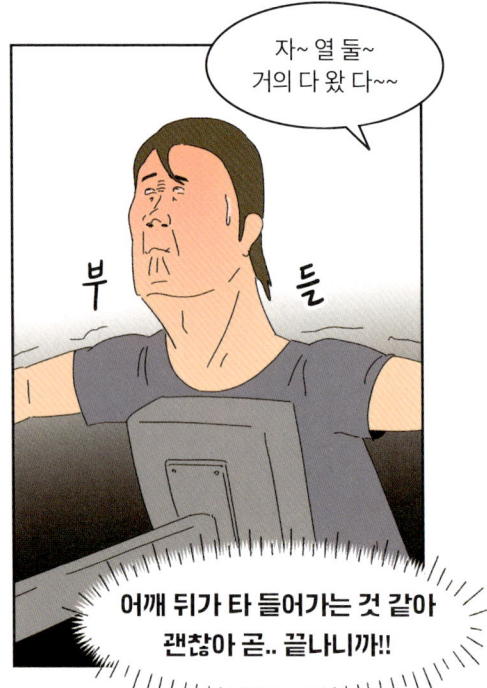

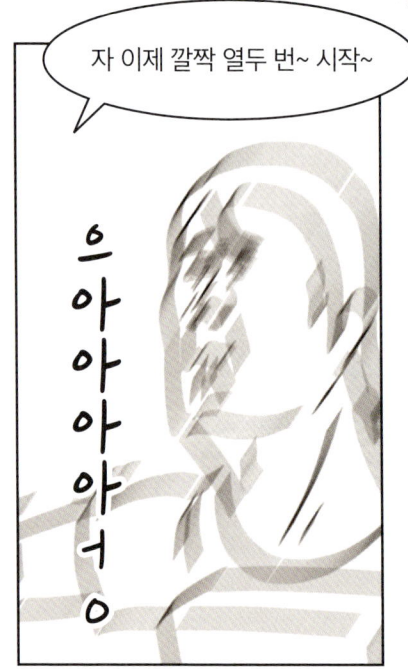

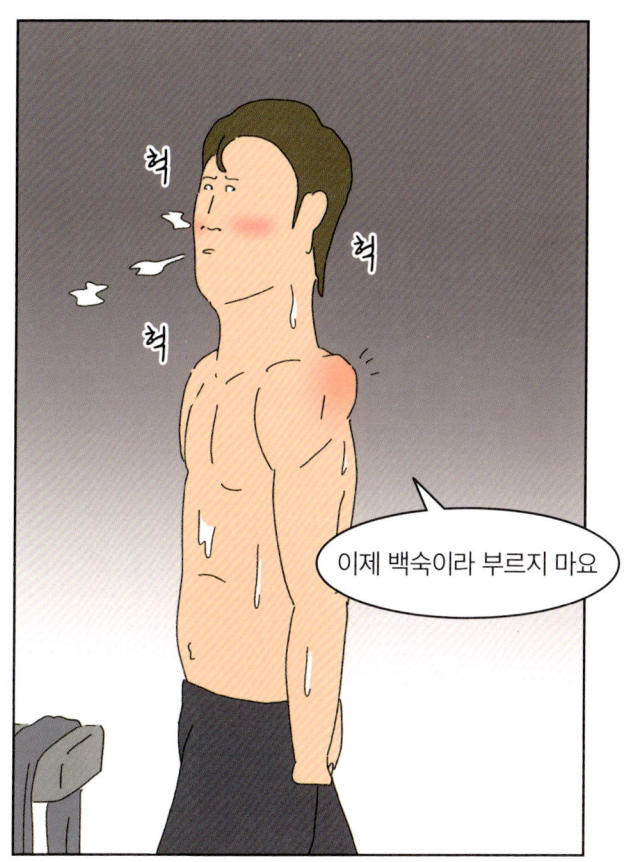

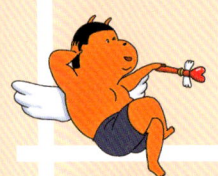 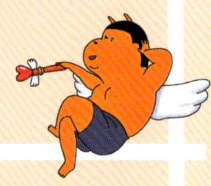

리버스 펙 덱 플라이 총정리

❶ 자세 세팅

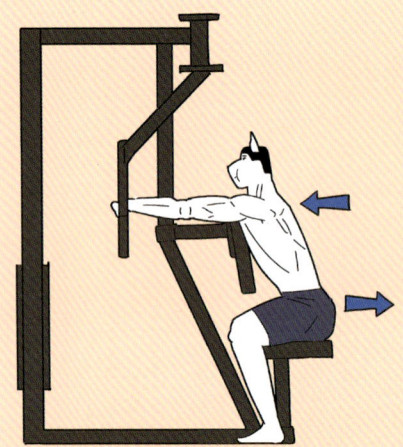

힙힌지 동작으로 엉덩이는 뒤로 빼고
팔을 앞으로 쭉 뻗고 가슴은 패드에 붙인다.

❷ 벌리기

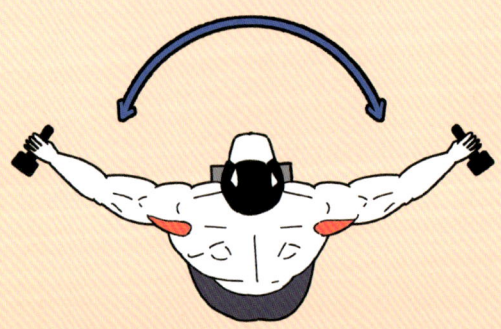

손날을 앞에서 옆으로 넓게 펼치며 벌린다.

❸ 모으기

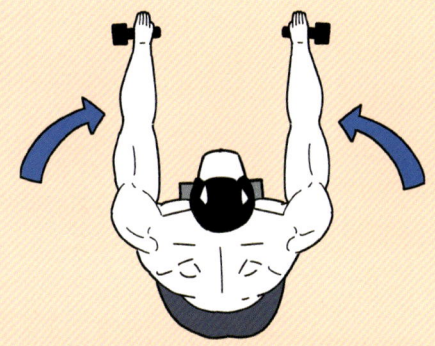

모을 때는 팔을 앞으로 쭉 뻗고 손날로 버티며
어깨의 뒷근육 텐션이 풀리기 직전까지 모아준다.

❹ 호흡

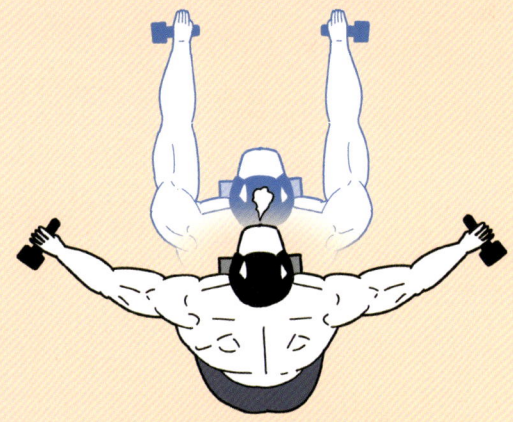

벌릴 때 뱉고 모을 때 마신다.

'등'의 신이 되고 싶다면?

랫 풀다운

랫 풀다운은 광배근을 집중적으로 자극해 넓고 탄탄한 등을 만드는 데 효과적인 운동입니다. 상체의 힘과 자세를 개선하고 어깨 안정성과 전반적인 운동 수행 능력을 높여주는 동작입니다.

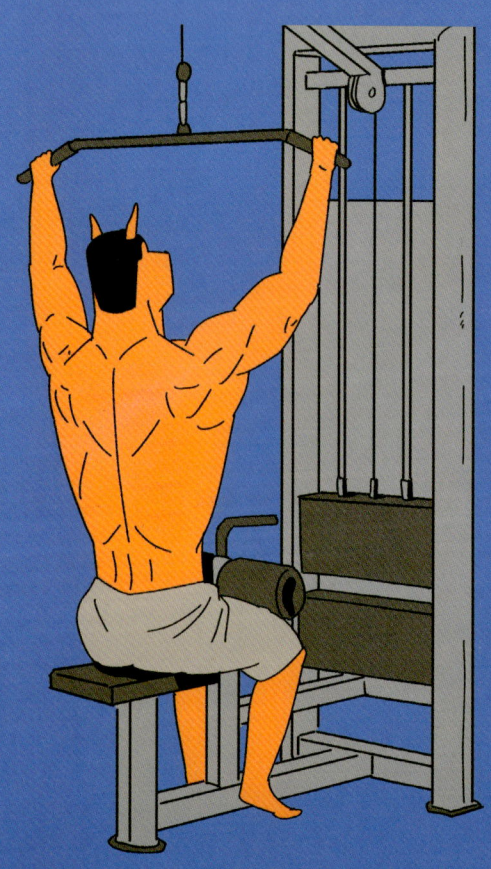

회원번호	신장	나이	성별
KANGMAN-PT-MXXXXX	1X3cm	2X	남성

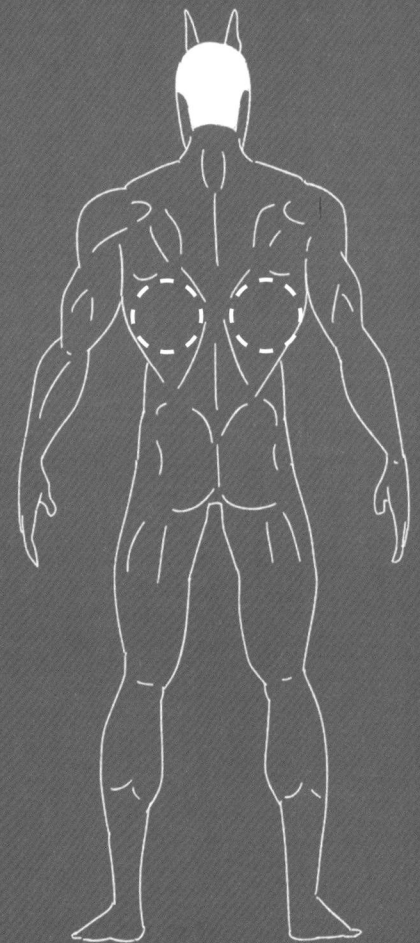

등에 날개를 달아주는 랫 풀다운

등 운동 중 기본이자 효과적인 '랫 풀다운'은 등을 넓게 펴주는 데 도움을 주고, 흔히 말하는 '라인 잡힌 등짝'을 만드는 핵심 운동입니다. 많은 분들이 등보다 가슴이나 팔 운동에 집중하지만, 등이 탄탄해야 전체 상체의 밸런스가 잡히고 자세도 좋아지지요. 특히 초보자일수록 등 근육이 약해서 자세가 앞으로 쏠리고, 어깨가 말리기 쉽습니다. 랫 풀다운을 꾸준히 하면 등이 펴지고 상체가 훨씬 안정감 있게 바뀌는 걸 느낄 수 있을 겁니다.

POINT!
- 상체 기울기에 따라 달라지는 등 자극
- 어깨를 쓰는 방법
- 제대로 된 호흡법

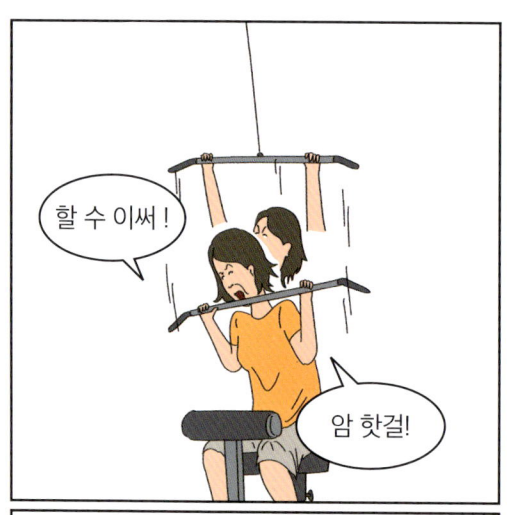

운동을 아주 올바른 자세로
열심히 하는 회원님^^

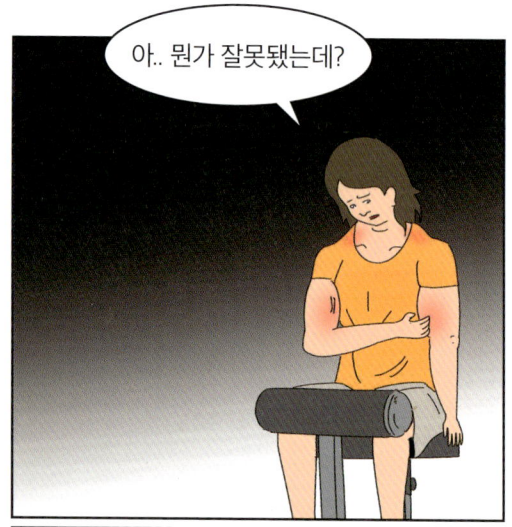

승모근이랑 팔 운동을
아주 올바르게 하셨다 ^^

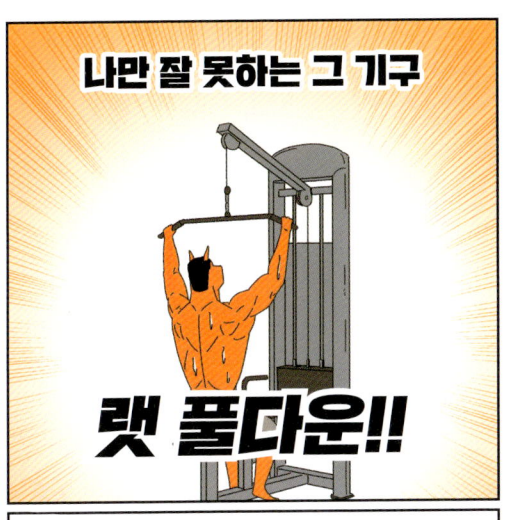

나만 잘 못하는 그 기구
랫 풀다운!!

이 기구 잘못 하다가 승모킹 될 수 있으니
잘 보고 따라 해 보자

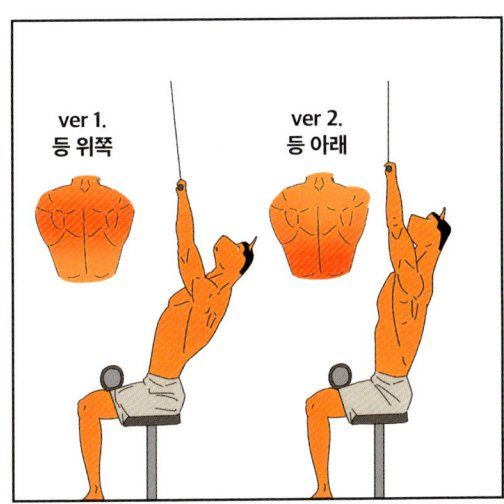

상체 기울기에 따라 등 자극 위치가 다른데
등 아래(광배) 버전을 알려 주겠다

01 등에 제대로 된 자극 주기

랫 풀다운

자세

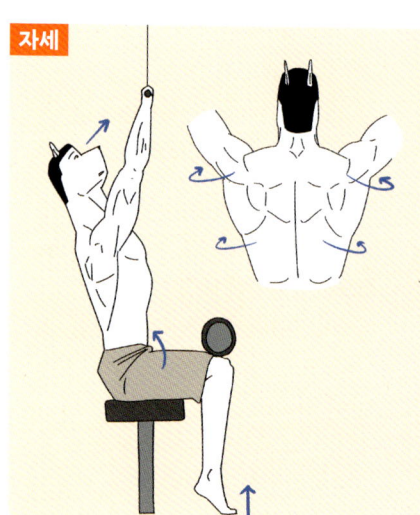

머신에 앉아 까치발을 해서 무릎을 들어 패드 아래에 고정시킨다. 그립은 어깨너비보다 약간 넓게 잡는다. 손바닥은 앞을 향하게(오버 그립), 엄지는 바 밑으로 감싸 쥔다. 가슴을 살짝 들어 올리고, 복근을 잡고 허리는 곧게 유지한다. 뒤로 살짝 기울여 진행한다.

자세

어깨가 과도하게 위로 뜨게 되면 등에 힘이 빠지기 때문에 머리 위에 작은 상자가 하나 있다고 생각하며 뒷목을 바로 세운다.

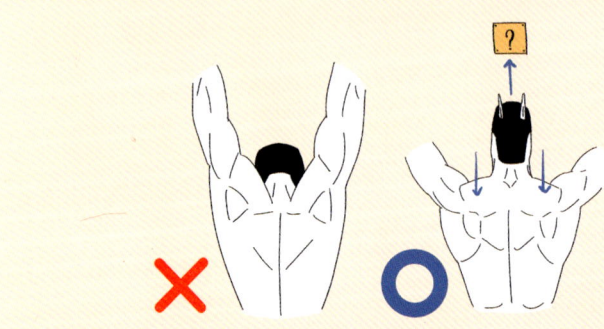

횟수 좌우 1분씩, 2세트

랫 풀다운 — 내리기와 올리기 02

동작

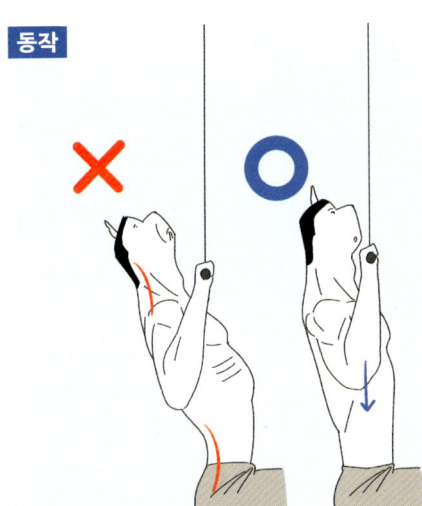

팔꿈치를 당긴다는 느낌으로 바를 쇄골 근처까지 끌어당긴다(턱까지 말고, 가슴 윗부분까지!). 당길 때는 어깨와 귀가 멀어지는 느낌을 잡으며 팔꿈치를 내린다(팔보다는 등 근육인 광배근을 사용하는 감각을 느껴보자).

동작

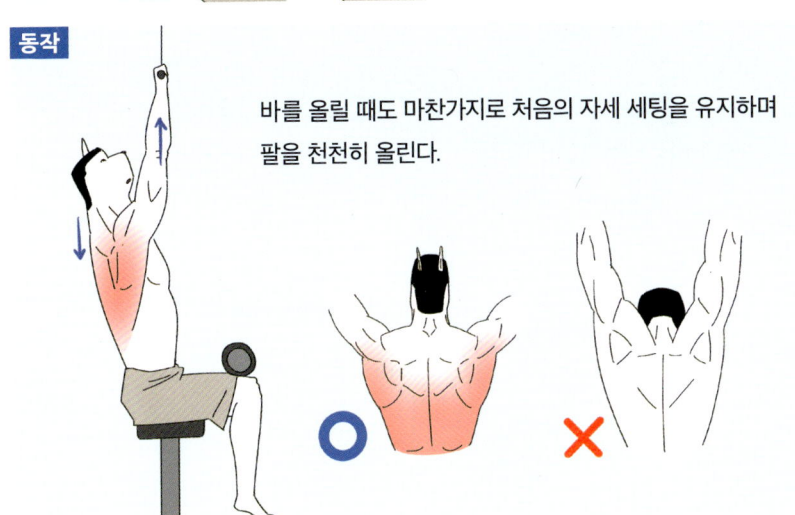

바를 올릴 때도 마찬가지로 처음의 자세 세팅을 유지하며 팔을 천천히 올린다.

횟수 10~15회 반복, 4세트

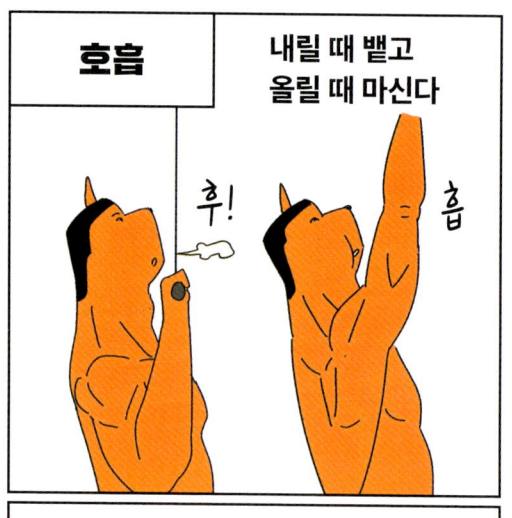

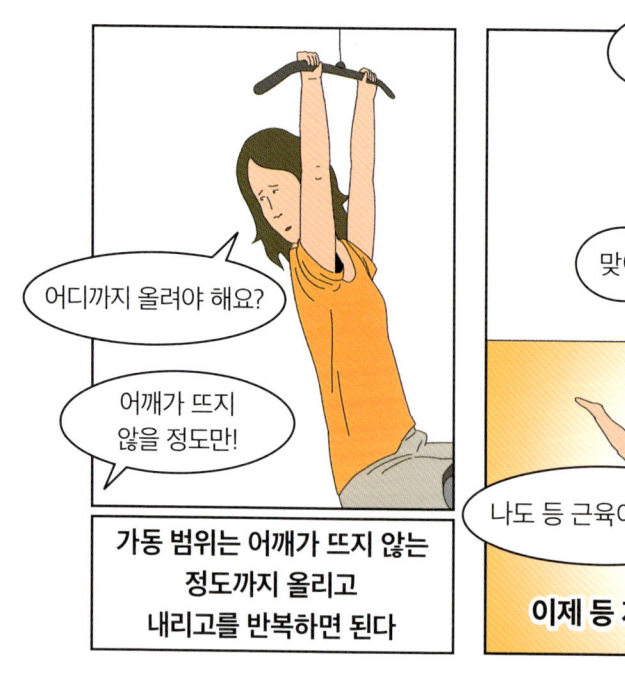

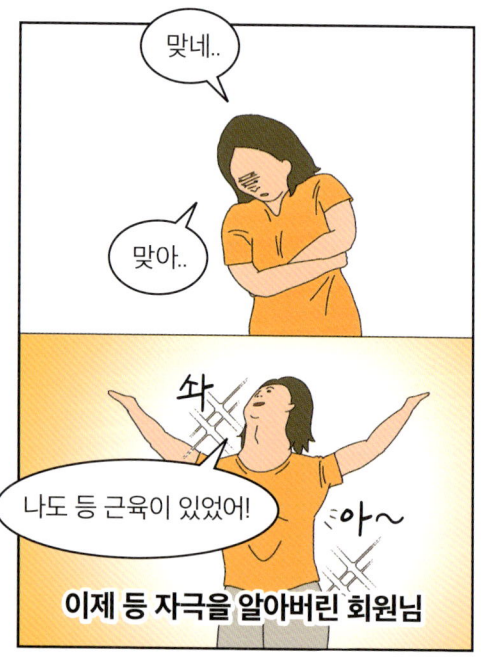

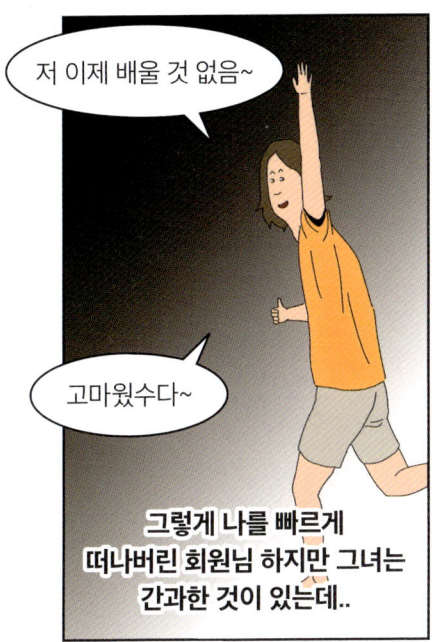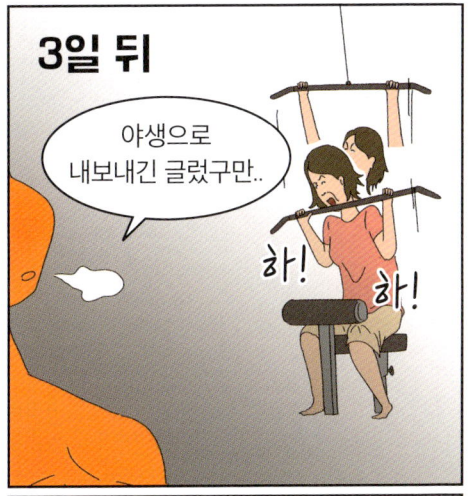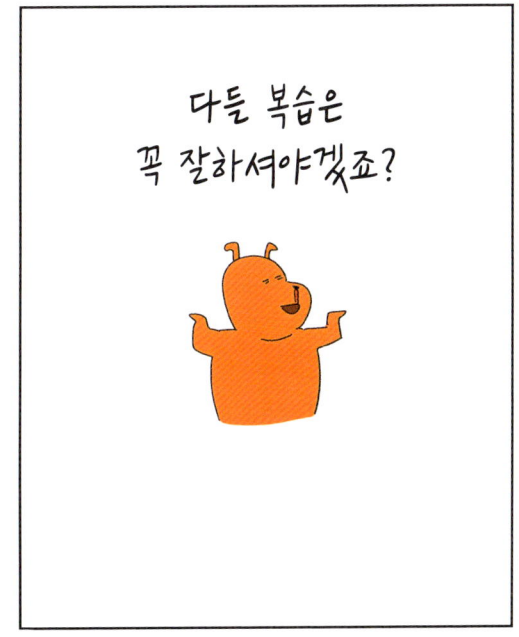

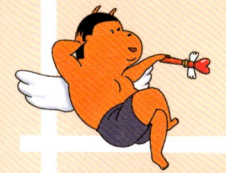 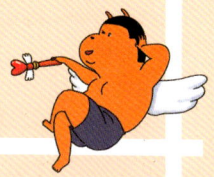

랫 풀다운 총정리

❶ 자세 세팅

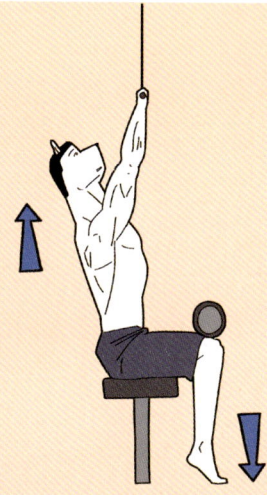

등 중앙이 하늘로 길게 올라간다고 생각하라.
그러면 발이 눌리고 가슴이 들리며 등 근육이 느껴진다.

❷ 내려오기

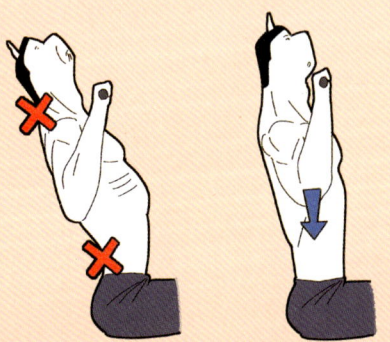

내려올 땐 목과 허리를 움직이지 않고
가슴을 편 상태를 유지하며 팔꿈치로 옆구리를 눌러주듯 내려온다.

❸ 올라가기

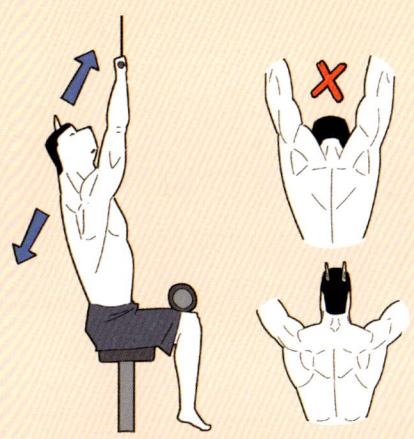

올릴 때는 어깨를 과도하게 들지 않고
등과 손이 멀어지며 처음 세팅 자세로 돌아간다.

❹ 호흡

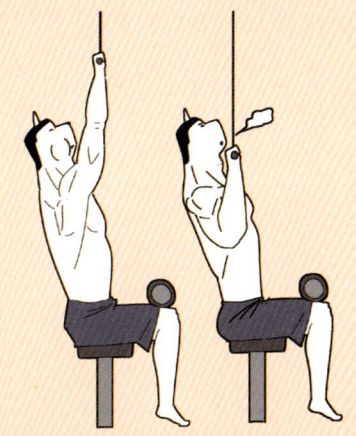

호흡을 올릴 때 마시고 다 내린 후에 뱉는다.

등 근육과
코어를 동시에
강화하는 운동

어시스트 풀업

어시스트 풀업은 머신이 체중을 일부 보조해주기에 초보자도 풀업 동작을 안전하게 연습할 수 있습니다. 물론 처음에는 바로 진행하기 어려울 수 있으니 전문가의 도움을 받도록 합시다. 이 운동은 등 근육인 광배근과 팔, 코어를 동시에 강화하며, 점진적으로 근력을 키울 수 있는 운동입니다.

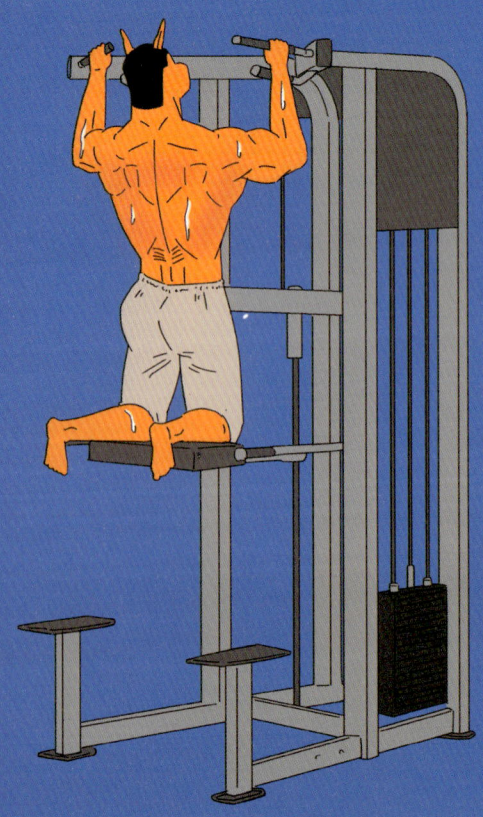

회원번호	신장	나이	성별
KANGMAN-PT-MXXXXX	1X3cm	2X	남성

등근육에 첫발을 딛는 어시스트 풀업

턱걸이는 '등 운동의 왕'이라 불릴 만큼 효과적인 동작이지만, 초보자에겐 벅찬 도전이기도 합니다. 실패를 거듭하다 보면 금세 흥미를 잃기 쉬운데요. 이럴 때 어시스트 풀업 머신이 든든한 동반자가 되어줄 겁니다. 기계가 체중의 일부를 부담하니 올바른 자세를 익히고, 등 근육에 정확한 자극을 주는 연습을 차근차근 할 수 있죠. 풀업 머신에서 연습하고, 기본 턱걸이 자세와 병행하여 연습하면 아주 좋습니다

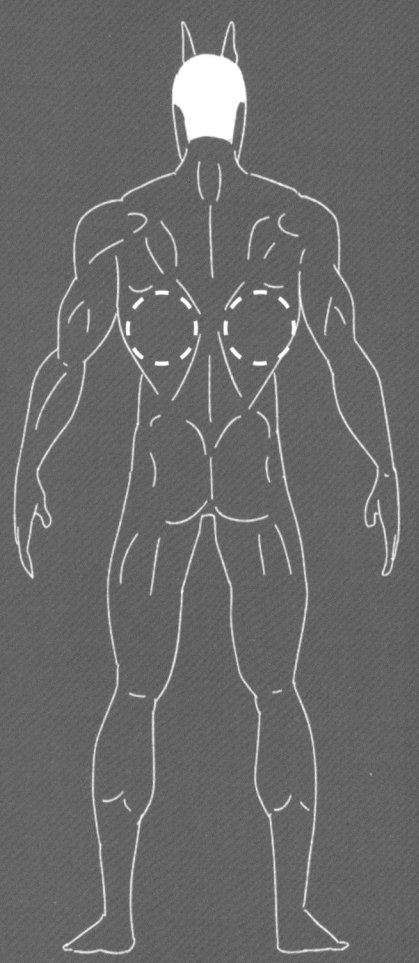

POINT!
- 전완근과 승모근 최대한 개입 없이 광배근 자극하기
- 올바른 하체와 상체 세팅
- 팔꿈치의 올바른 방향

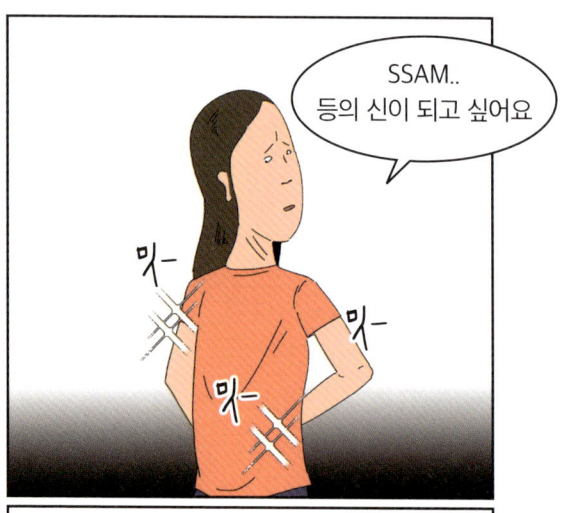

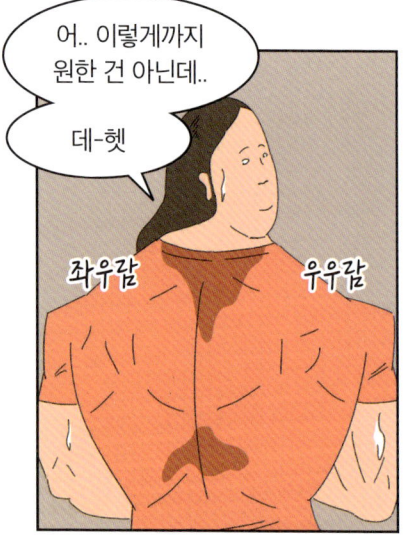

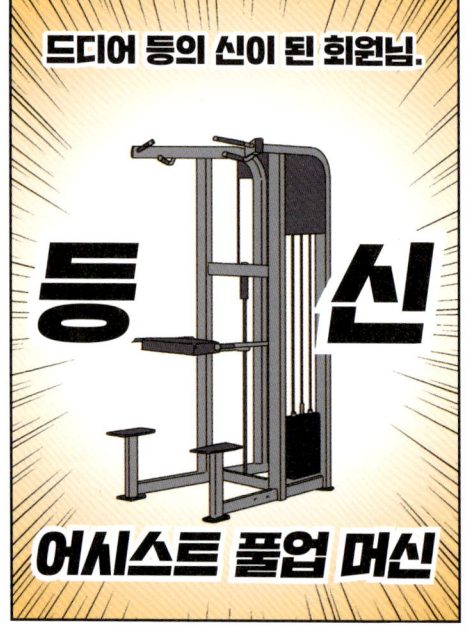

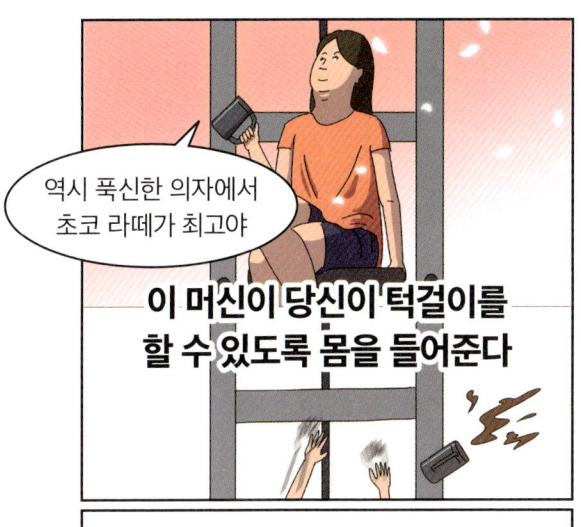

하지만 앉아서 쉬라고 만든 머신은 아니다

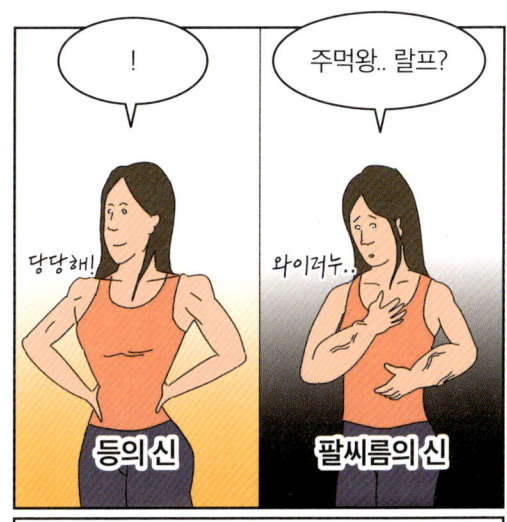

턱걸이 또는 등 운동을 잘 모르고
이 머신을 사용하게 되면 전완근과
승모근만 커지니 꼭 잘 읽어보길 바란다

01 올바른 하체·상체 세팅법

어시스트 풀업

자세

패드에 무릎을 반만 걸치고, 골반을 앞으로 내밀어 엉덩이와 햄스트링에 힘을 준다.

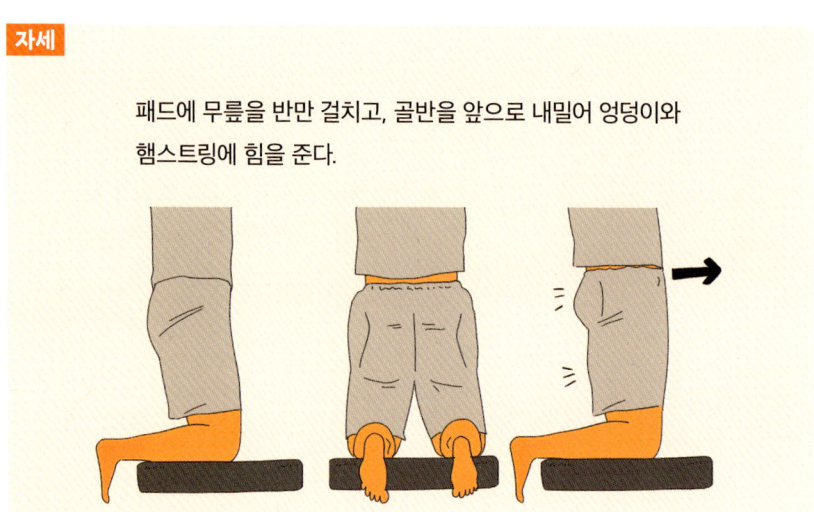

자세

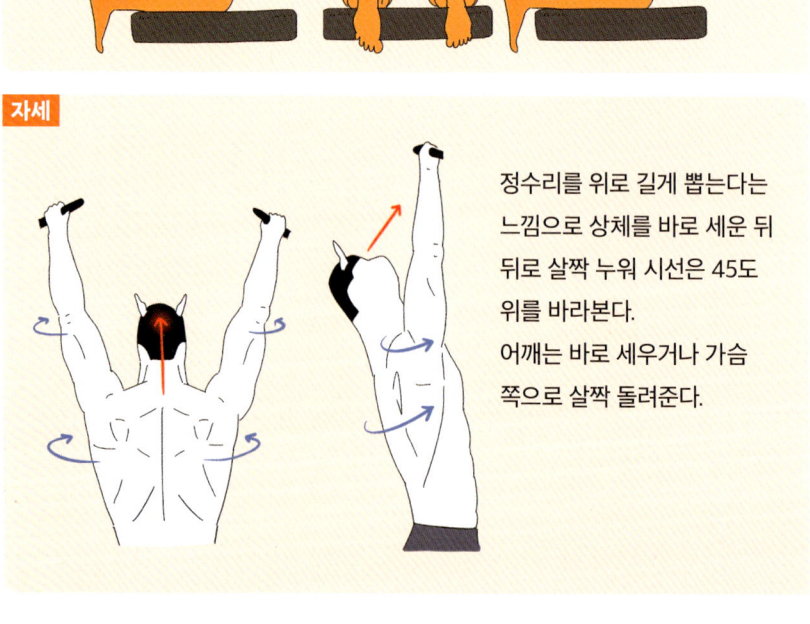

정수리를 위로 길게 뽑는다는 느낌으로 상체를 바로 세운 뒤 뒤로 살짝 누워 시선은 45도 위를 바라본다.
어깨는 바로 세우거나 가슴 쪽으로 살짝 돌려준다.

| 어시스트 풀업 | **올라가기와 내려가기** | 02 |

동작

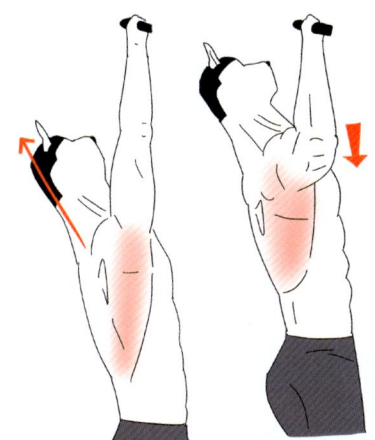

상체를 세팅한 상태 그대로 수직으로 올라간다. 올라갈 때는 고개를 숙이거나 몸이 숙여지지 않도록 주의한다.

동작

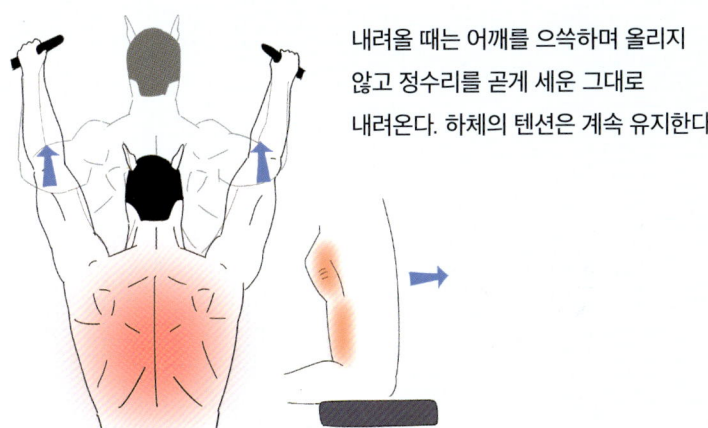

내려올 때는 어깨를 으쓱하며 올리지 않고 정수리를 곧게 세운 그대로 내려온다. 하체의 텐션은 계속 유지한다.

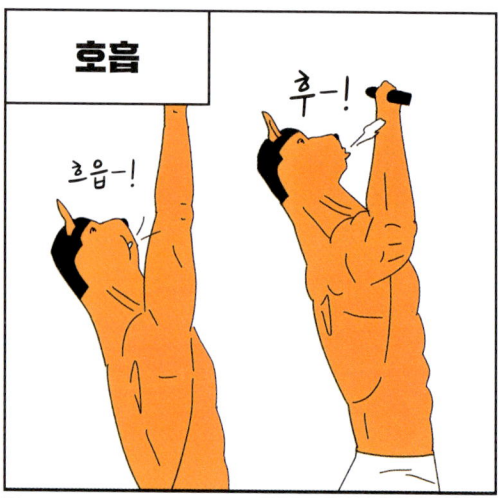

호흡

숨은 마시고 다 뱉지 않는다
가볍게 위에서 1/3 정도
뱉고 다시 마시며 내려간다

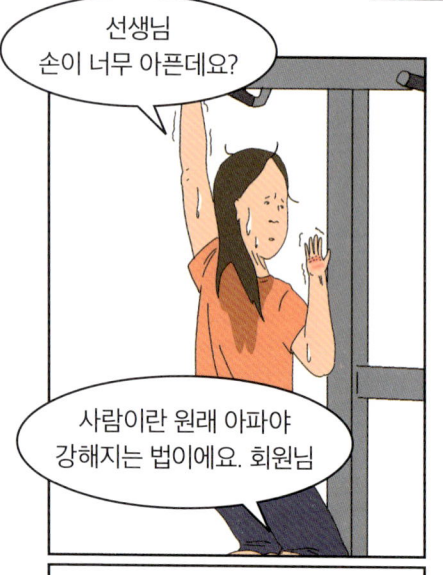

선생님 손이 너무 아픈데요?

사람이란 원래 아파야 강해지는 법이에요. 회원님

손이 아프더라도 참자 ^^
12개가 쉬워지면
무게 줄여서 12개 도전!

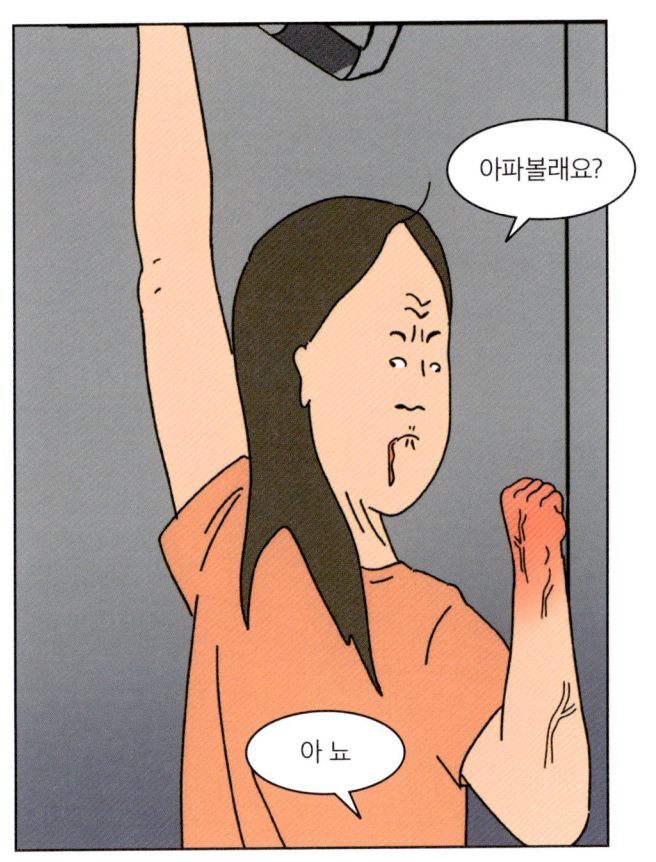

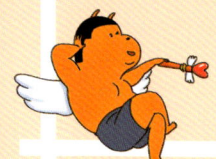 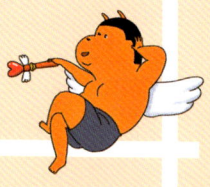

어시스트 풀업 총정리

❶ 자세 세팅

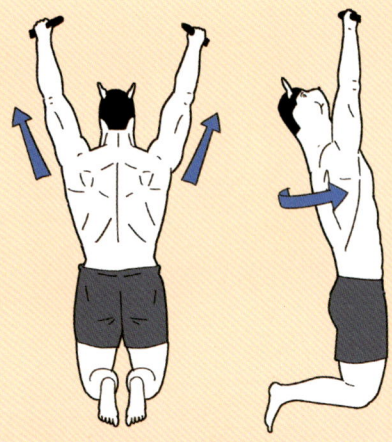

온몸을 활짝 펴고 엉덩이에 힘을 준다.
어깨는 가슴쪽으로 돌려 팔꿈치가 정면을 보게 한다.

❷ 올라가기

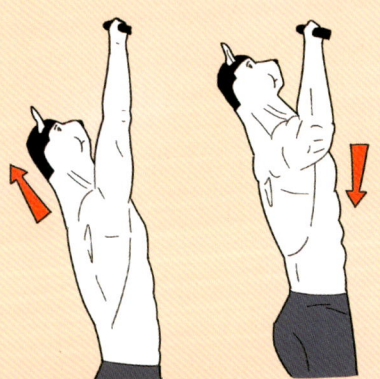

시선은 45도 위를 바라보고 정수리 방향으로
길게 목을 세워준다. 그대로 팔꿈치를 수직으로 누르며 올라간다.

❸ 내려가기

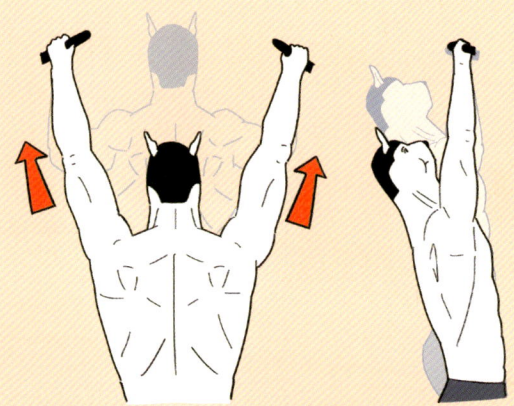

팔꿈치를 펴며 내려온다. 이때 고개와 가슴은 숙이지 않고 내려온다.

❹ 호흡

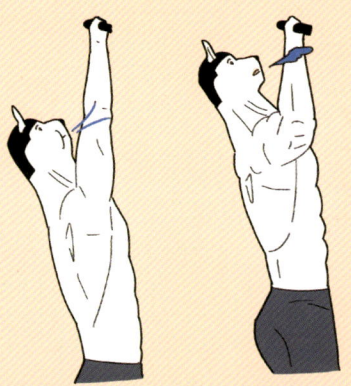

아래에서 숨을 마시고, 올라가서 뱉는다.

등의 두께를
완성하는 운동

바벨로우

바벨로우는 등 전체, 특히 광배근과 승모근을 집중적으로 강화해 두꺼운 등과 강한 상체를 만드는 데 효과적인 운동입니다. 코어와 하체의 안정성도 요구되어 전신 협응력 향상에도 도움이 되지요.

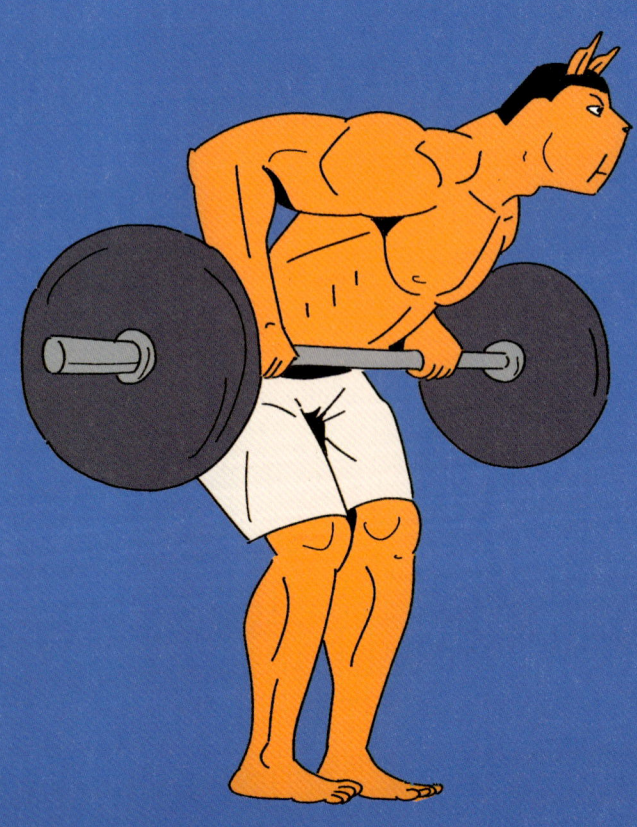

회원번호	신장	나이	성별
KANGMAN-PT-MXXXXX	1X3cm	2X	남성

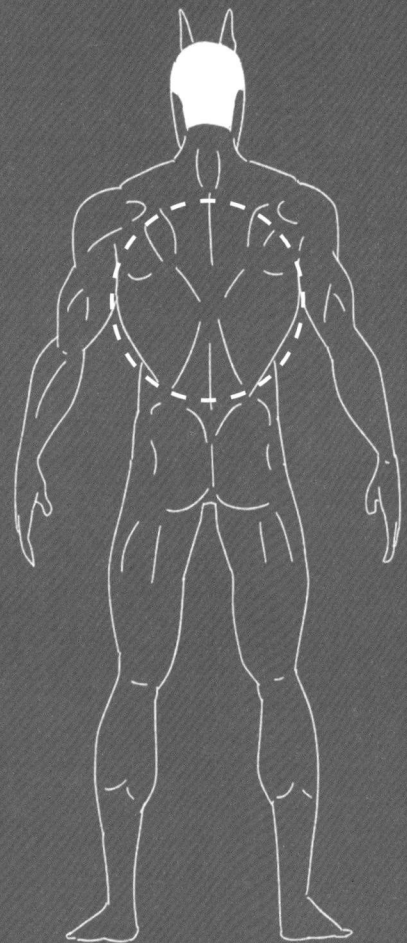

바벨로우를 할 때는 꼭 허리 조심!

바벨로우는 '등 두께'를 완성하는 대표적인 동작입니다. 바깥 등 근육(광배근)뿐 아니라 중간 등 근육(능형근)과 하부 승모근까지 골고루 자극해, 강인한 등 라인을 만들 수 있습니다. 또한 이 운동은 허리와 엉덩이 근육도 함께 쓰이므로, 코어 안정성과 전신 협응력 향상에도 큰 도움이 될 수 있죠. 하지만 이 운동에서 제일 중요한 것은 상체와 하체의 연결 부분 고관절이 잘 접히는 것 즉, 힙힌지를 잘 하고 있는 것이 중요한 포인트입니다. 하체 운동편에서 힙힌지를 잘 읽어 주세요. 만약 힙힌지가 안 되는 상황에서 진행하면 허리 부상이 올 수 있으니 꼭 힙힌지에 대해서 잘 이해하셔야 합니다.

POINT!
○ 허리에 무리 가지 않는 올바른 동작 익히기
○ 복압을 유지해야 하는 바벨로우의 올바른 호흡법

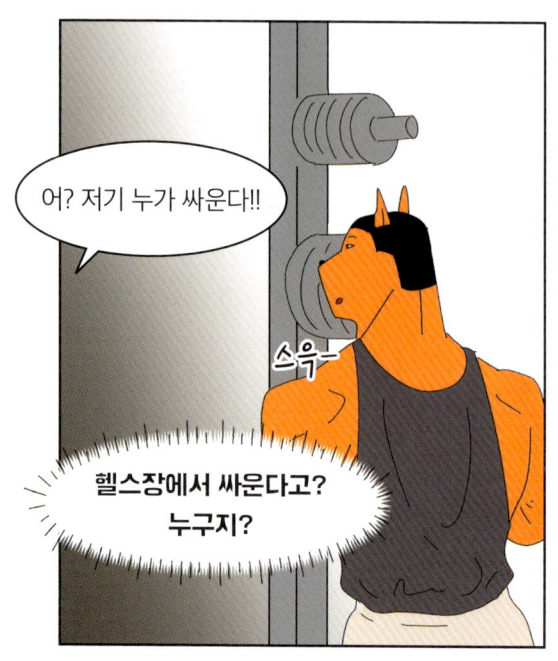

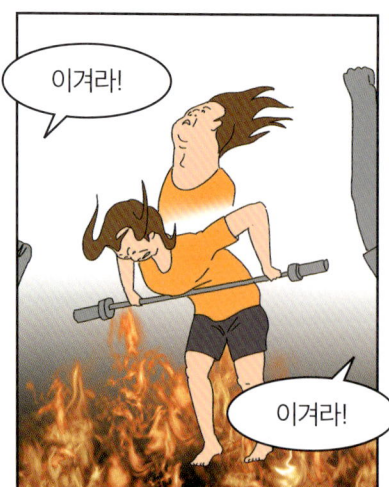

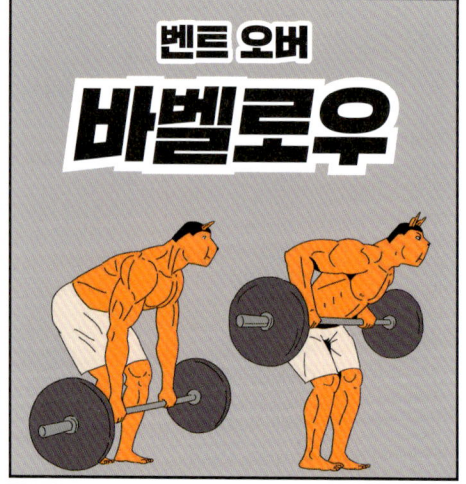

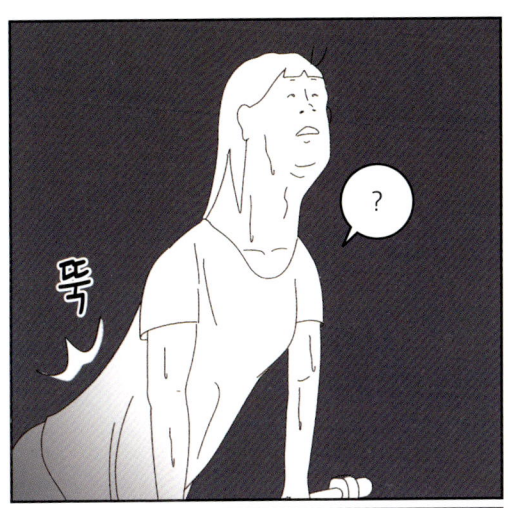

하지만 자세 숙지가 되지 않은 채
이 운동을 하면 다칠 확률이 크다
다음에 나오는 자세를 따라 해보라

일단 초보자분들은
스미스 머신 바벨로우부터 추천 드린다

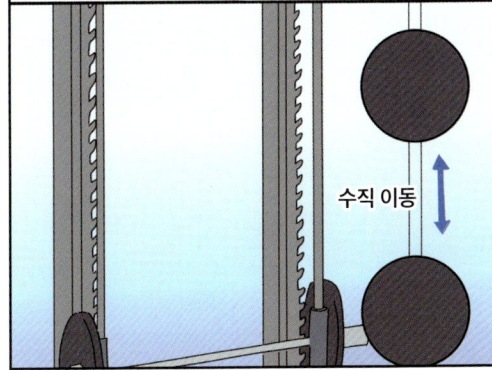

초보자는 스미스 머신으로
수직 움직임을 연습하고
맨몸으로 하는 바벨로우를 해보자

01 자세 세팅과 당기기

바벨로우

자세

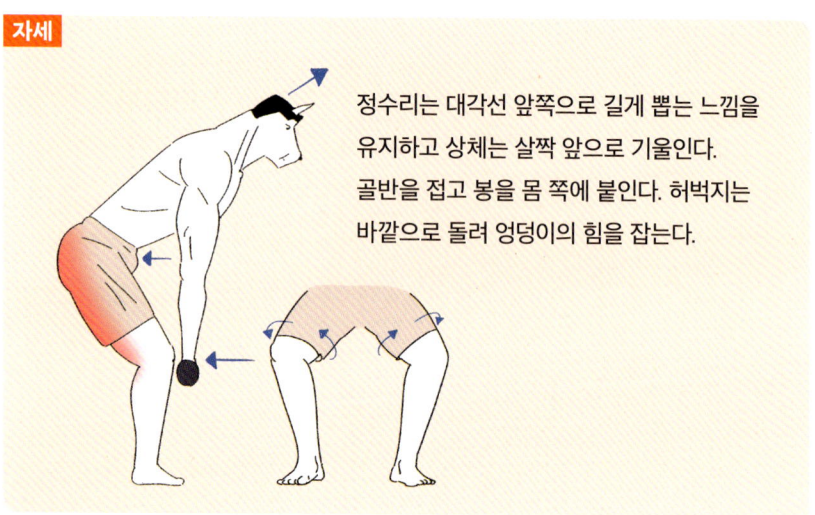

정수리는 대각선 앞쪽으로 길게 뽑는 느낌을 유지하고 상체는 살짝 앞으로 기울인다.
골반을 접고 봉을 몸 쪽에 붙인다. 허벅지는 바깥으로 돌려 엉덩이의 힘을 잡는다.

동작

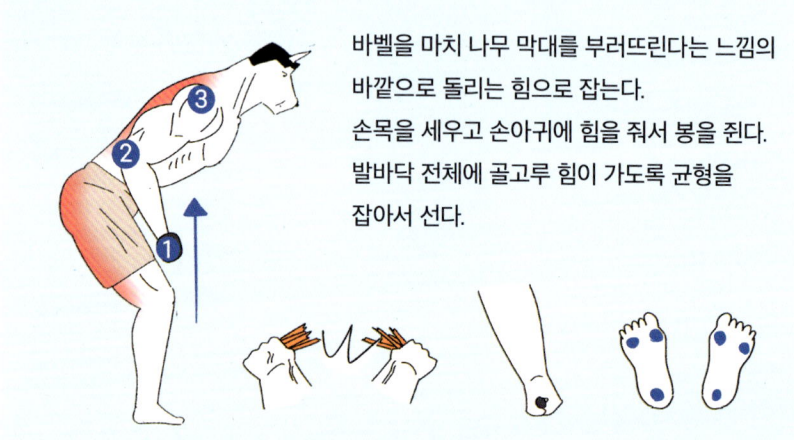

바벨을 마치 나무 막대를 부러뜨린다는 느낌의 바깥으로 돌리는 힘으로 잡는다.
손목을 세우고 손아귀에 힘을 줘서 봉을 쥔다.
발바닥 전체에 골고루 힘이 가도록 균형을 잡아서 선다.

횟수 좌우 1분씩, 2세트

바벨로우

내리기와 올바른 호흡

02

자세

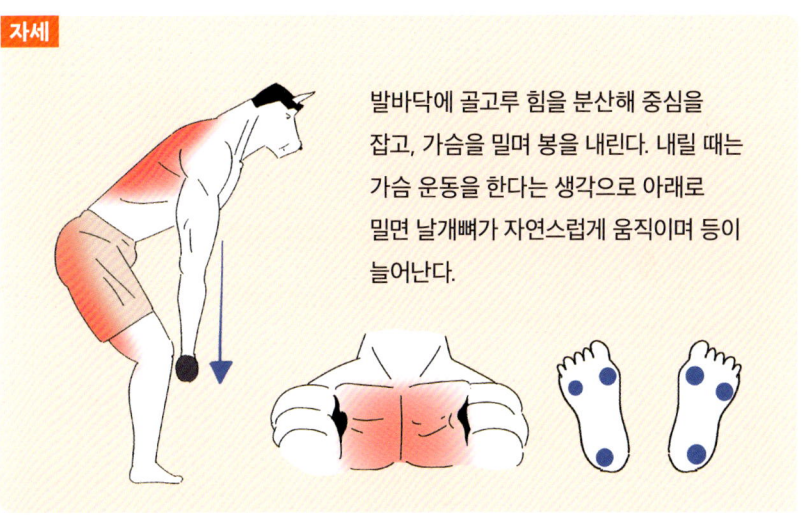

발바닥에 골고루 힘을 분산해 중심을 잡고, 가슴을 밀며 봉을 내린다. 내릴 때는 가슴 운동을 한다는 생각으로 아래로 밀면 날개뼈가 자연스럽게 움직이며 등이 늘어난다.

동작

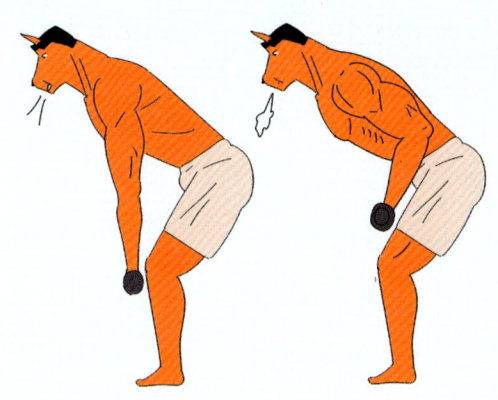

동작을 진행할 때는 내릴 때 숨을 마시고, 올릴 때 뱉어준다. 바벨로우는 복압을 늘 유지하며 진행하는 동작이므로 숨을 뱉을 때는 1/3만 뱉어준다.

횟수 8~10회 반복, 4세트(세트 간 1분 휴식)

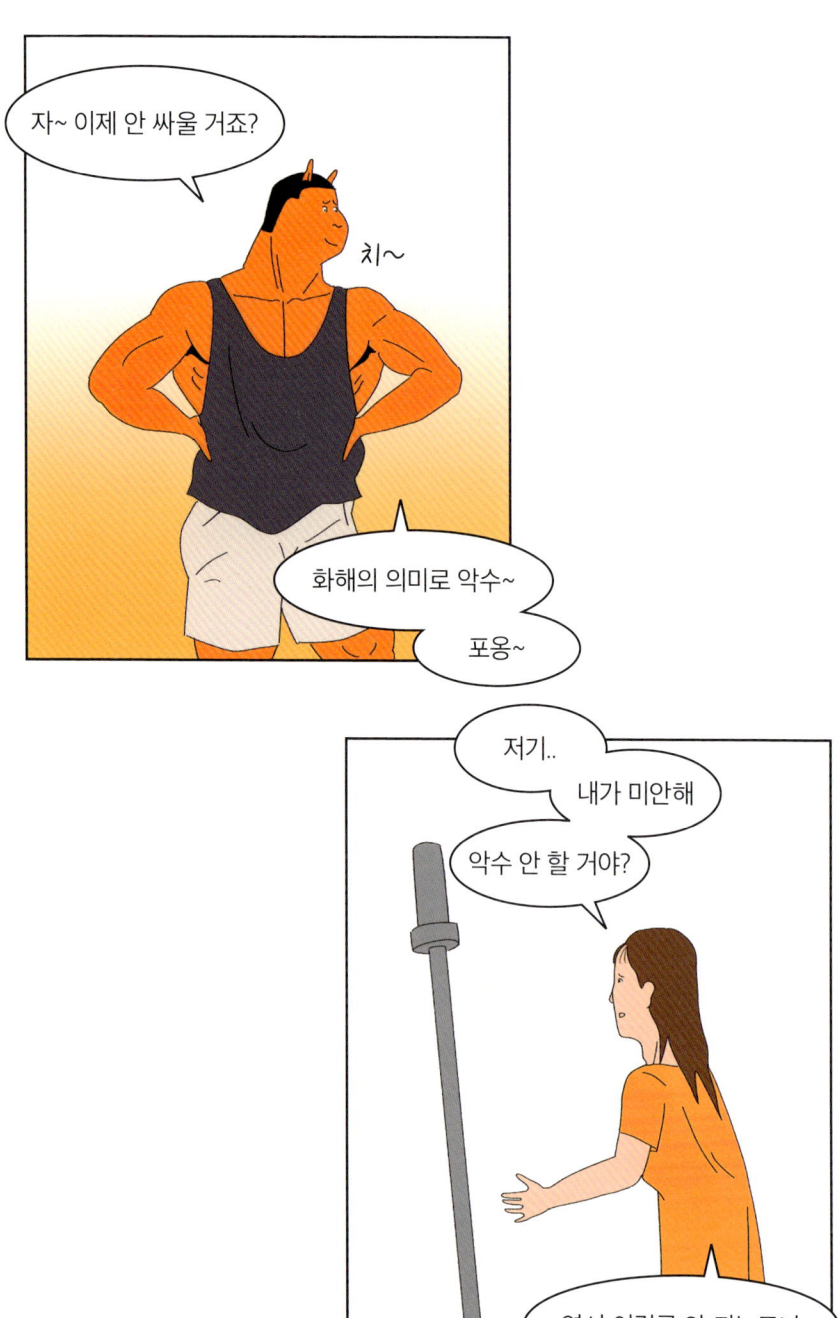

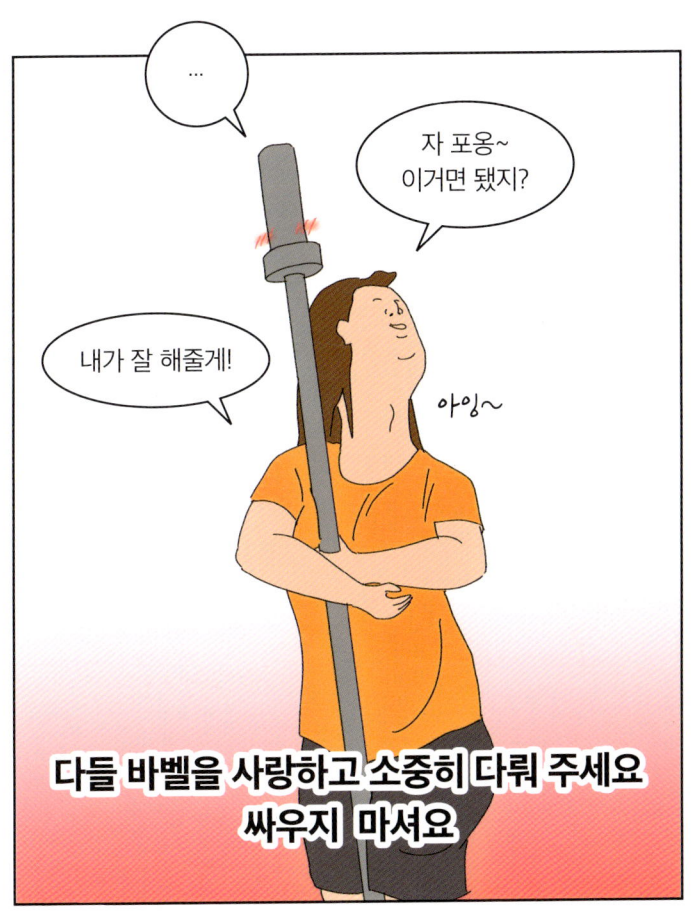

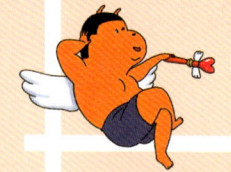 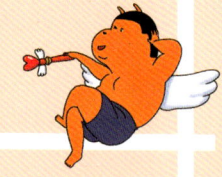

바벨로우 총정리

❶ 자세 세팅

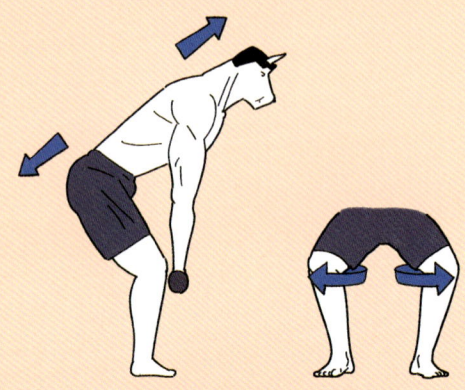

힙힌지 자세로 엉덩이, 뒷벅지의 힘을 잡고
바벨은 아래를 향하게 들어준다.

❷ 당기기

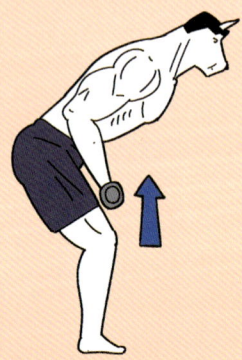

자세를 유지하고 팔꿈치를 몸쪽으로 당겨준다.

❸ 내리기

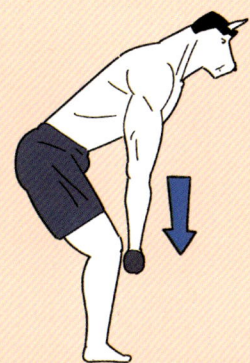

내릴 때는 등과 손이 멀어지는 느낌으로 내린다.
이때 허리가 말리면 안 되고, 힙힌지 자세를 유지해야 한다.

❹ 호흡

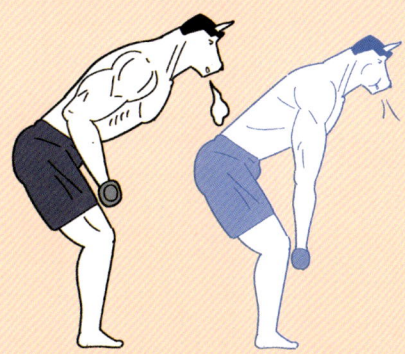

호흡은 당길 때 뱉고 내리며 마신다.

늘어진 팔뚝 살을 잡아주는 최고의 운동

케이블 로프 푸시다운

케이블을 당겨 팔뚝에 긴장을 주는 운동인 케이블 로프 푸시다운은 삼두근 전체를 고르게 자극해 팔 뒷라인을 탄탄하게 만드는 데 효과적입니다.

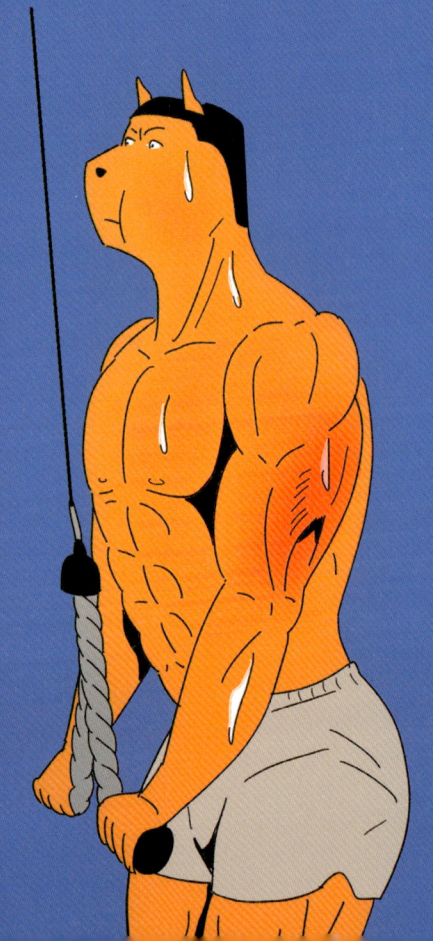

회원번호	신장	나이	성별
KANGMAN-PT-MXXXXX	1X3cm	2X	남성

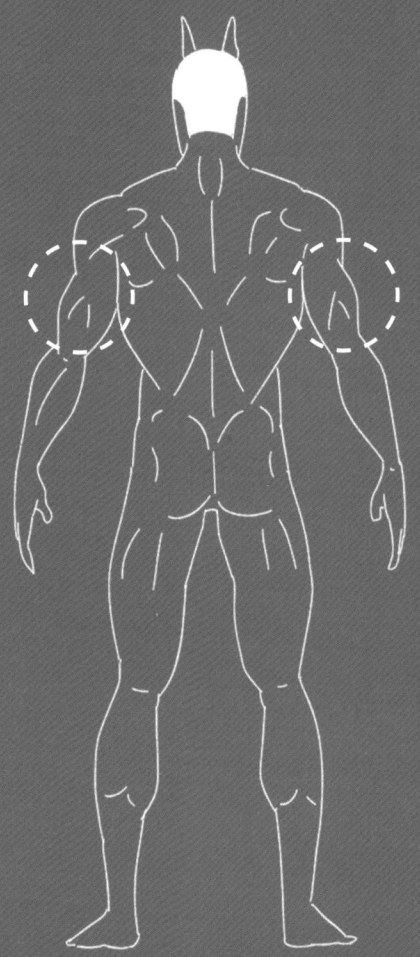

탄탄하고 날씬한 팔을 위한 케이블 로프 푸시다운

팔 뒤쪽 살 때문에 스트레스를 많이 받고 있지는 않나요? 저도 과거에 팔 뒤쪽 때문에 정말 스트레스를 많이 받았는데 그 때 도움을 많이 받았던 팔뚝 운동입니다. 회원들에게 평도 좋았던 운동이랍니다. 단순히 팔을 접었다 폈다만 해도 잘 사용되는 팔뚝 근육, 하지만 올바르지 않은 움직임으로 과하게 무게를 치거나 수행을 하면 팔꿈치, 손목, 승모근이 다칠 수 있으니 조심해서 진행해야 합니다.

POINT!
o 팔 뒤쪽에 자극이 들어오도록 케이블(로프) 당기기
o 어깨는 항상 아래로 눌러주기

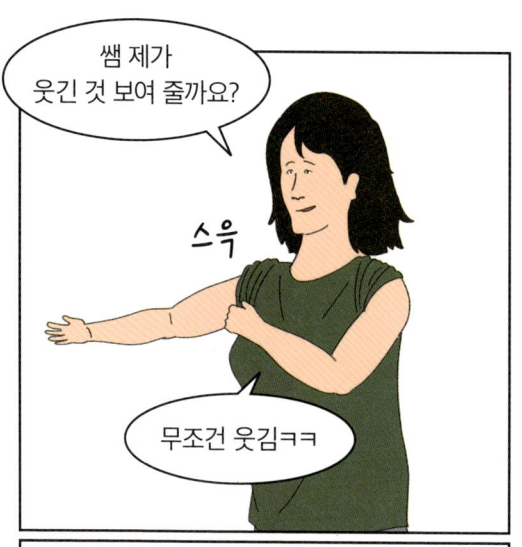

갑자기 웃긴 것 보여 준다는 회원님

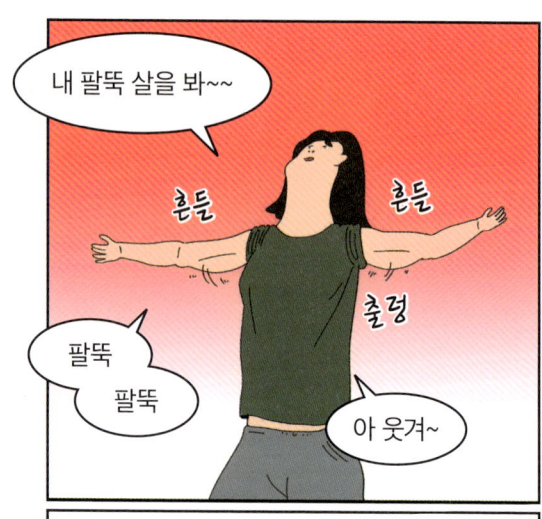

하나도 안 웃긴다 슬프다

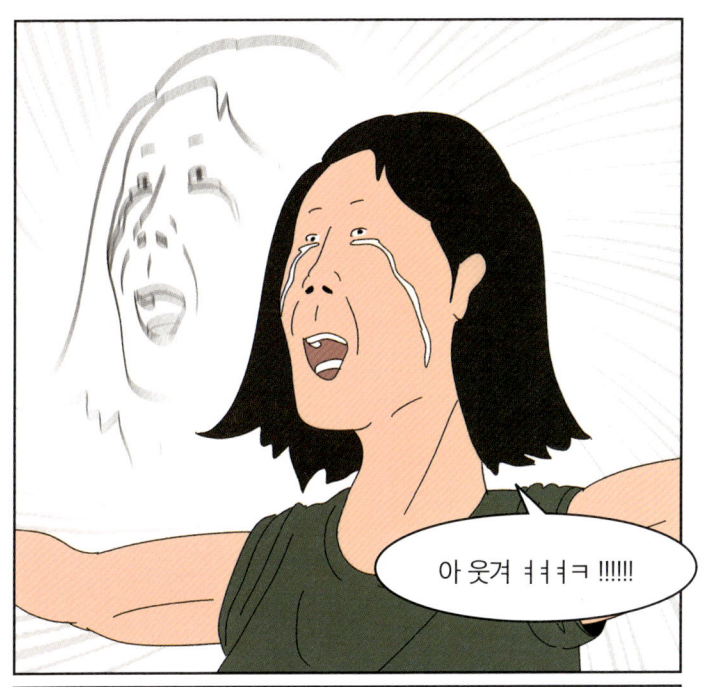

01 잡기

케이블 로프 푸시다운

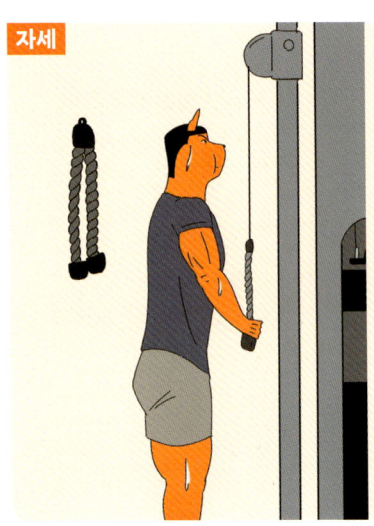

자세

케이블 머신에서 로프를 가장 높은 지점에 연결한다. 로프를 연결해도 좋고, 스스로 당기기 좋은 도구를 현장에서 골라 연결해도 된다.

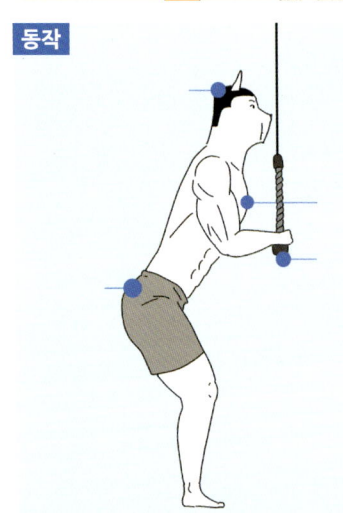

동작

발은 어깨너비만큼 벌리고, 무릎은 살짝 굽힌다(골반을 약간 접어준다). 로프 끝을 양손으로 잡아, 팔꿈치는 몸 옆에 고정한 채 시작 자세를 만든다. 정수리를 길게 뽑는다는 느낌을 가지고 가슴을 펴고 어깨와 귀를 멀게 해 코어와 등에 힘을 준 상태를 유지한다.

케이블 로프 푸시다운

내리기와 올리기

02

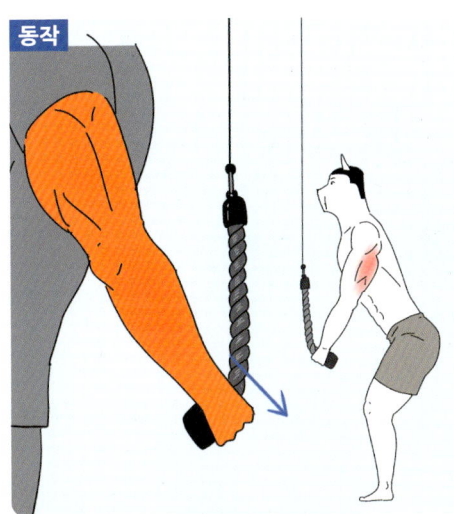

로프를 잡은 손을 아래로 누르며 팔꿈치를 펴준다. 이때 고개와 가슴은 숙이지 않는다. 삼두근이 완전히 펴지는 지점까지 내린 뒤, 끝 지점에서 로프를 바깥쪽으로 벌려 삼두근 측면까지 자극을 느껴보자.

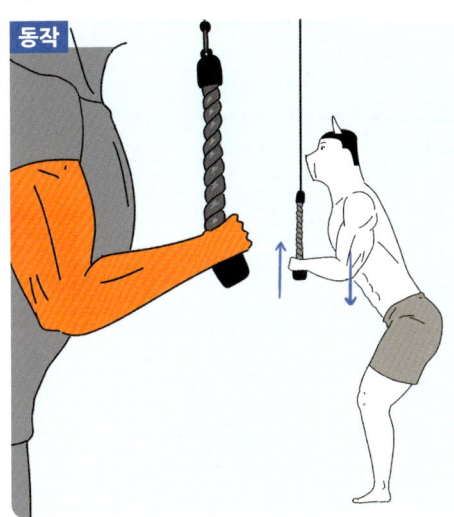

팔꿈치를 아래로 누르며 천천히 로프를 출발 위치로 제어하며 끌어올린다. 마지막에 팔꿈치를 앞으로 더 끌어올린다면 더욱 센 팔뚝 근육 자극을 느낄 수 있을 것이다.

횟수 12회 반복, 4세트

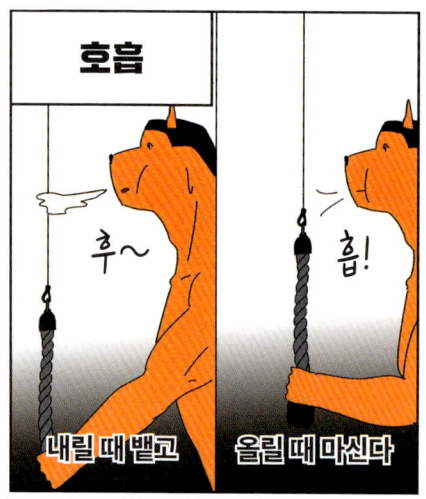
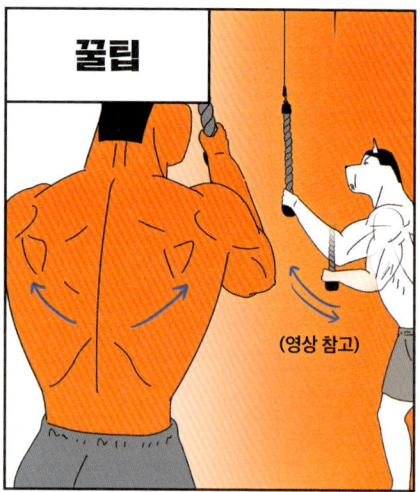
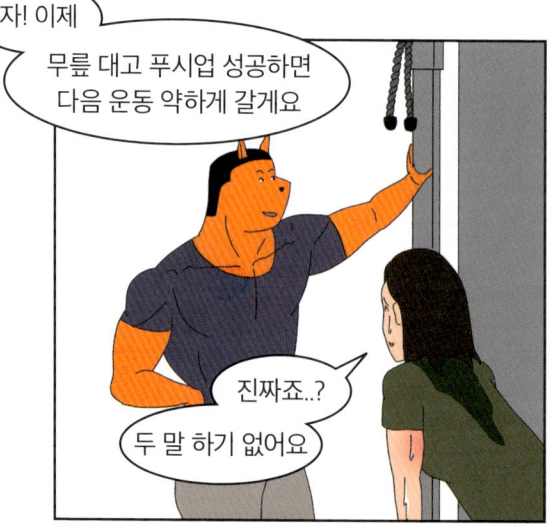

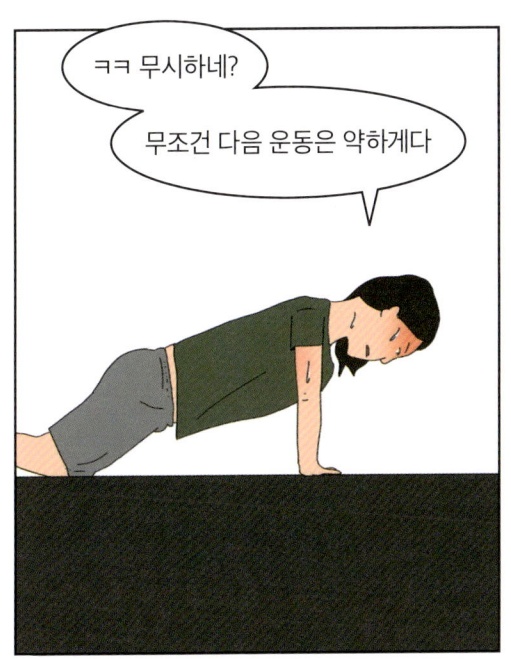

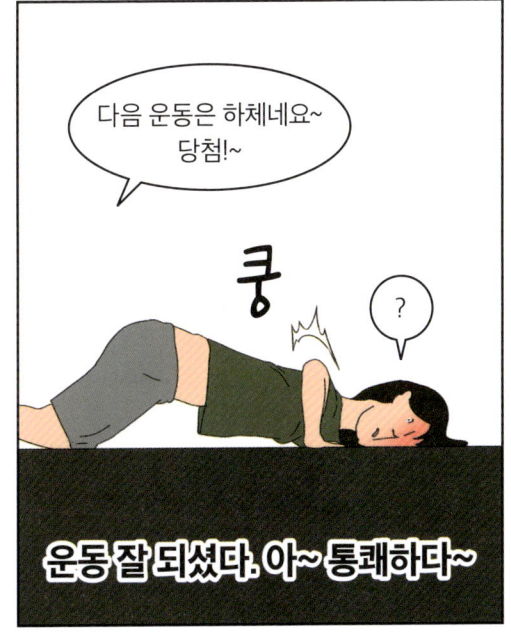

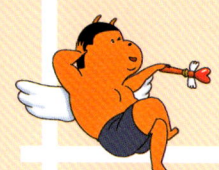 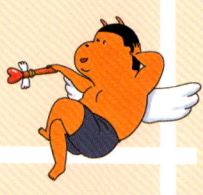

케이블 로프 푸시다운 총정리

❶ 자세 세팅

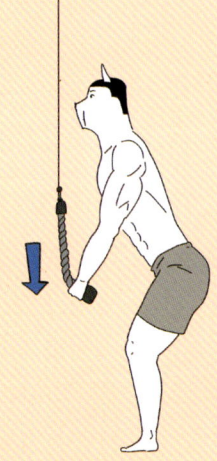

힙힌지 자세로 케이블을 잡고 팔을 아래로 쭉 편다.

❷ 올리기

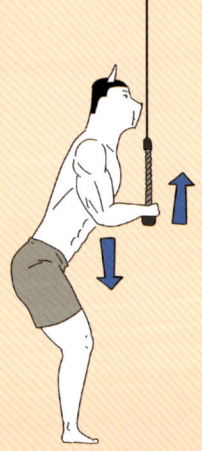

어깨를 으쓱하지 않고 팔꿈치를 아래로 누르며 손을 올린다.

❸ 누르기

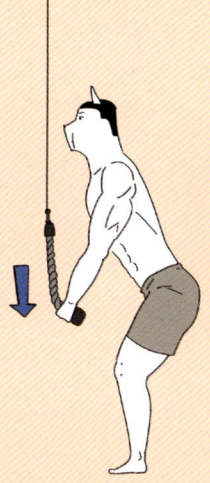

가슴을 위로 들어준 것을 유지하며 팔꿈치를 펴준다.

❹ 호흡

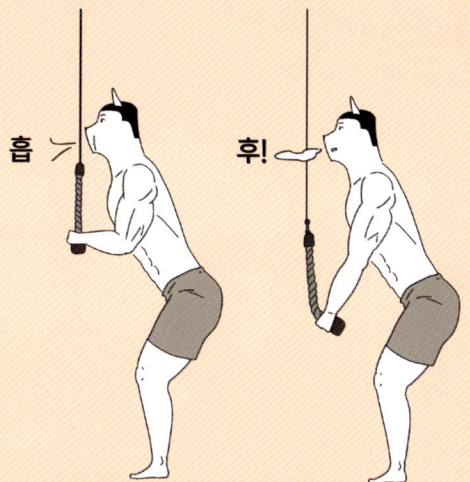

올릴 때 호흡을 마시고 누를 때 뱉어준다.

뱃살 잡는 복근 운동

효과적인 복근 운동 5

복근 운동은 코어 근력을 강화해 자세를 바르게 유지하고 허리 통증을 예방하는 데 중요합니다. 또한 일상 동작의 안정성을 높여 부상 위험을 줄이며, 탄탄한 몸매를 만드는 데도 큰 도움이 됩니다.

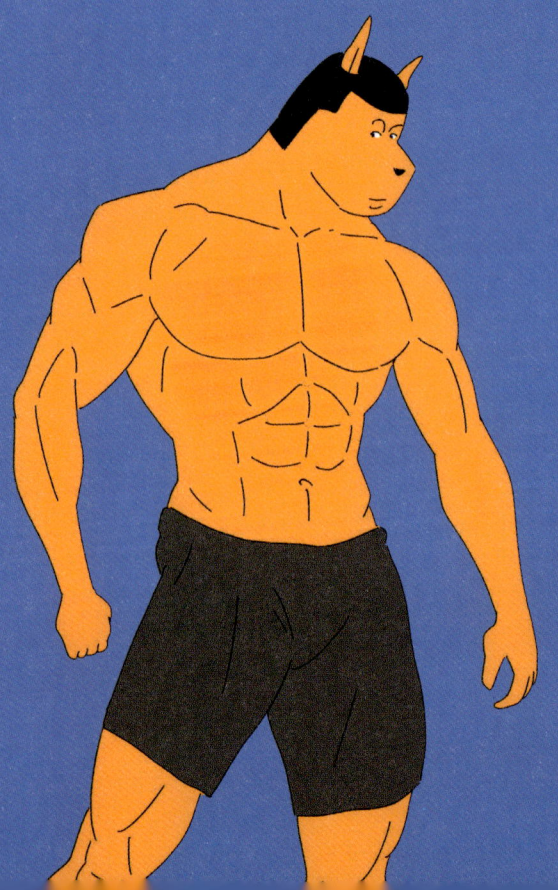

회원번호	신장	나이	성별
KANGMAN-PT-MXXXXX	1X3cm	2X	남성

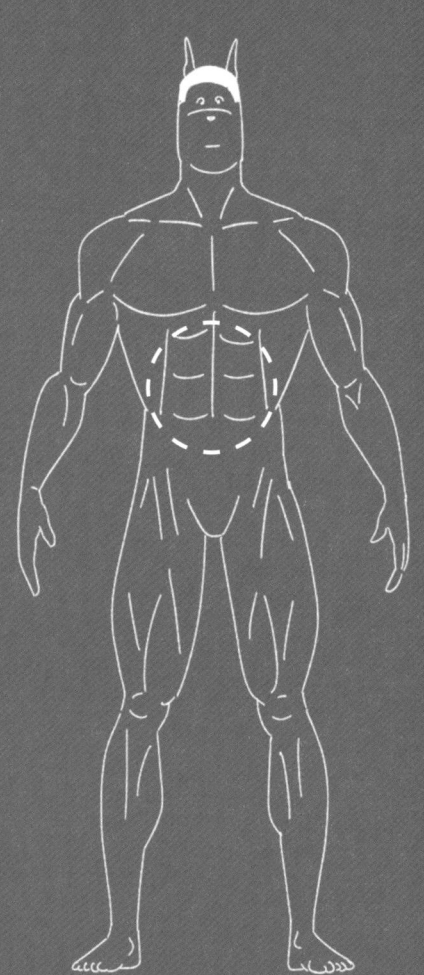

복근 운동은 단순히 배를 탄탄하게 만드는 것 이상의 중요한 역할을 합니다. 복근은 코어 근육의 핵심으로, 몸의 중심을 안정시키고 척추를 보호하는 기능을 담당합니다. 강한 복근은 일상생활에서 몸을 구부리거나 비틀 때 허리에 가해지는 부담을 줄여주어 허리 통증을 예방할 수 있습니다. 또한 운동을 할 때는 거의 모든 동작이 코어 힘을 필요로 하기 때문에 복근이 약하면 다른 부위 운동 수행 능력도 떨어질 수 있습니다. 꾸준한 복근 운동은 자세를 바르게 유지해 몸의 균형과 협응력을 높이고, 운동 효율을 극대화합니다. 더불어 체지방 감소와 함께 선명한 복근 라인을 만들어 건강하고 탄탄한 몸매를 만드는 데도 도움이 됩니다. 복근은 식단 관리도 매우 중요하다는 것 잊지 마세요!

POINT!
○ 뱃살이 빠지지 않는 이유는, 운동보다 식단!
○ 가장 효율적인 복근 운동 5가지

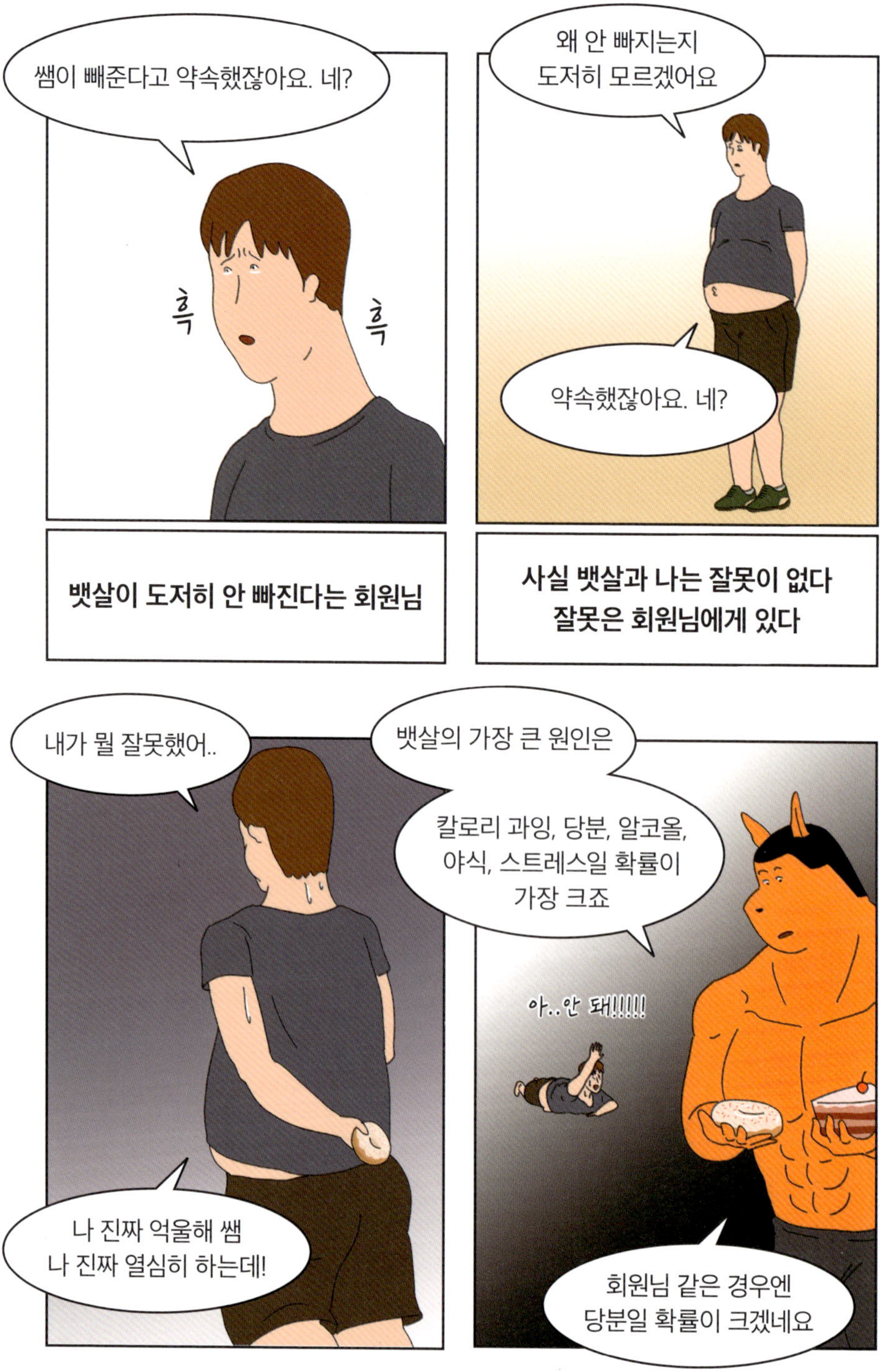

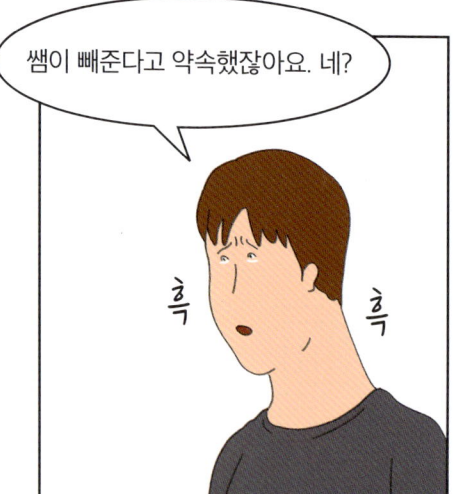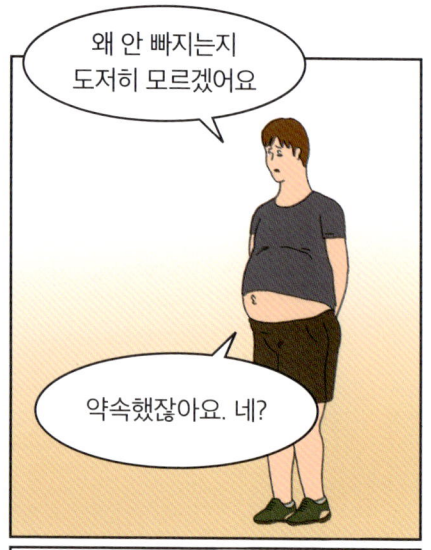

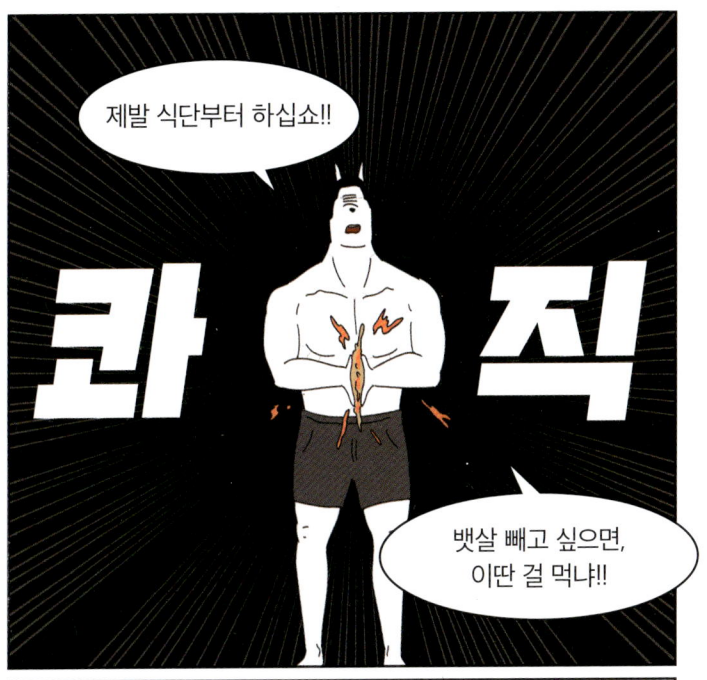

참고로 뱃살은 식단과 운동을 동시에 해야 빠진다
앞으로 소개할 운동을 식단과 함께 해보자

01 플랭크   코어 운동

자세

팔꿈치와 무릎을 땅에 댄다. 두 발은 위를 향하게 올려준다.
골반을 배꼽으로 끌어올려 배에 힘을 잡아준다.

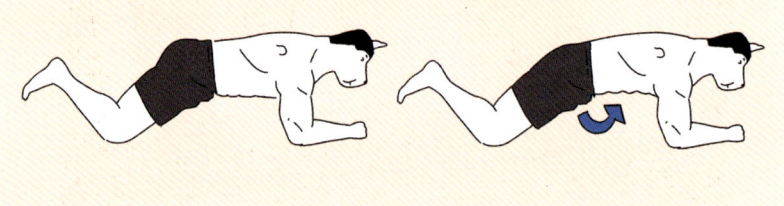

동작

무릎을 대고 하는 동작이 쉽다면, 무릎을 바닥에서 떼고
두 발로 버티며 진행한다.

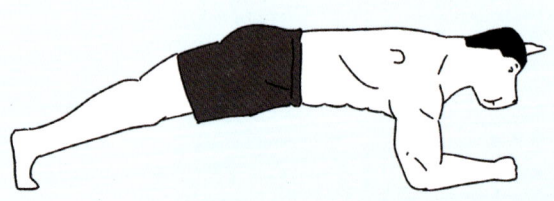

횟수 1분 버티기, 3세트

옆구리 운동 # 사이드 플랭크 | 02

자세

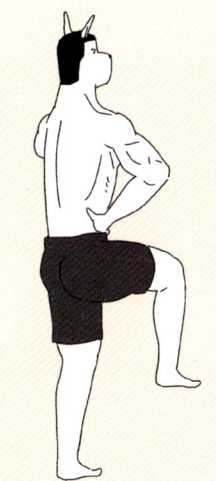

이 자세 그대로 옆으로 누워 위의 다리를 굽혀 90도로 만들어준다.

동작

골반을 바닥에서 위로 띄운다는 느낌으로 올려서 팔꿈치, 앞다리의 무릎, 뒷다리의 발로 버틴다. 사이드 플랭크는 좌우의 밸런스를 향상시켜 골반 불균형에도 도움을 준다.

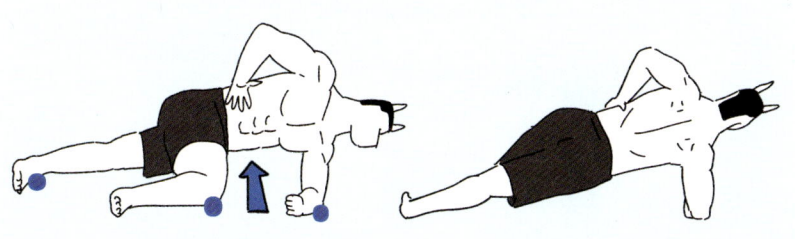

횟수 1분 버티기, 2세트

03 버드독   코어 운동

자세

네발 기기 자세를 해준다.

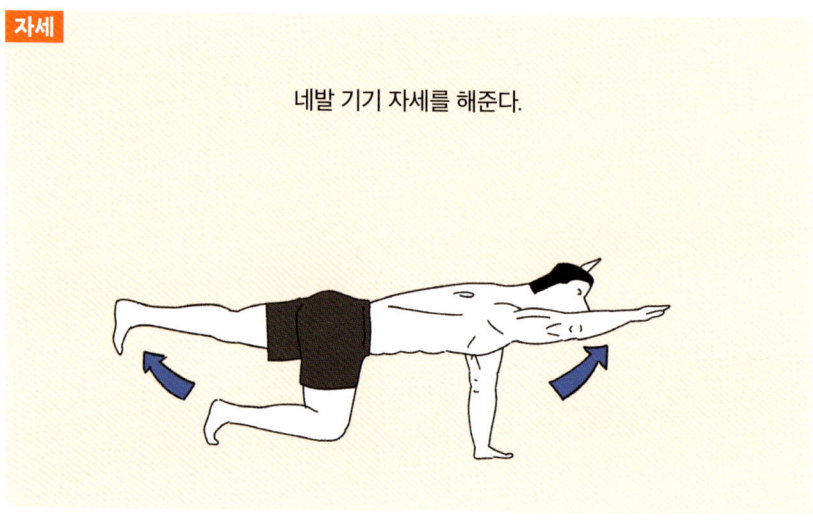

동작

교차로 팔과 다리를 들어준다.
몸통은 흔들리지 않는 상태를 유지하고, 양쪽 모두 해준다.

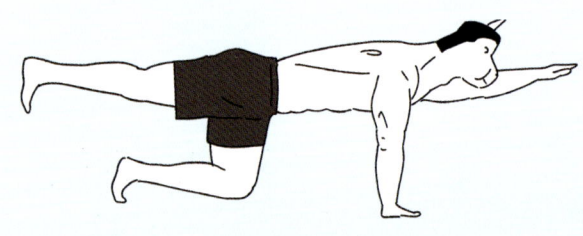

횟수 15회 반복, 2세트

윗배 운동 | **크런치** | 04

자세

골반을 배꼽 쪽으로 끌어올려
복부의 힘을 잡는다.

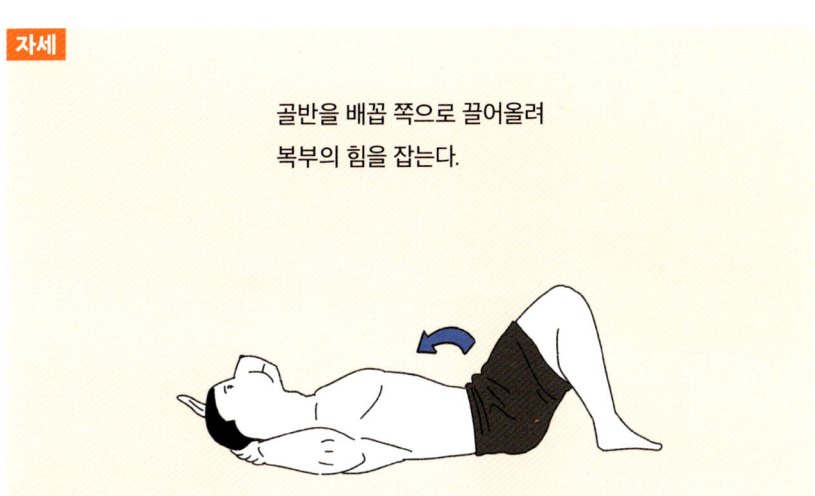

동작

날개뼈 아래까지만 상체를 들어올려 복근을 수축시킨다.
허리가 바닥에서 뜨지 않도록 유지하며 제자리로 돌아온다.

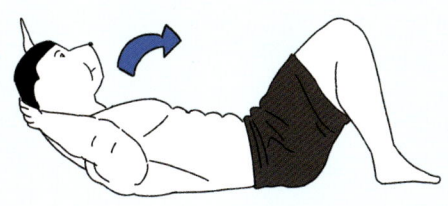

횟수 20회 반복, 2세트

05 복근 유산소

아랫배 운동

자세

벤치에 팔꿈치를 대고 시작한다.
발뒤꿈치는 까치발을 유지한다.

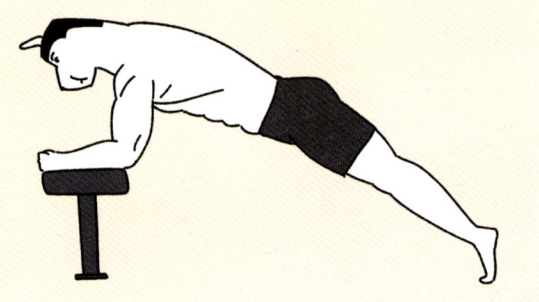

동작

달리기를 하는 느낌으로 양 무릎을 교차하며 배까지 올려준다.
속도는 각자의 페이스에 맞게 진행한다.

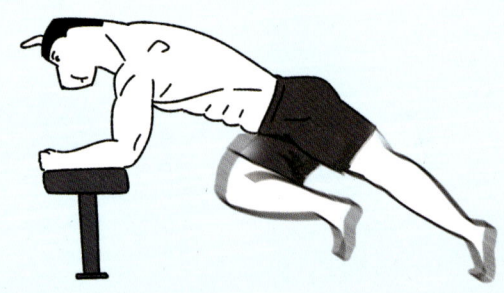

횟수 30회 반복, 3세트

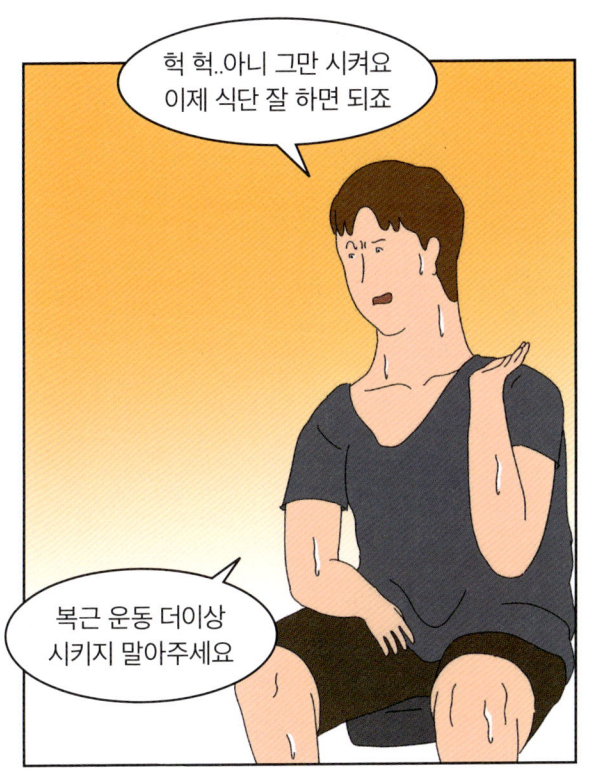

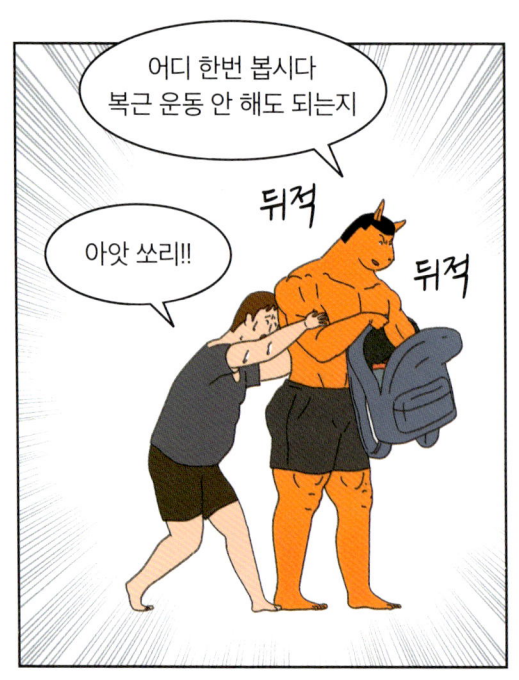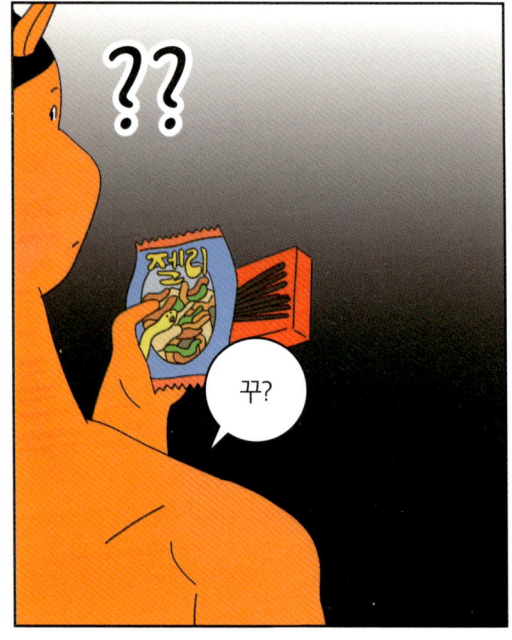

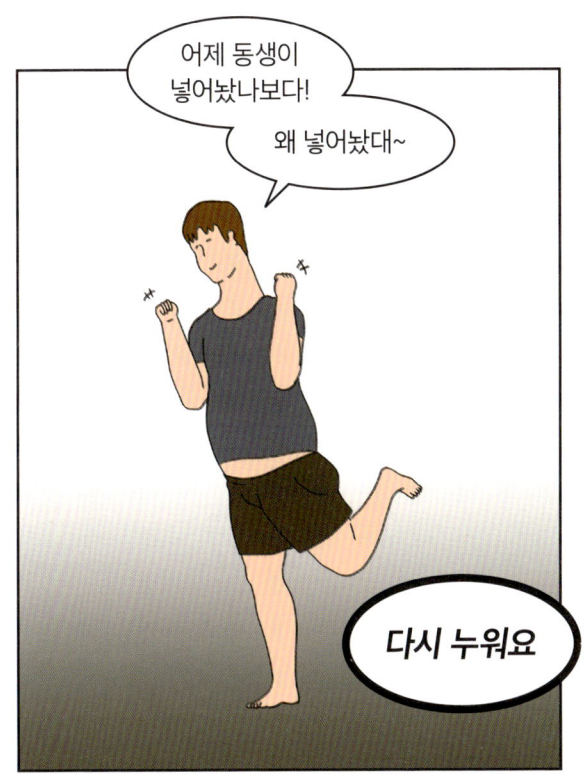

복근 운동 총정리

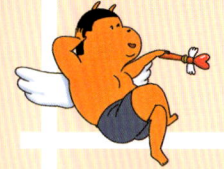
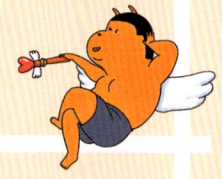

❶ 플랭크

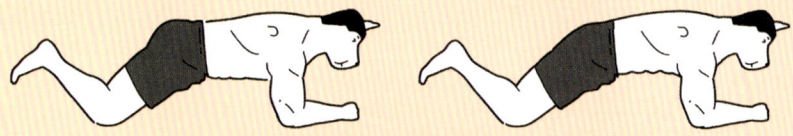

무릎과 팔꿈치를 바닥에 대고
골반을 끌어올려 배에 힘을 잡고 버틴다.

❷ 사이드 플랭크

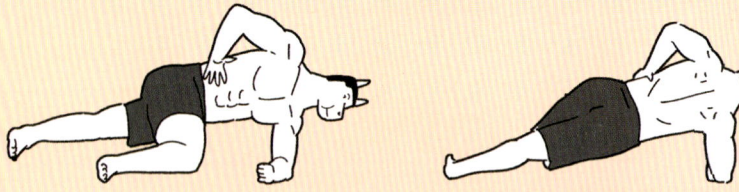

팔꿈치와 앞으로 내민 다리의 무릎을 바닥에 대고
골반을 위로 들어주며 버틴다. 이때 바닥에 댄 팔의 어깨가 으쓱하지 않도록 한다.

❸ 크런치

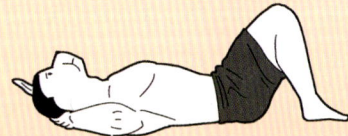
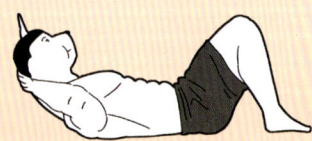

무릎을 접고 누워 아랫배를 끌어올리는 느낌으로
복근의 힘을 잡은 후, 등을 위로 들어올린다.

❹ 버드독

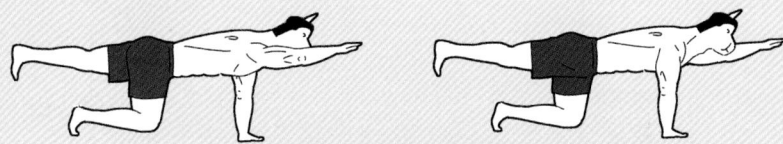

네발 기기 자세로 한 팔과 반대 다리를 서로 동시에 들어준다.
교차로 양쪽 다 진행한다.

❺ 복근 유산소

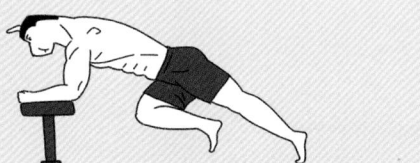 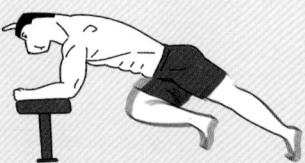

가슴을 위로 들지 않고 무릎으로 배를 터치하듯
번갈아서 달린다.

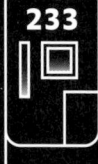

PART 04

튼튼한
하체를
만드는

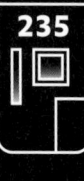

기본 운동 5

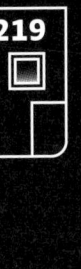
219

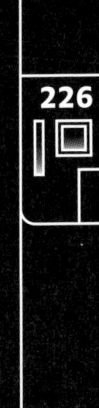
226

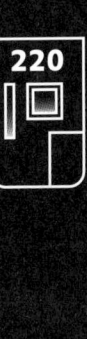
220

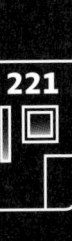
221

228

우리 몸에서 가장 큰 근육이 존재하는 하체!

엉덩이 근육(대둔근)은 우리 몸에서 가장 큰 근육이에요. 하체를 제대로 쓰면 기초대사량이 자연스럽게 올라가고, 같은 운동을 해도 더 많은 에너지를 소모할 수 있죠. 불가리안 스플릿 스쿼트, 런지처럼 한 발씩 하는 편측성 하체 운동은 단순히 다리 근육만 자극하는 게 아니라, 균형감각과 중심근육(코어)까지 동시에 자극해줍니다. 즉, 하체를 강화하면 자연스럽게 상체와 연결된 코어도 강해진다는 사실!

이번 장에서는 하체 운동의 기본이 되는 힙힌지 동작을 먼저 익힌 후에 하체를 만드는 기본 운동 5가지(이너·아웃 타이, 레그 익스텐션, 힙쓰러스트, 데드리프트, 스쿼트)에 대해서 배워 봅시다!

우리의 모든 일상은 하체와 연결되어 있다!

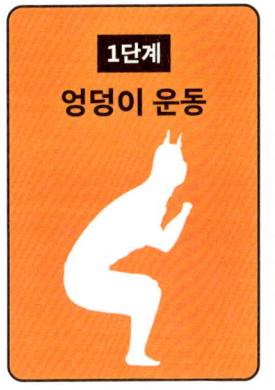

1단계
엉덩이 운동

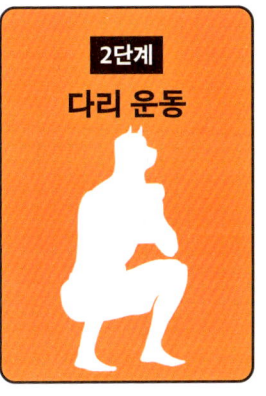

2단계
다리 운동

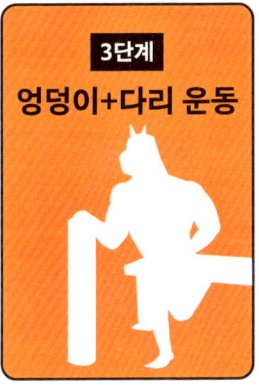

3단계
엉덩이+다리 운동

걷기, 서기, 앉기, 계단 오르기… 이 모든 일들은 하체 근육의 도움 없이는 불가능하죠. 하체를 단련하면, 일상 속 피로도도 줄고, 체력이 쌓이며 활력이 생깁니다. 하체는 인체 근육의 절반 이상이 집중되어 있어, 스쿼트나 런지 같은 하체 운동을 하면 대퇴근, 햄스트링, 둔근 등 큰 근육들을 효과적으로 자극할 수 있습니다. 이 큰 근육들이 활성화되면 기초대사량이 올라가 체지방 감량과 체중 조절에도 도움이 됩니다. 또한 코어 안정성을 높여 부상 예방과 자세 교정에도 효과적인데 무릎과 발목 주변 근육과 인대를 강화해 관절 보호에도 많은 도움을 줍니다.

하체 운동의 기본, 힙힌지란?

힙힌지

힙힌지(hip hinge), hip은 엉덩이, hinge는 경첩입니다. 즉, 골반을 경첩처럼 사용한다는 말이죠. 힙힌지는 우리가 걷고 달리며 무거운 것을 들 때마다 사용하는 몸의 핵심 동작입니다.

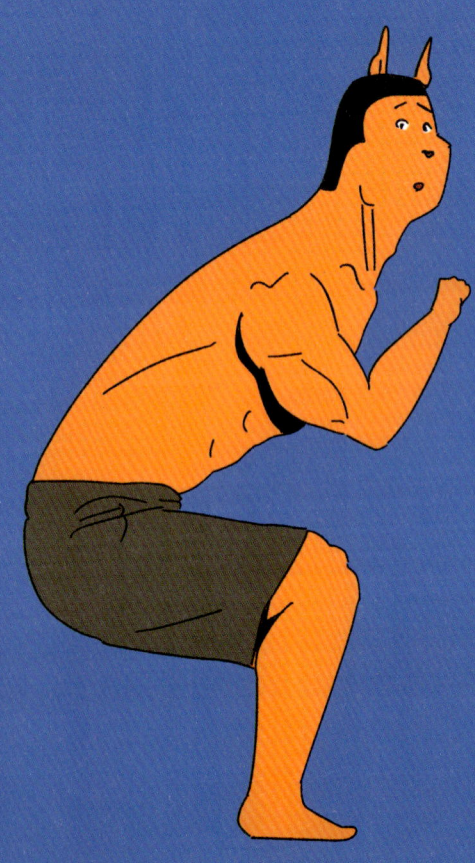

회원번호	신장	나이	성별
KANGMAN-PT-MXXXXX	1X3cm	2X	남성

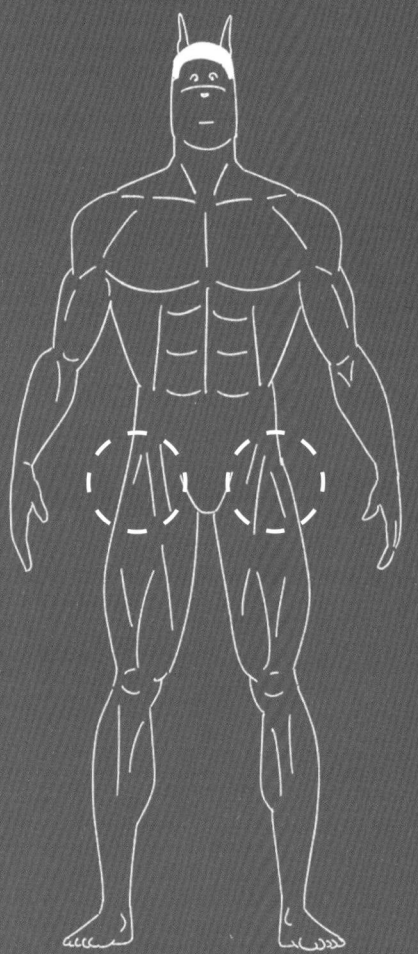

초보자라면 무조건 연습해야 하는 힙힌지

힙힌지는 하체 운동과 코어 안정성의 기초가 되는 중요한 움직임입니다. 쉽게 말해, 엉덩이를 뒤로 빼며 상체를 숙이는 동작으로, 데드리프트와 같은 여러 운동의 기본 자세가 됩니다. 이 동작을 올바르게 수행하면 척추 중립을 유지하면서도 둔근과 햄스트링을 효율적으로 단련할 수 있어 하체 근력과 유연성을 동시에 키울 수 있습니다. 많은 분들이 무릎을 과도하게 쓰거나 허리를 굽히는 잘못된 습관이 있는데, 힙힌지를 익히면 이런 실수를 줄이고 부상 위험을 예방할 수 있습니다. 일상생활에서도 물건을 들거나 숙이는 동작에서 허리에 무리가 가지 않도록 도와주며, 척추와 골반의 기능적 움직임을 회복하는 데도 도움이 됩니다.

POINT!
○ 힙힌지의 바른 자세 익히기
○ 힙힌지를 쉽게 익히는 다양한 방법

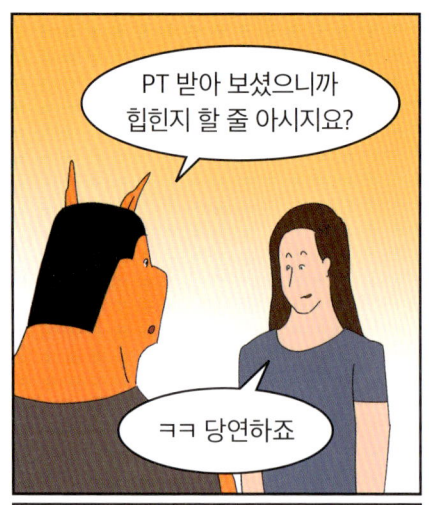
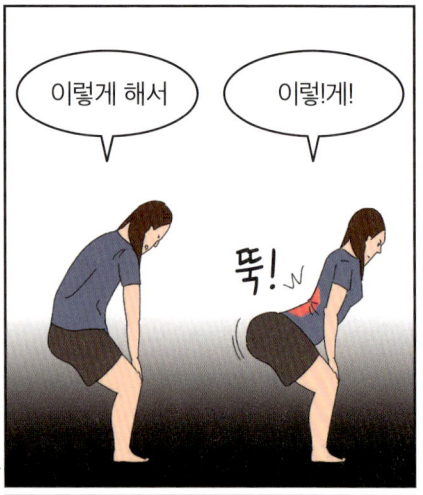
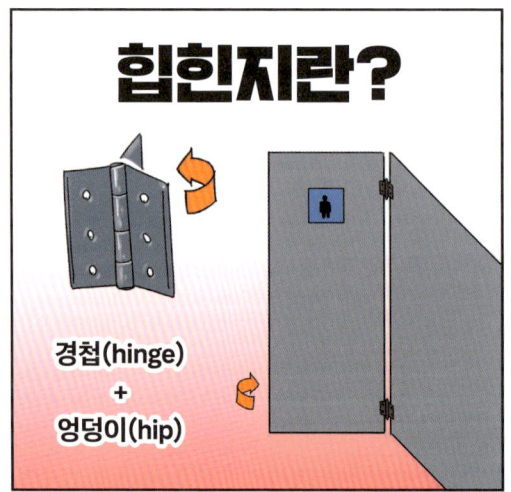

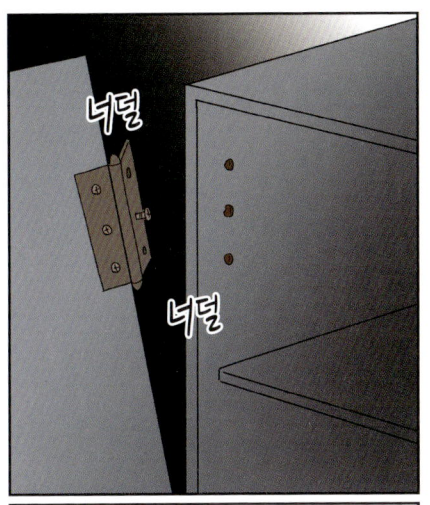

하지만 경첩을 제대로 접지 못하면
뜯어진 장롱문처럼
허리를 다칠 수 있다

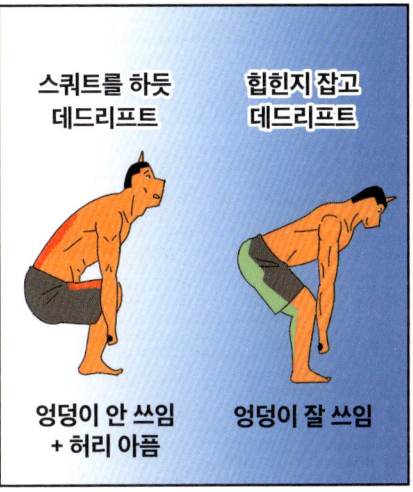

힙힌지를 잘못한 채 스쿼트 하듯
데드리프트를 하면 허리가
크게 다칠 수 있으니 잘 보도록 하자

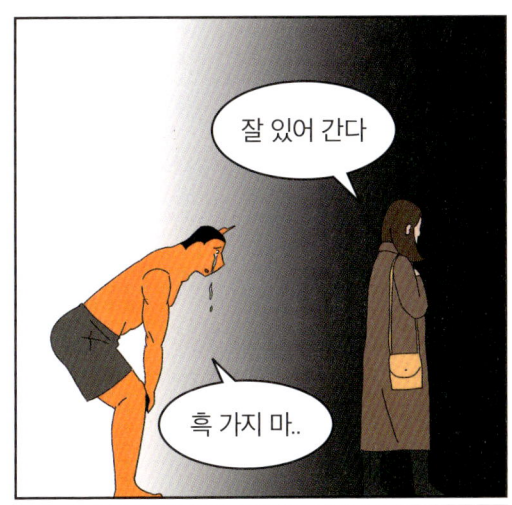

일단 실연 당한 사람처럼 무릎을 잡고
흐느껴 울어보자

01 힙힌지의 올바른 자세

엉덩이 운동

자세

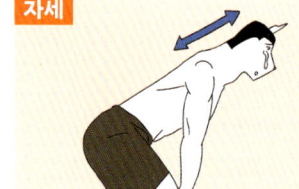

발은 골반 너비로 벌리고 무릎은 약간 굽힌다. 어깨와 귀가 대각선으로 멀어지도록 하고 무릎은 뒤로 지그시 밀어 땅과 수직이 되게 합니다. 이때 뒷벅지에 약간 당기는 느낌이 있어야 한다. 발바닥 전체를 사용해 몸을 지탱한다.

동작

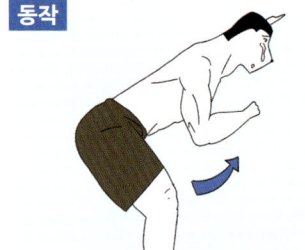

양손 깍지를 끼고 가슴 앞에 둔다. 상체는 앞으로 너무 굽어지지 않고 대각선을 유지하도록 한다.

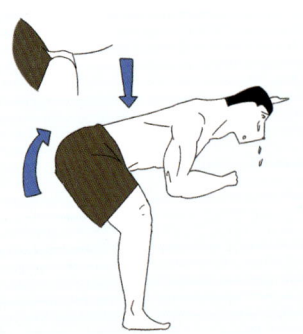

허벅지 위쪽에 아랫배를 얹어주는 느낌으로 상체를 약간 더 숙여 엉덩이를 조금 더 위로 들어준다. 햄스트링과 엉덩이에 늘어나는 느낌을 온전히 느낀 뒤, 발바닥을 강하게 누르고 몸을 펴 시작 자세로 돌아온다.

횟수 20회 반복, 4세트

| 줄 사용 | ## 힙힌지를 쉽게 하는 법 | 02 |

자세

탄성이 있는 줄을 걸 만한 곳에 줄을 묶고 사타구니 쪽에 줄을 걸어준다. 앞으로 3발자국 앞으로 가서 줄이 몸을 뒤로 당기는 느낌을 느끼며, 발바닥으로 버틴다.

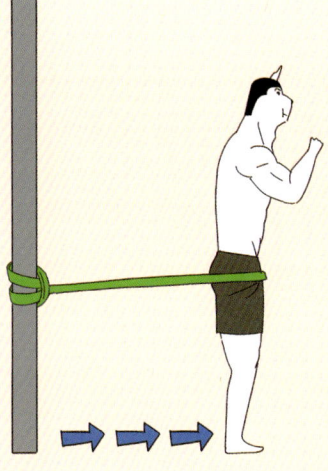

동작

이때 허리를 꺾지 않고, 발바닥 전체로 버티며 엉덩이를 뒤로 뺀다. 발을 아래로 누르며 용수철처럼 몸을 바로 세운다. 이때 엉덩이와 햄스트링의 자극을 느껴본다.

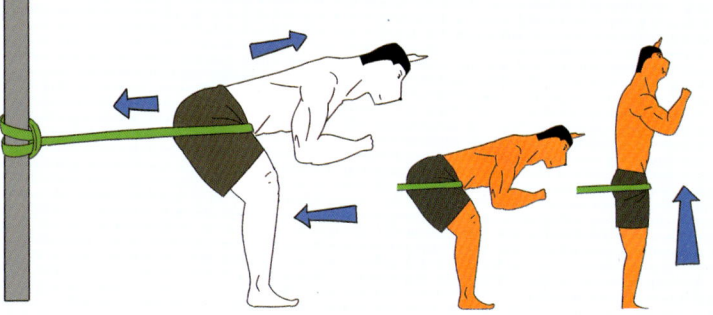

횟수 20회 반복, 4세트

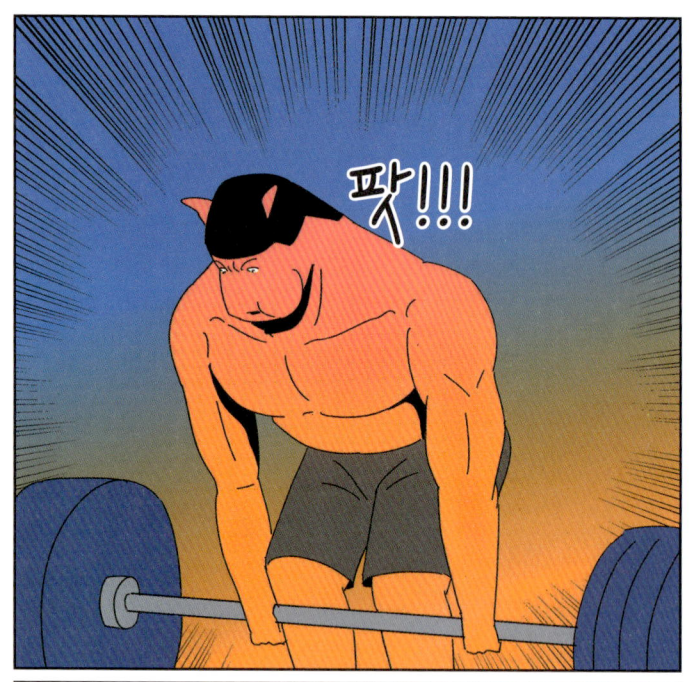

지금까지 알려준 힙힌지의 방법을 익히고
안전하게 무게 운동을 진행하면 된다

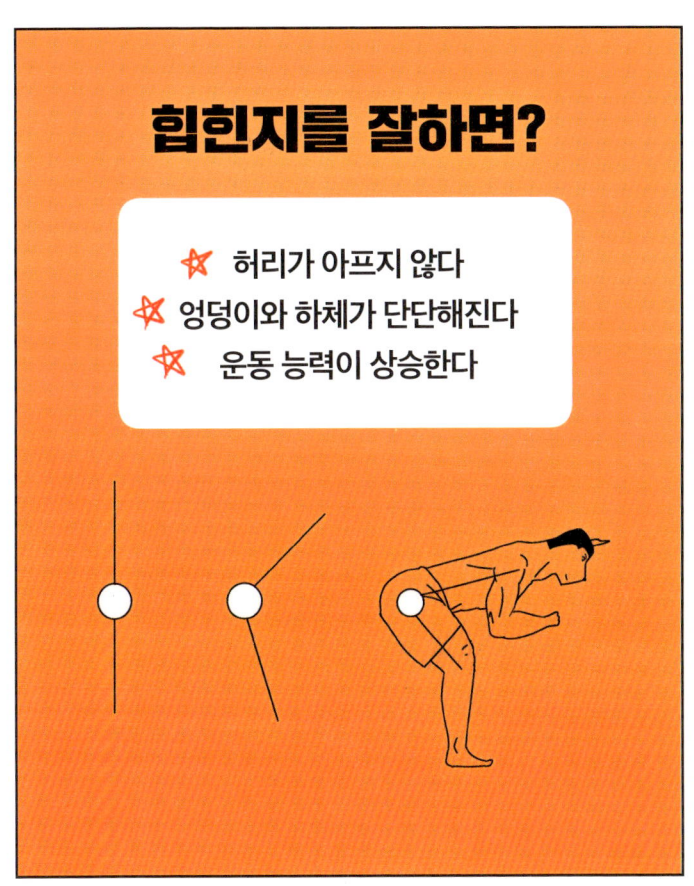

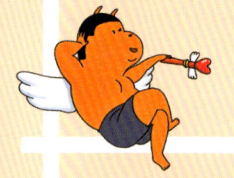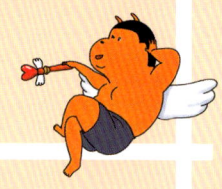

힙힌지 총정리

❶ 자세 세팅

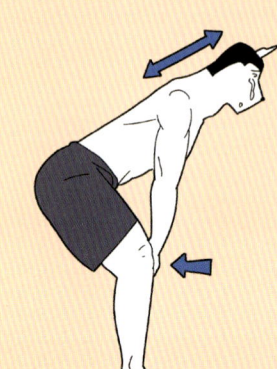

손을 무릎 위에 얹고 상체를 길게 세운다.

❷ 자세 유지

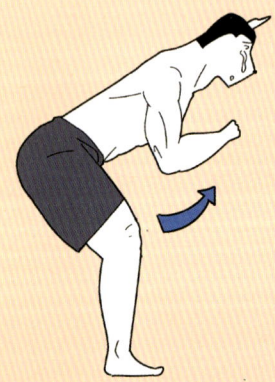

엉덩이와 햄스트링에 자극이 온다면 손을 떼고 버틴다.

❸ 심화 동작

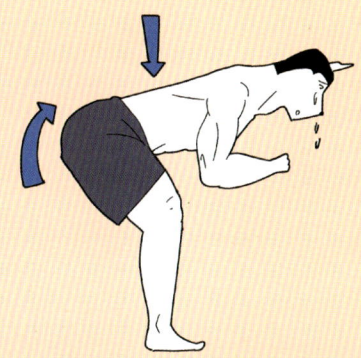

골반을 더 접으며 상체가 다리 사이로 들어간다고 생각한다.
이때 허리는 굽지 않게 하고 상체와 엉덩이, 햄스트링에 긴장감을 준다.

❹ 일어나기

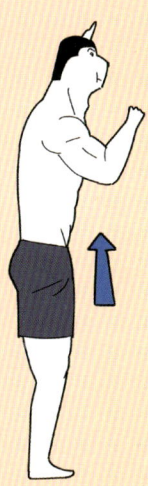

점프를 하듯 발바닥으로 바닥을 누르며 일어난다.

생각보다 쉬운 하체 운동

이너·아웃 타이

이너·아웃 타이는 허벅지 안쪽과 바깥쪽 근육을 집중적으로 단련해 다리 라인을 매끄럽게 만들어 주는 운동입니다. 고관절의 안정성을 높여 무릎 부상을 예방하고, 하체 근력과 유연성을 동시에 향상시키는 데 효과적입니다.

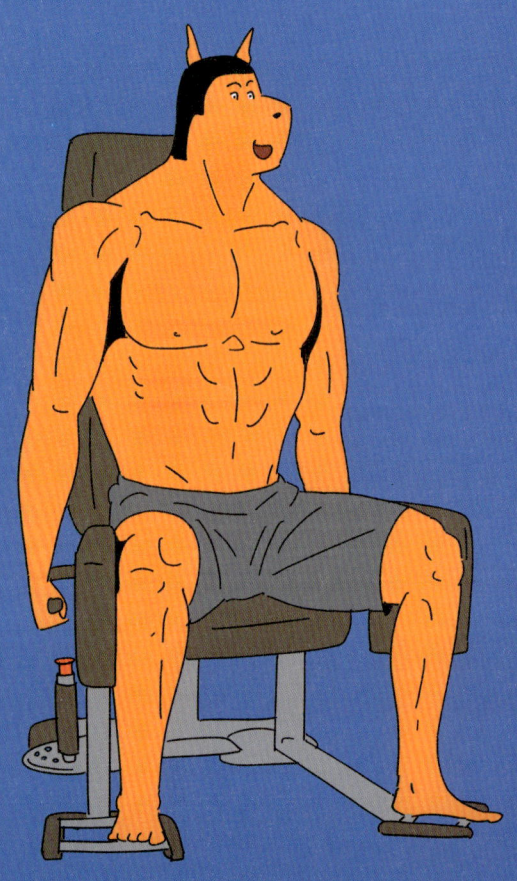

회원번호	신장	나이	성별
KANGMAN-PT-MXXXXX	1X3cm	2X	남성

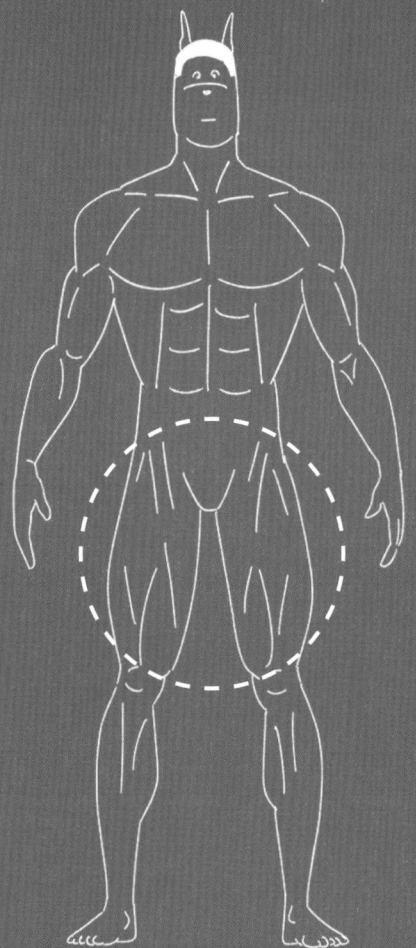

다리 근육을 길러주는
벌리고, 모으기
이너·아웃 타이

아웃 타이와 이너 타이는 쉽게 말하면 '다리 벌리기'와 '다리 모으기' 운동이라고 생각하시면 됩니다. 어릴 때 친구랑 다리 씨름 해본 적 있나요? 한 사람은 다리를 모으고, 다른 한 사람은 벌려서 힘겨루기를 하는 놀이였죠. 이 기구도 거의 그 놀이의 개념과 비슷하다고 보면 됩니다. 이 기구는 상대적으로 사용법이 쉬워서 초보자들에게도 진입 장벽이 낮습니다. 처음 헬스장에 가면 낯설고 무섭게 생긴 하체 기구들이 많은데, 그런 기구들은 초보자가 하기엔 관절에 부담이 될 수 있어요. 그래서 이너·아웃 타이 기구로 먼저 하체 근력을 길러주는 걸 추천합니다.

POINT!
- 헬스장에서 꼭 해보고 싶었던 바로 그 기구! 사용법
- 물렁한 허벅지 안쪽을 잡아주는 이너·아웃 타이 운동법

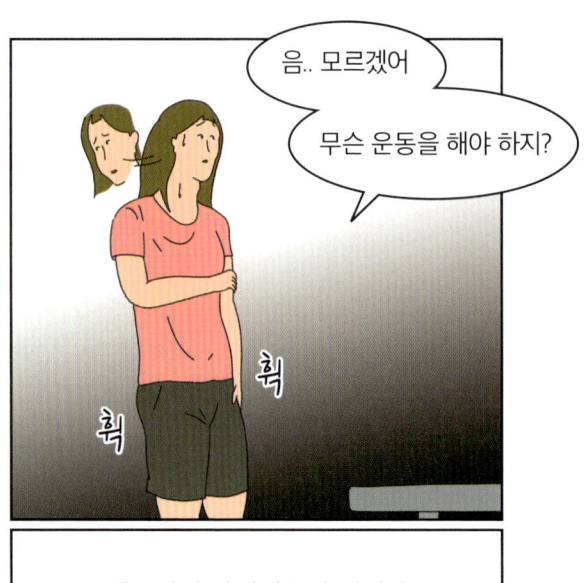
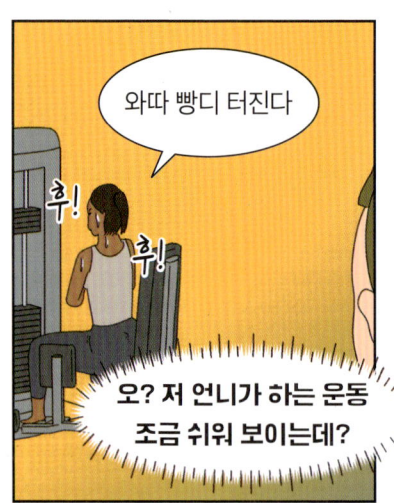
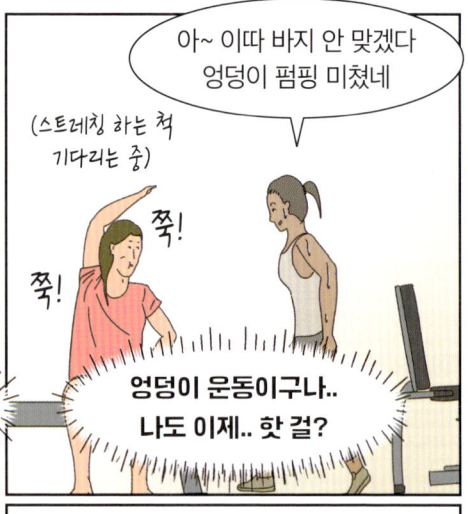
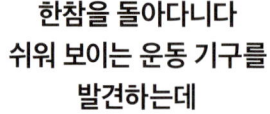

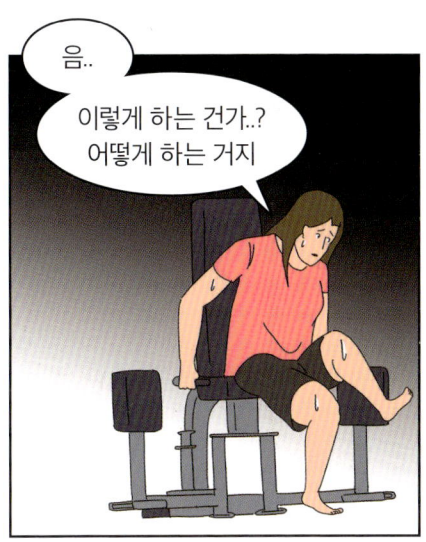
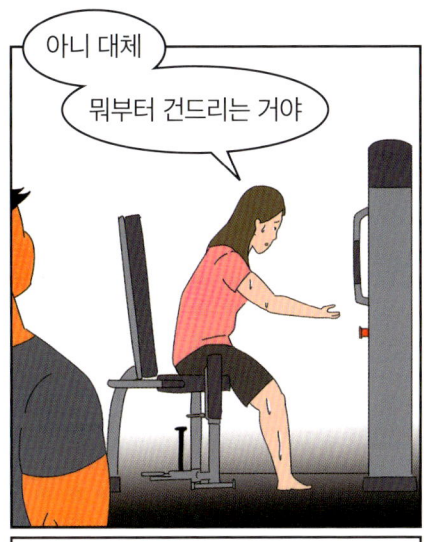

01 엉덩이를 자극하는 아웃 타이

엉덩이와 허벅지

자세

고정대를 위로 올려 잠금을 풀어준다. 허벅지 바깥에 패드를 위치시킨다. 고정핀을 당겨 다리를 끝까지 모아준다. 이때 허리를 꺾지 말고, 상체를 세운 채 손잡이를 잡는다.

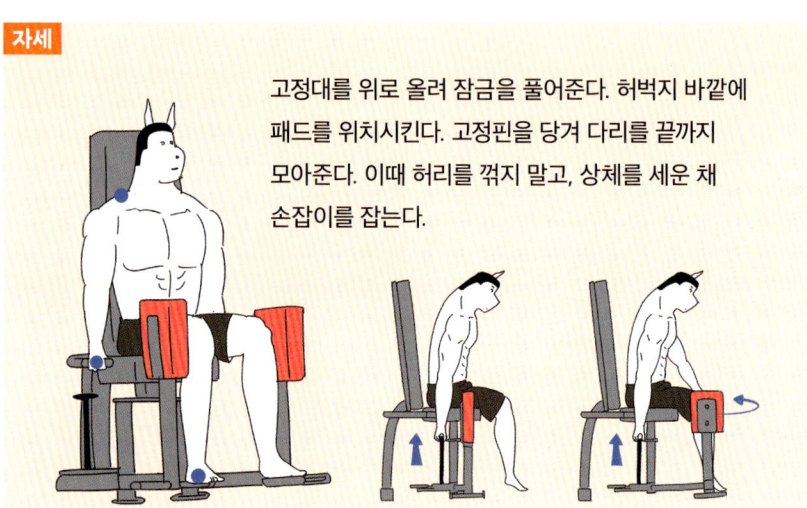

동작

무릎으로 패드를 바깥으로 천천히 밀어낸다(상체를 숙이지 말고 무릎으로만 민다). 천천히 무릎으로 버티며 돌아온다. 다리를 모을 때 숨을 들이마시고, 벌릴 때 내쉰다.

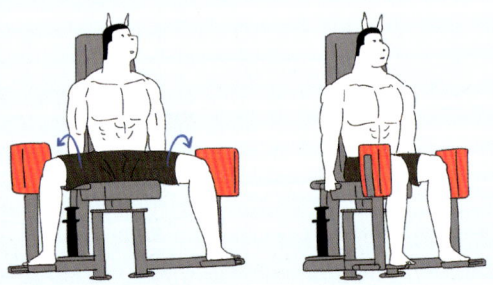

횟수 12회 반복, 3세트

엉덩이와 허벅지

엉덩이를 자극하는 이너 타이

02

자세

다리 사이로 손을 넣어 고정대를 풀고 다리를 최대로 벌린다.
아웃 타이와 다르게 이너 타이는 무릎 안에 패드를 넣으면 된다.
다리 사이에 손을 넣어 고정대를 당겨 다리를 벌려준다.

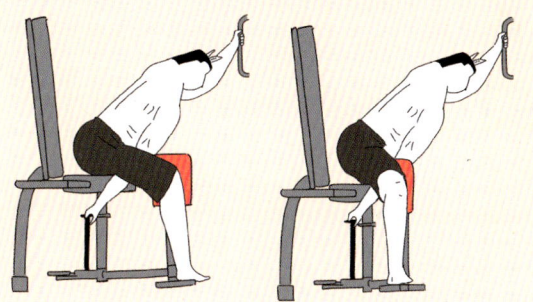

동작

허리를 꺾지 말고, 상체를 세운 채 양옆 손잡이를 잡는다. 무릎은 90도에 가깝게 유지한다. 손잡이를 당겨 엉덩이를 붙인다. 벌린 상태에서도 허벅지 안쪽이 스트레칭이 된다. 무릎을 서서히 앞으로 모아주고 벌린다.

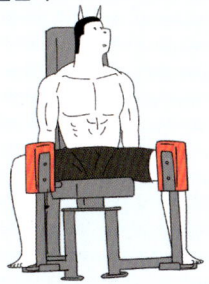 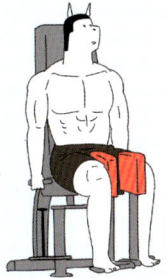

횟수 12회 반복, 3세트

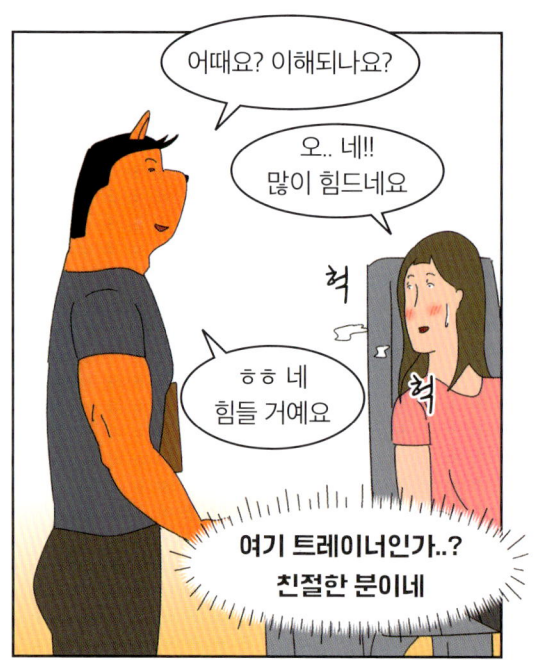
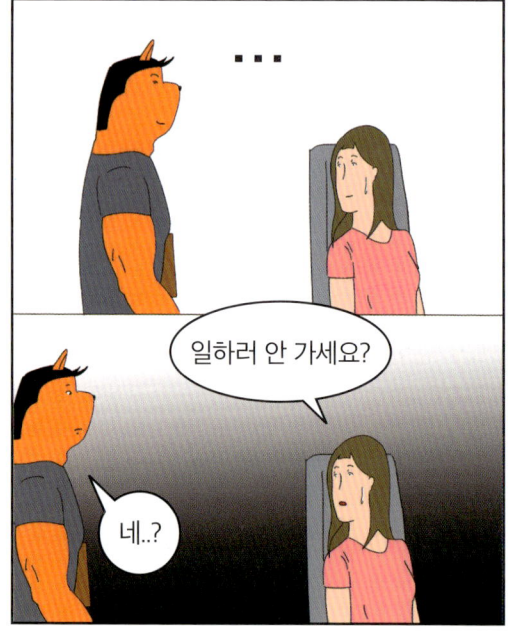

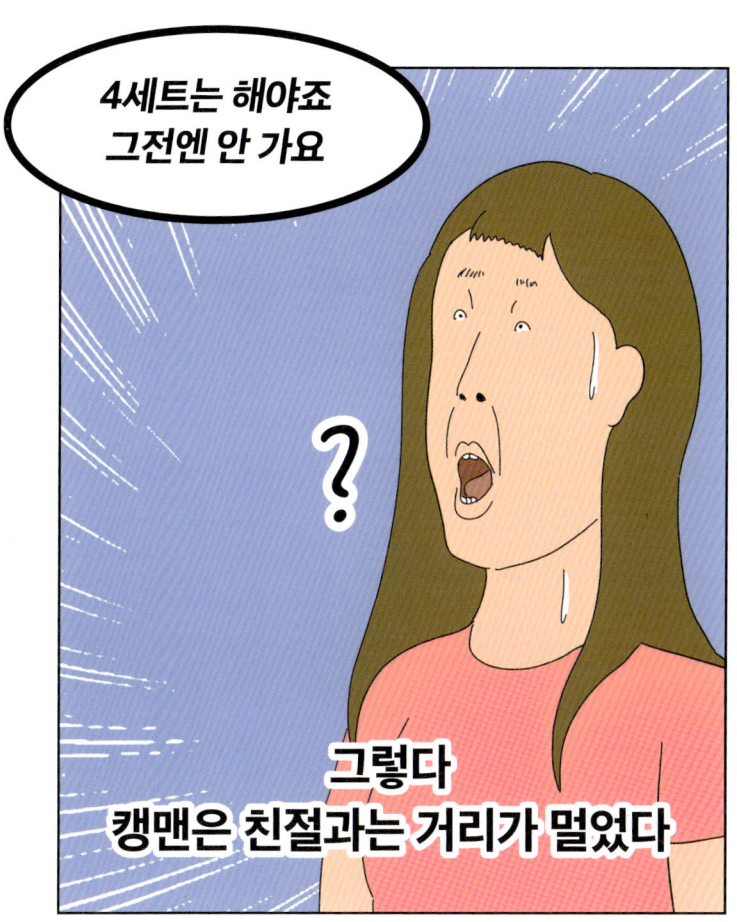

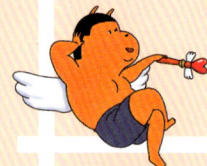 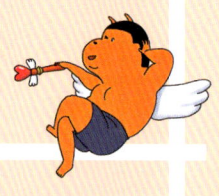

이너·아웃 타이 총정리

❶ 자세 세팅(아웃 타이)

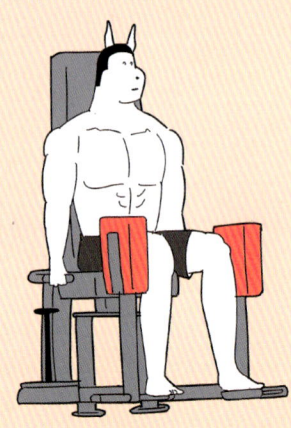

상체를 곧게 세우고 무릎 바깥에 패드를 위치시킨다.

❷ 동작(벌리기와 모으기)

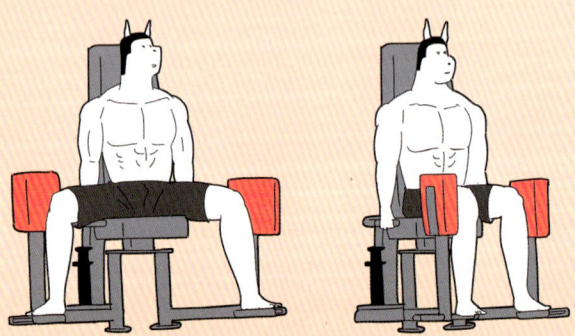

벌릴 때는 허벅지를 바깥으로 돌리며 열어주고
모을 때는 허벅지로 버티며 모아준다.

❶ 자세 세팅(이너 타이)

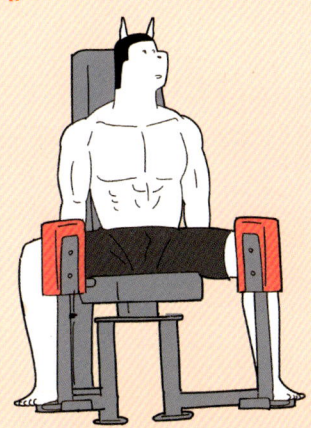

무릎 안쪽에 패드를 위치시켜 벌릴 수 있을 만큼 벌려
허벅지 안쪽 근육에 힘을 잡는다.

❷ 동작(모으기와 벌리기)

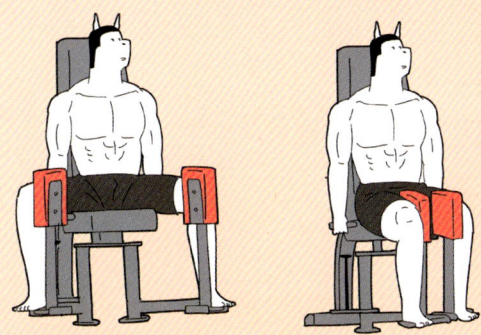

허벅지를 안으로 돌리는 힘을 주며 무릎을 모으고
천천히 허벅지 안쪽 근육이 늘어나는 것을 느끼며 벌린다.

탄탄하고
라인 잡힌 허벅지를
위한 다리 운동

레그 익스텐션

레그 익스텐션은 허벅지 앞쪽 근육을 발달시켜 다리 라인을 탄탄하게 만듭니다. 헬스장에서 자주 보이는 기구 중 하나죠. 무릎 관절에 좋은 자극을 주어 무릎을 안정시키고, 하체 운동의 기초 체력을 다지는 데 효과적입니다.

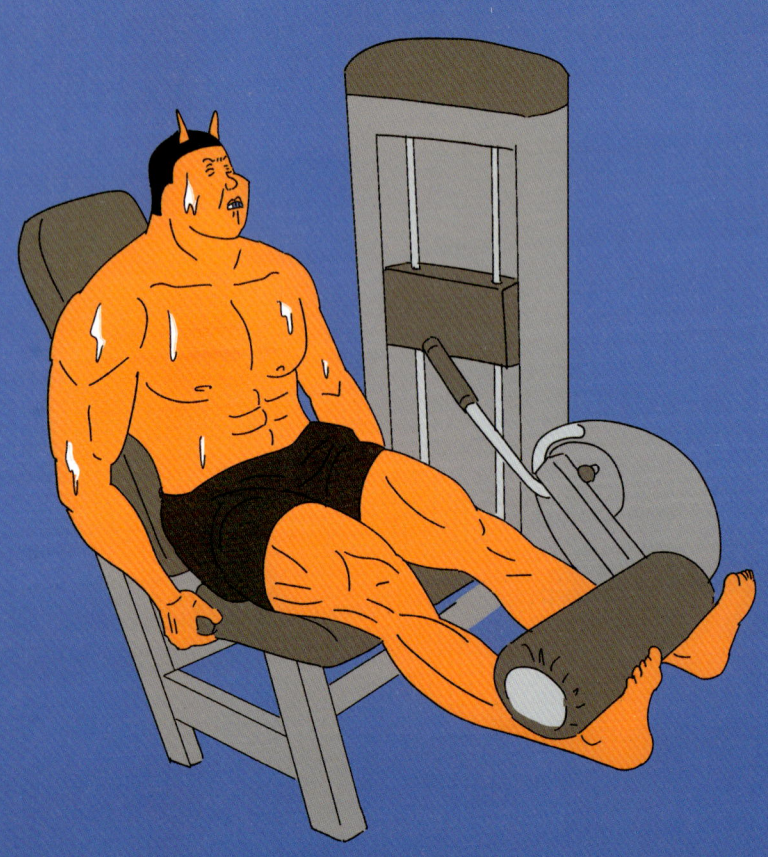

회원번호	신장	나이	성별
KANGMAN-PT-MXXXXX	1X3cm	2X	남성

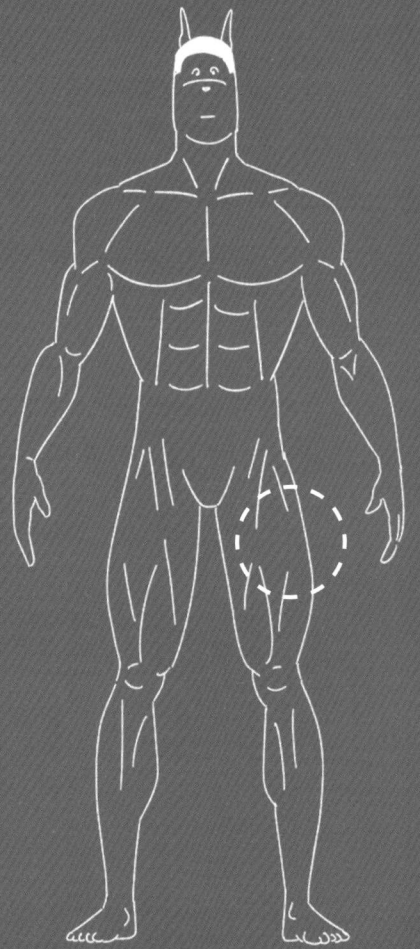

허벅지 앞태를 만드는 레그 익스텐션

허벅지가 두껍다고 다리 운동을 하지 않는다고요? 그건 오해입니다. 정확한 자극을 주는 근육 운동을 하면 허벅지 라인은 오히려 매끈하게 다듬어집니다. 레그 익스텐션은 초보자도 쉽게 접근할 수 있는 하체 머신 운동으로, 무릎 부담이 적고, 앞벅지(대퇴사두근)를 집중적으로 단련할 수 있습니다. 앞벅지가 강해지면 무릎 관절 안정성도 향상되어 부상 예방에도 도움이 됩니다

POINT!
- 무릎 통증 없이 레그 익스텐션 하는 방법
- 올바른 다리 올리기와 내리기
- 올바른 호흡법

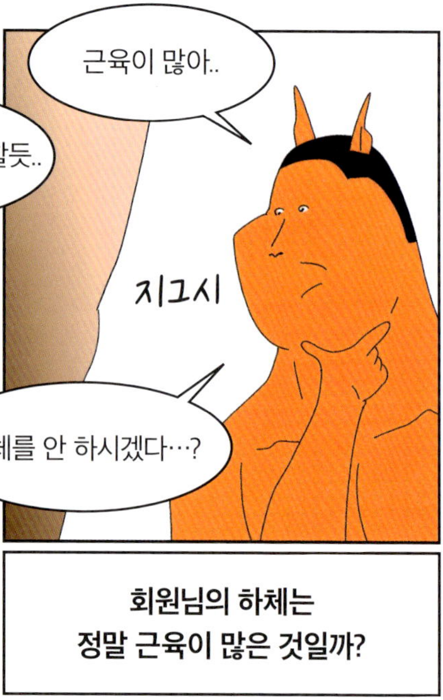

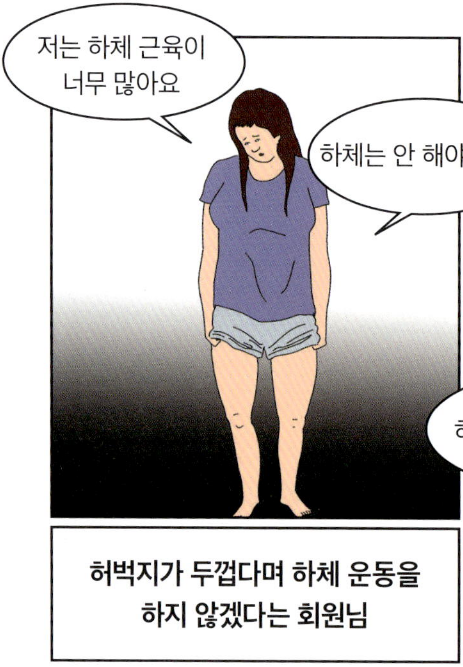

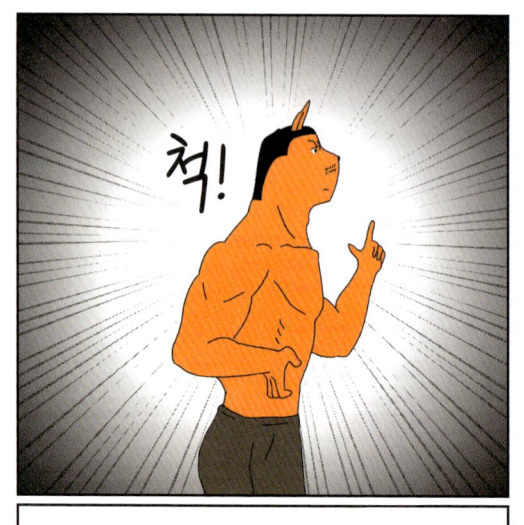

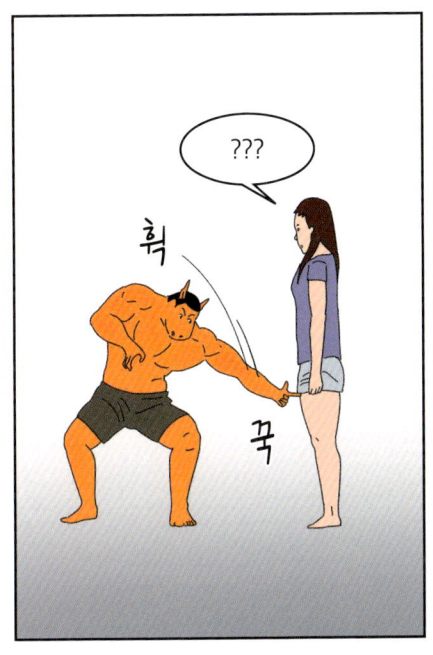

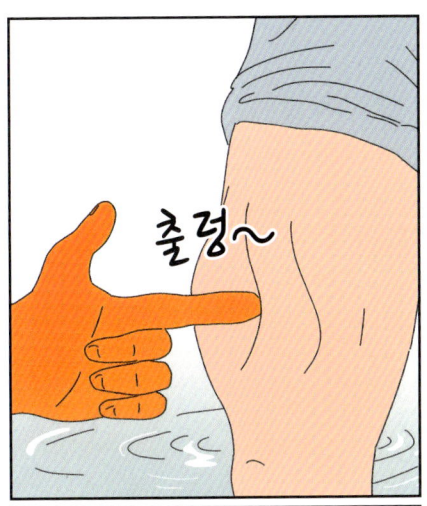

그렇다 출렁이면 살이다
이 살을 근육으로 채우는
운동기구가 있다

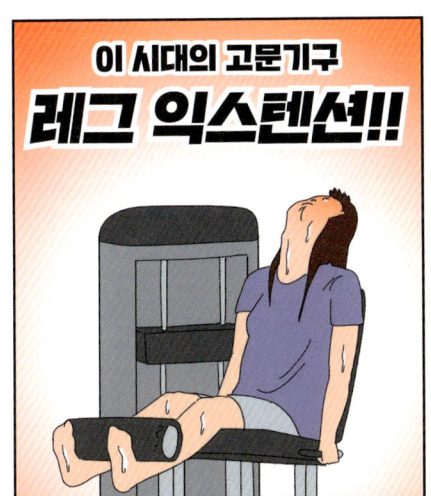

잘못하면 무릎이 아프지만 잘하면
근육도 생기고 무릎도 강력해진다
따라 해보자

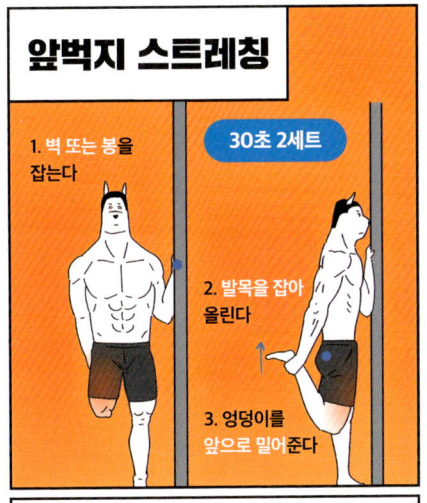

사용하기에 앞서 앞벅지 스트레칭을
실시해 무릎이
부드럽게 펴질 수 있도록 해준다

01 올리기와 내리기

레그 익스텐션

자세

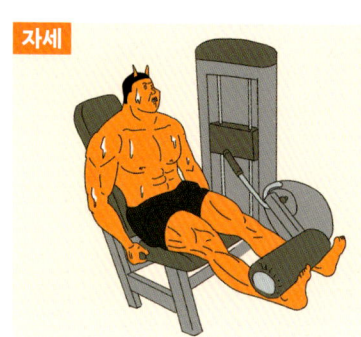

발목 패드는 정강이 아래에, 무릎은 기구 회전축과 일직선이 되도록 맞춘다. 등받이와 의자 높이를 조절해 허리가 지지되도록 맞추고 골반을 접어 바른 자세로 앉는다. 손잡이를 당겨 엉덩이를 밀착한다.

올리기

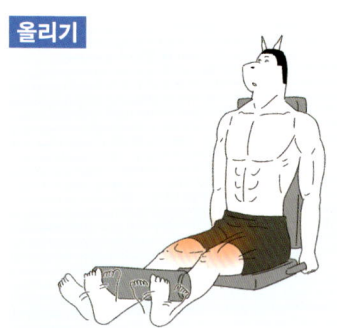

무릎을 천천히 펴 올린다. 발목을 여러 방향으로 천천히 돌려보면 앞벅지 자극이 잘 들어오는 각도가 있다. 발목 각도를 스스로 찾아 그 각도로 진행한다.

내리기

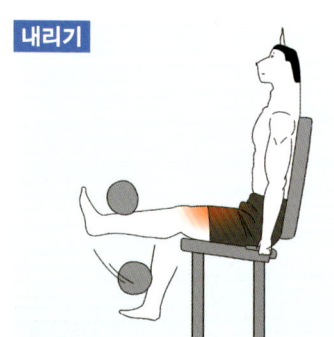

다리를 올린 후 위에서 1초 정도 멈춘다. 천천히 내려온다. 내려온 후 바로 올린다.

횟수 15회 반복, 4세트(세트 간 1분 휴식)

호흡

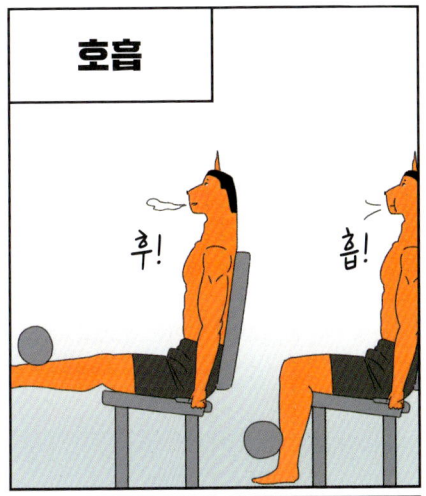

호흡은 올리면서 뱉고
내리면서 마신다

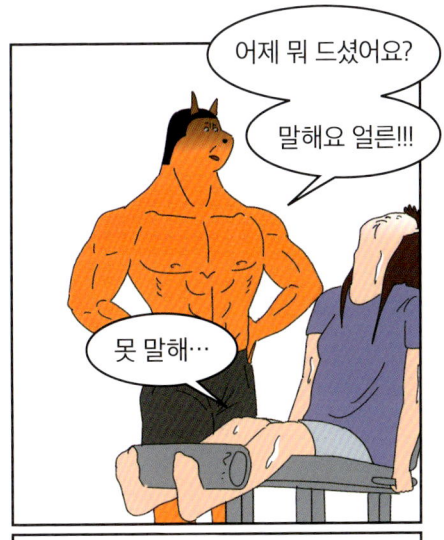

자 이제 진실을 고백하고
회개할 시간을 갖는다

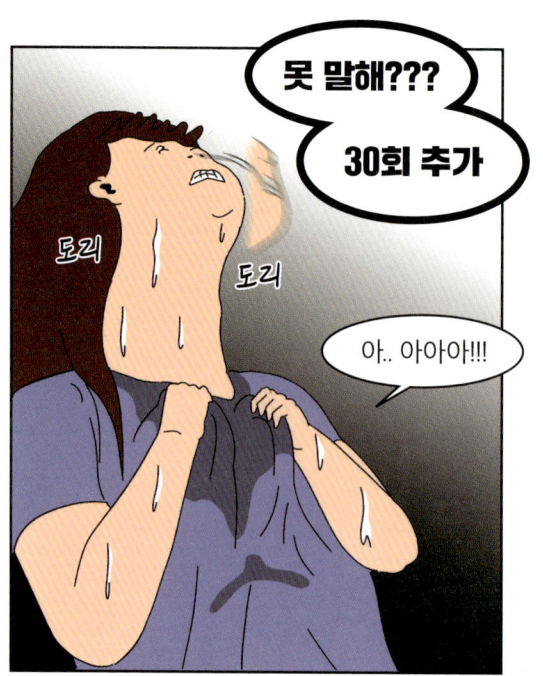
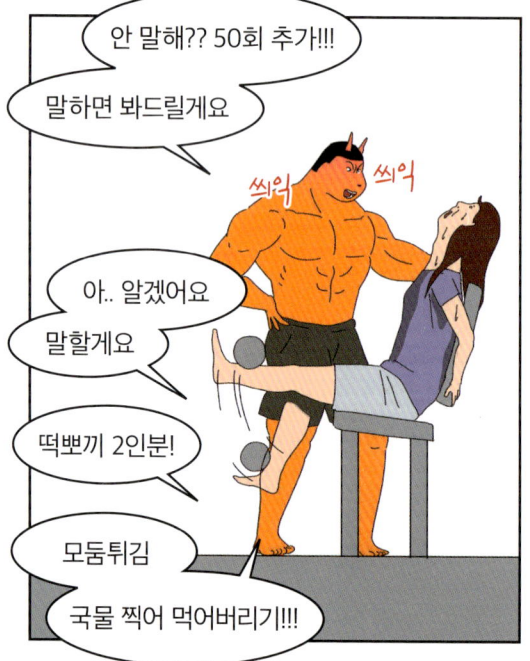

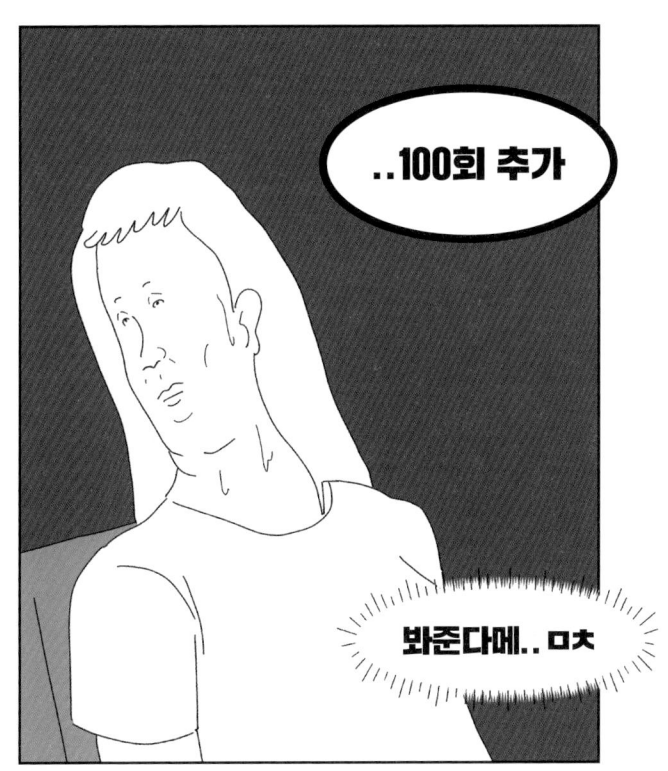

레그 익스텐션 총정리

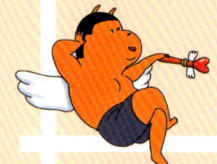
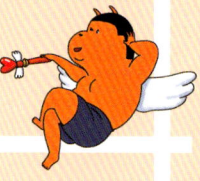

❶ 자세 세팅

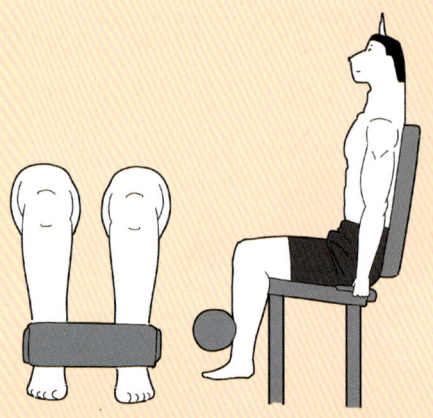

골반 너비로 다리를 벌려주고 발끝은 세운다.
엉덩이를 패드에 붙이고 상체를 바로 세운다.

❷ 올리기

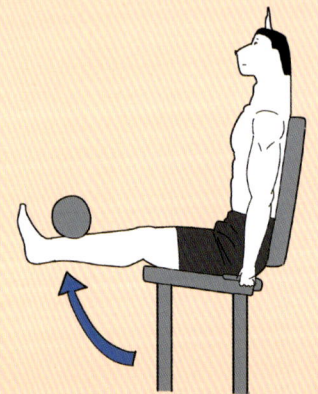

무릎만 펴는 것이 아닌, 다리 전체를 올린다.
다리를 올릴 때 골반은 패드에 잘 붙이도록 한다.

❸ 내리기

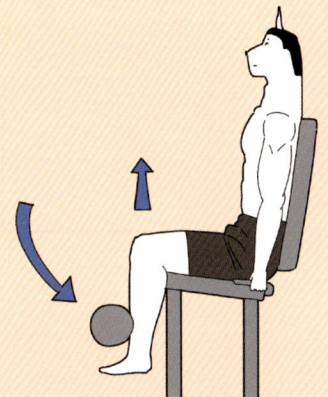

다리를 들어올리는 힘을 유지하며 발을 천천히 내려준다.

❹ 호흡

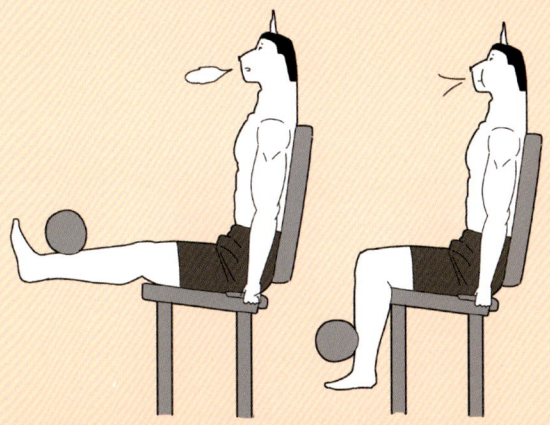

다리를 올릴 때 숨을 뱉고, 마시며 내려오는 것을 반복한다.

최고의
엉덩이 운동

힙쓰러스트

힙 쓰러스트는 엉덩이 근육을 강화하는 운동으로, 탄력 있는 힙라인과 강한 하체를 만드는 데 효과적입니다. 엉덩이를 밀어 올리는 동작이 허리와 무릎에 부담을 덜어주기 때문에 부상 예방에도 유리합니다. 앉거나 서 있는 시간이 많은 분들에게 도움이 되는 운동입니다.

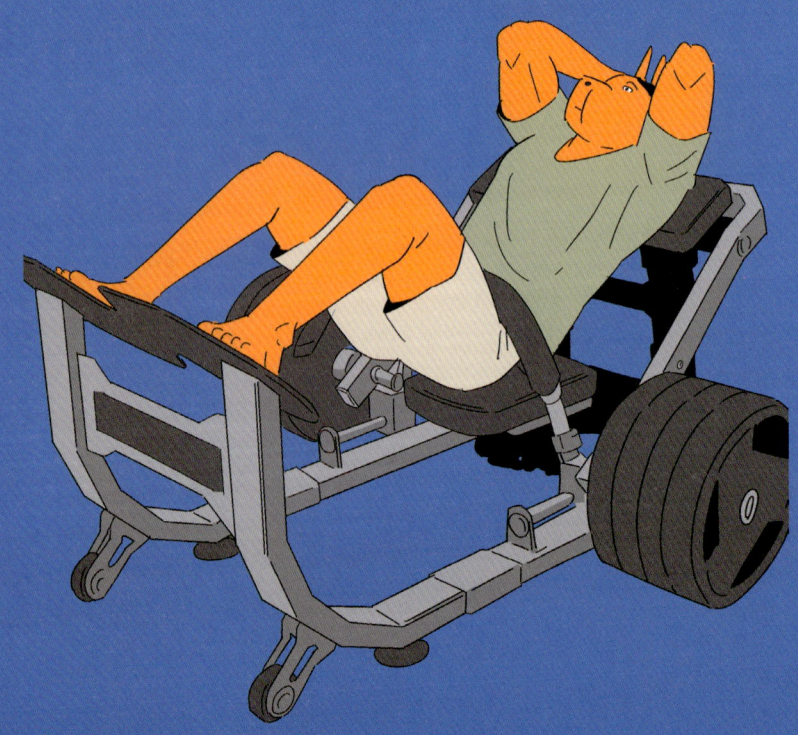

회원번호	신장	나이	성별
KANGMAN-PT-MXXXXX	1X3cm	2X	남성

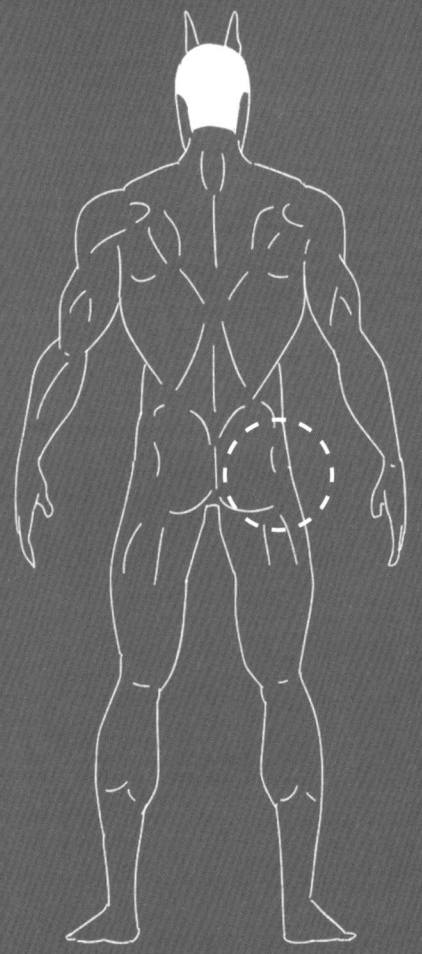

애플힙을 꿈꾼다면?
힙쓰러스트

엉덩이 모양 때문에 스트레스 받은 적 있으신가요? 저도 과거에 엉덩이에 좀 자신이 없었어요. 그런데 힙쓰러스트 운동을 꾸준히 하면서 자신감을 되찾았습니다. 이 기구는 엉덩이를 집중적으로 단련할 수 있어 탄력 있는 힙라인을 만드는 데 최적입니다. 엉덩이 근육인 대둔근이 강해지면 허리와 무릎 부담을 줄이는 데도 효과적이죠.

POINT!
○ 허리를 꺾지 않고 운동하는 방법
○ 올바른 호흡법

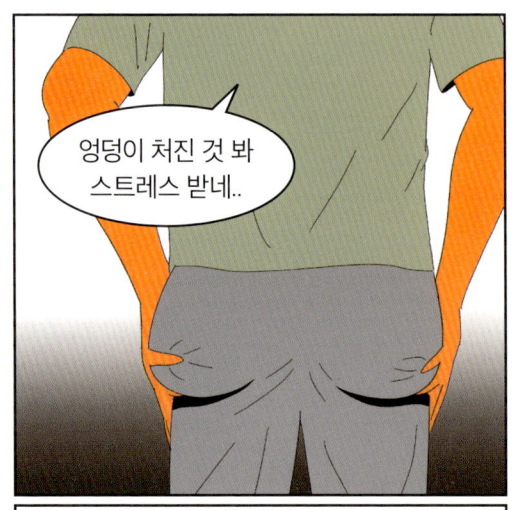

예전에 나는 처진 내 엉덩이가 싫었다

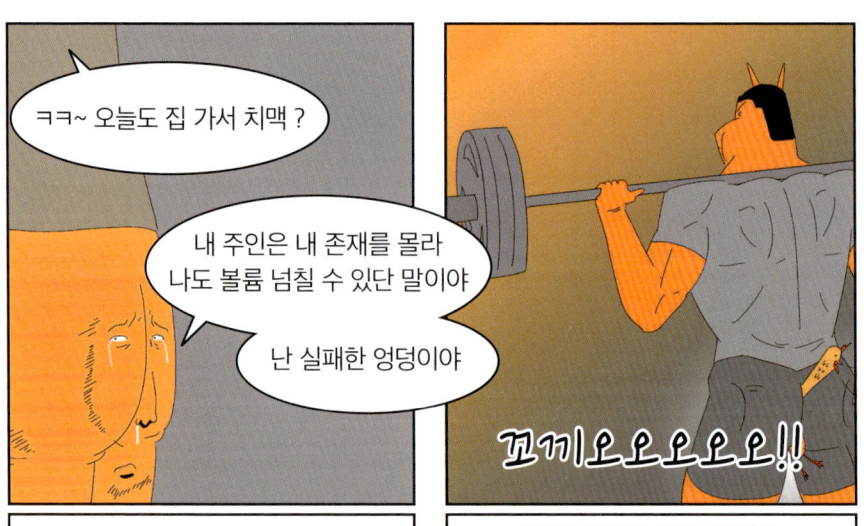

그래서 나는 회원님 엉덩이 입장에 공감할 수 있었다

처진 엉덩이 극복 비결은 스쿼트, 데드리프트 마지막으로 무조건 루틴에 넣어주는!

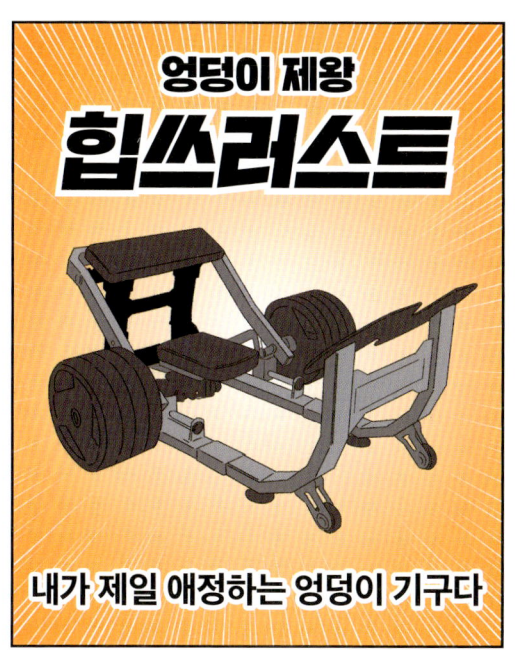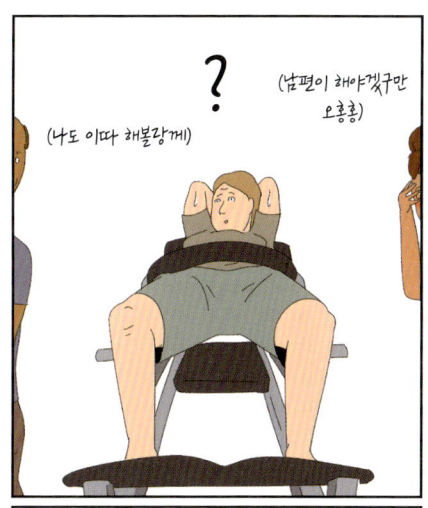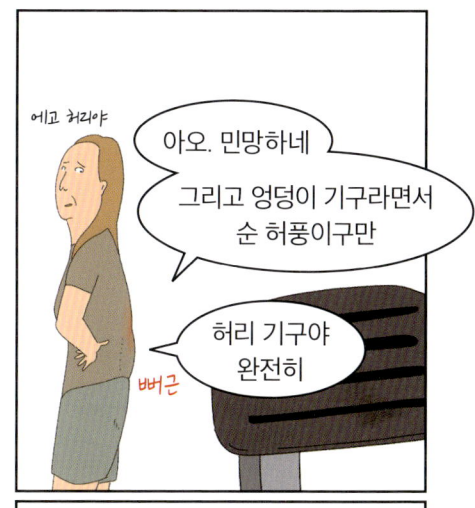

01 올바른 자세 세팅

힙쓰러스트

자세
허리를 꺾지 않고 편안하게 누운 상태로 복근과 발바닥의 힘을 단단히 잡는다.

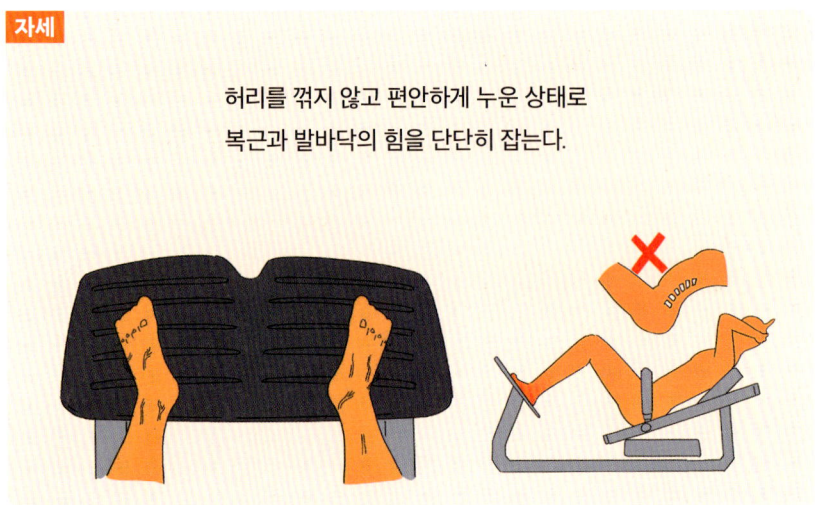

동작

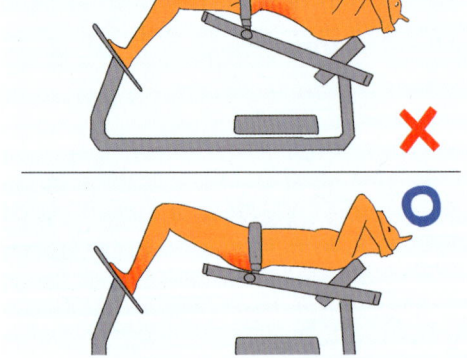

엉덩이를 과하게 조이면 허리가 과하게 꺾이므로 주의한다. 올라갈 때는 발바닥에 힘을 강하게 주며 접힌 골반을 펴주면 된다.

횟수 10회 반복, 4세트

힙쓰러스트

발바닥 사용법

02

자세

내려갈 때는 엄지발가락에 힘을 줘서 발바닥을 기구에 붙인다.

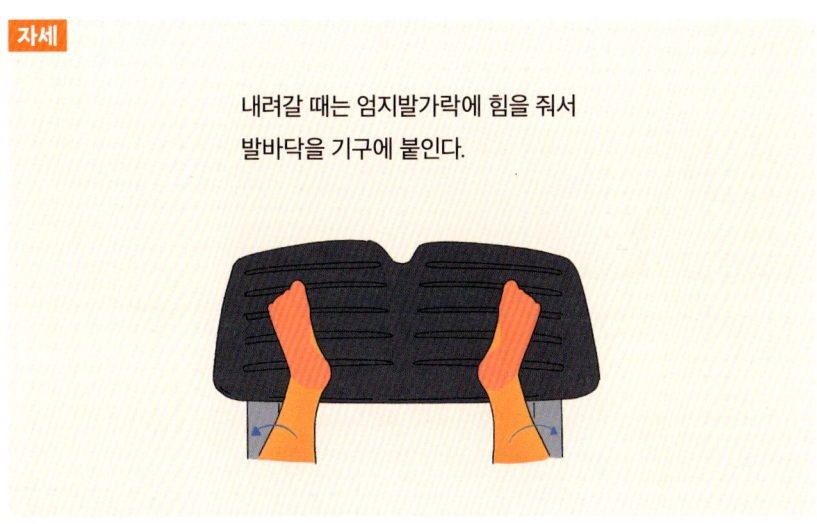

동작

내려갈 때는 발바닥 전체를 누르되 바깥으로 힘을 주고 버티며 허리를 꺾지 않고 골반을 접으며 내려온다.

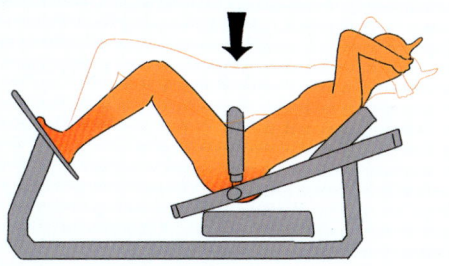

횟수 10회 반복, 4세트

03 올바른 호흡법

힙쓰러스트

자세

호흡은 코로만 마시고, 흡 하고 멈춘 채로 올라간다.

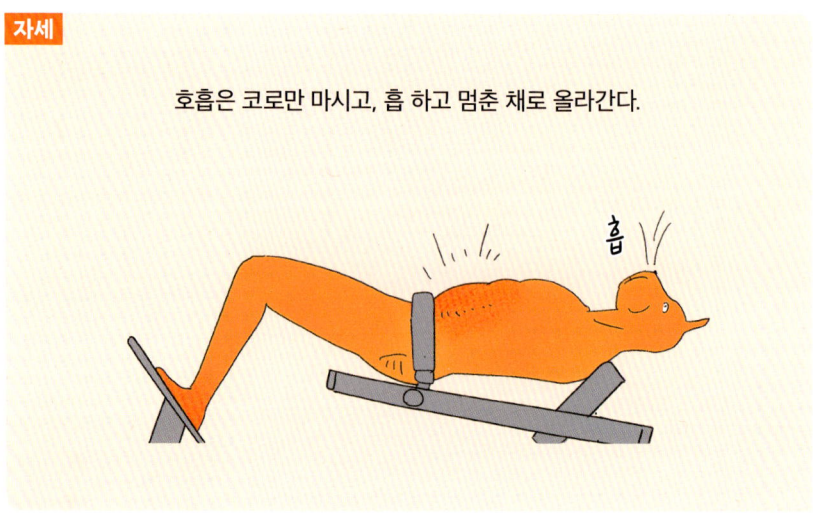

동작

올라간 후에는 입으로 1/3만 뱉는다. 호흡은 참지 않고 반복해야 한다.

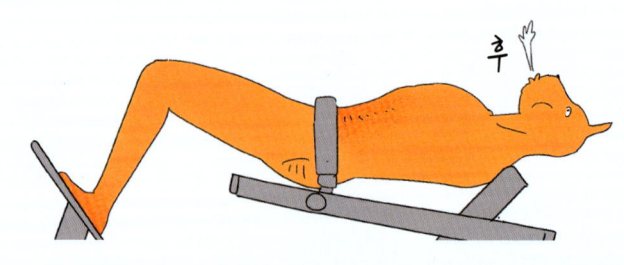

횟수 10회 반복, 4세트

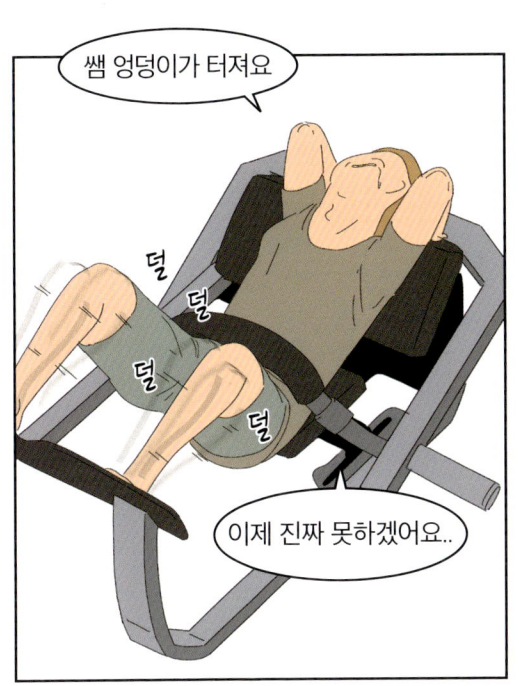

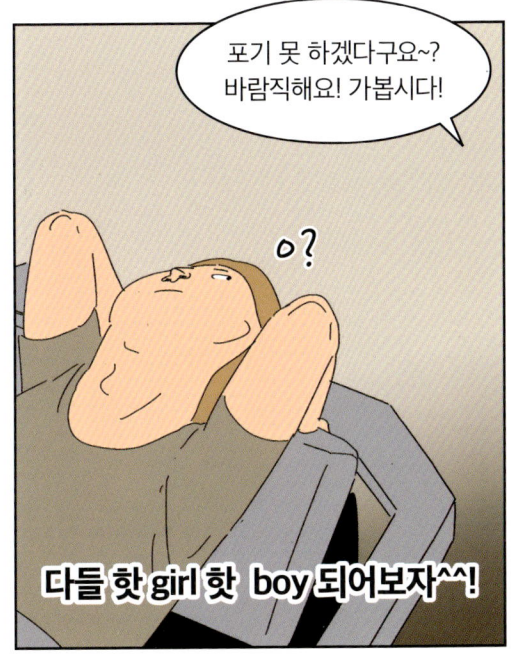

힙쓰러스트 총정리

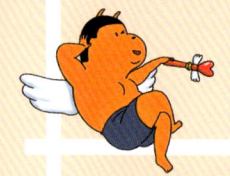
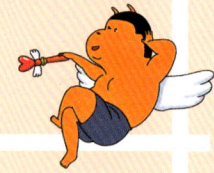

❶ 자세 세팅

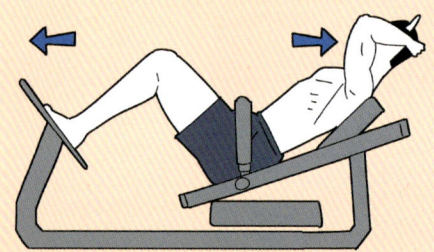

발바닥과 등 상부를 서로 밀며 힙힌지 자세를 취한다.

❷ 올리기

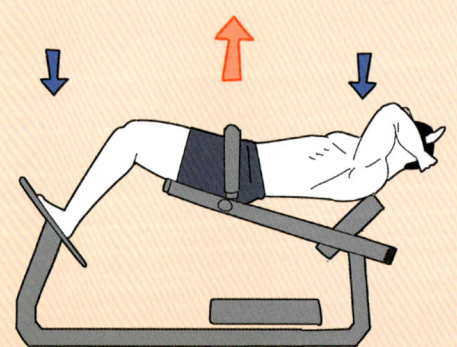

발바닥과 등 상부를 눌러 골반을 편다.
이때 허리는 꺾지 않고 수평이 될 정도로만 편다.

❸ 내려가기

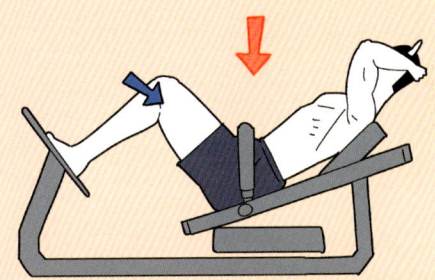

무릎이 골반 쪽으로 내려가며 골반은 수직으로 접는다.
이때 가슴에 힘을 빼지 않는다.

❹ 호흡

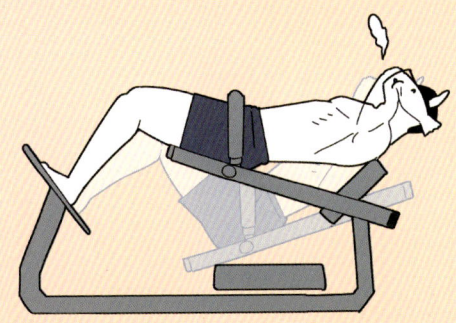

호흡은 상단에서 해결한다. 위에서 숨을 강하게 뱉고,
빠르게 마시고 내려가고 올라오는 것을 반복하자.

하체 근육을 전반적으로 단련하는 운동

브이 스쿼트

브이 스쿼트는 하체 근육을 전체적으로 강하게 단련하는 운동으로, 특히 대퇴사두근, 햄스트링, 둔근을 동시에 자극하는 운동입니다. 이 운동은 무릎과 발목에 가해지는 압력을 줄여줘 부상을 예방합니다. 운동의 범위와 강도를 다양한 난이도로 조절해서 할 수 있어 체력 수준에 관계없이 꾸준히 훈련하면 효율적으로 하체를 단련할 수 있습니다. 훈련으로 효율적인 하체 강화가 가능합니다.

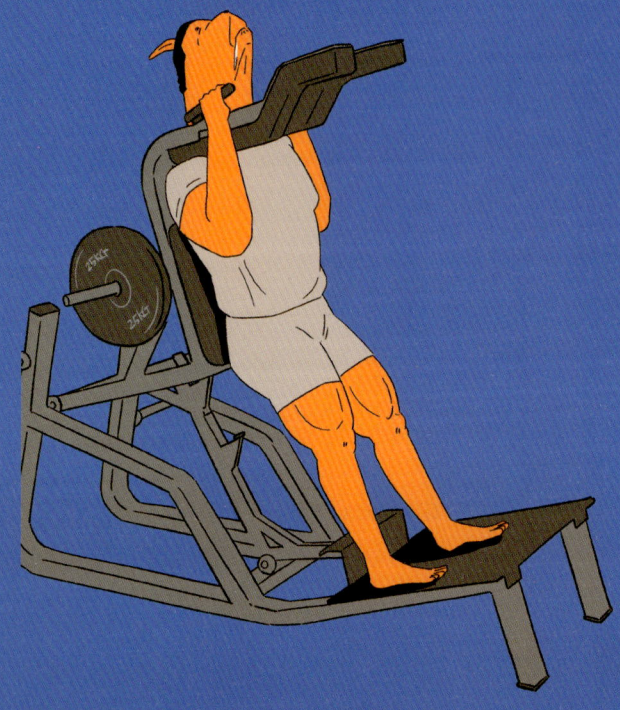

회원번호	신장	나이	성별
KANGMAN-PT-MXXXXX	1X3cm	2X	남성

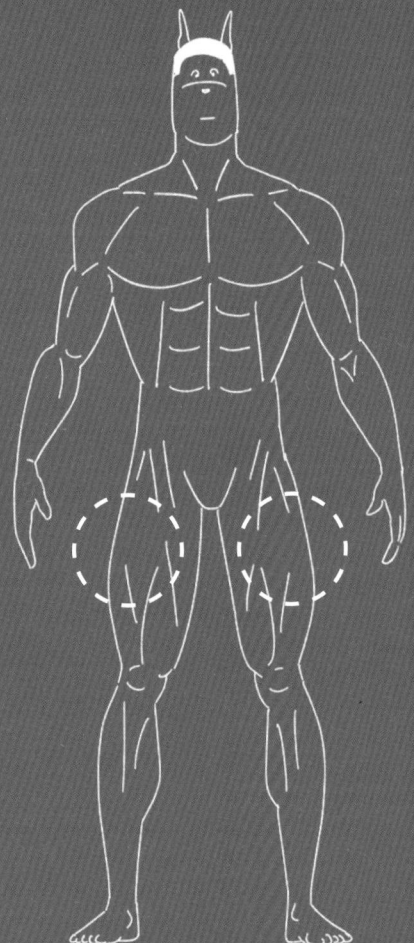

하체 라인을 탄탄하게 정리하는 브이 스쿼트

브이 스쿼트의 가장 큰 장점 중 하나는 무릎에 가해지는 부담을 최소화하는 것입니다. 맨몸 스쿼트를 잘못 하면 무릎에 압박이 많이 가해질 수 있는데, 브이 스쿼트는 무릎의 위치와 각도를 조절할 수 있어 안전하게 운동을 진행할 수 있지요. 운동 초보자라면 안전하게 하체 근력을 키울 수 있는 브이 스쿼트로 시작해보세요. 이 기구는 허리 부담은 줄이면서도 하체 근육을 효과적으로 자극할 수 있어 초보자나 허리가 약한 분들에게 특히 유용합니다.

POINT!

○ 무릎에 무리 없이 운동하는 법
○ 기구 사용 스쿼트의 다양한 장점

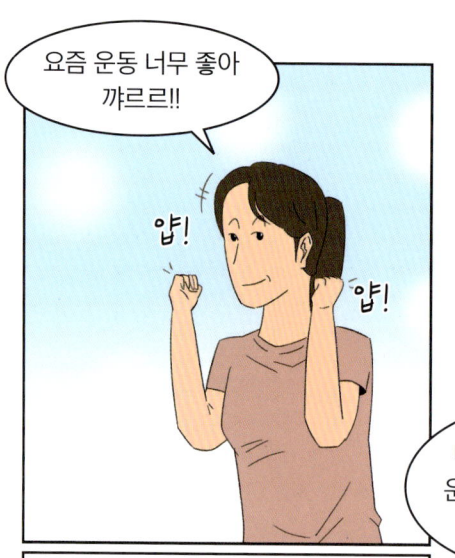

요즘 운동에 환장하겠다는 회원님

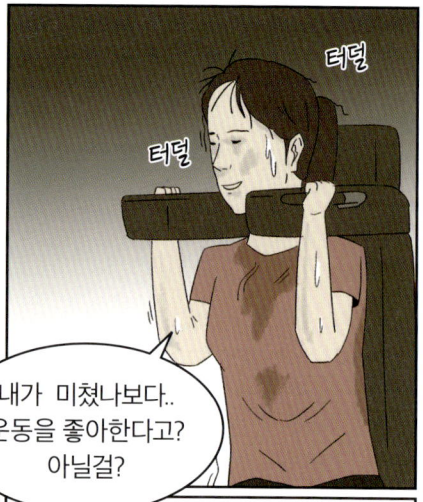

브이 스쿼트는 회원님들을 환장하게 만드는 하체 기구다

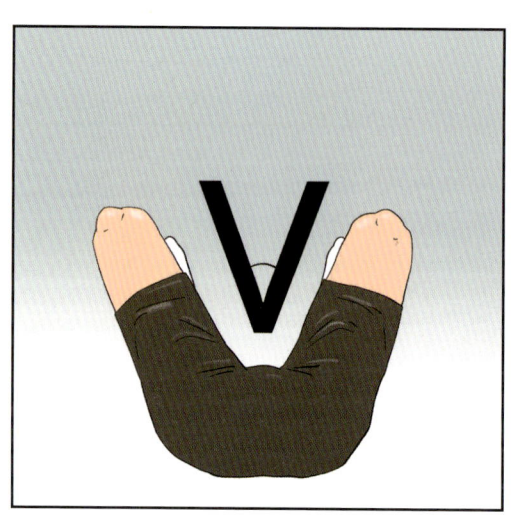

다리의 벌림 각도 때문에 v스쿼트인 줄 알았지만

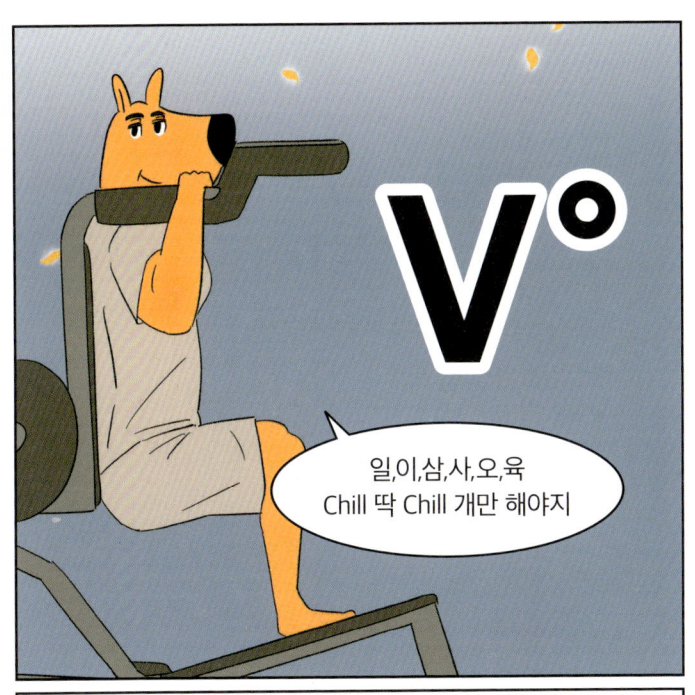

옆에서 봤을 때 골반이 접히는 모습이
V자라 그렇다고 한다

01 브이 스쿼트 기본 자세

내려갈 때와 올라갈 때

자세

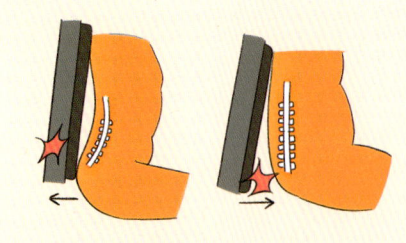

어깨를 패드에 밀착시키고, 허리는 곧게 펴 복부에 힘을 준다.

동작

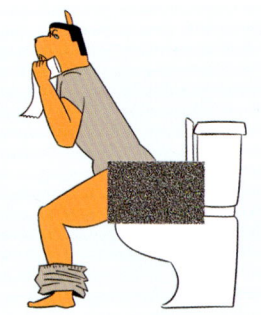

천천히 변기에 앉는다고 생각하면 쉽다.

동작

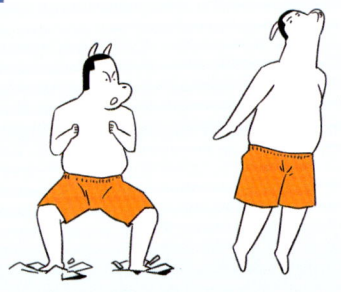

앉았다가 올라올 때는 순간적으로 점프한다고 생각하면 된다. 그러면 발바닥과 다리 근육으로 일어날 수 있다.

횟수 12회 반복, 4세트

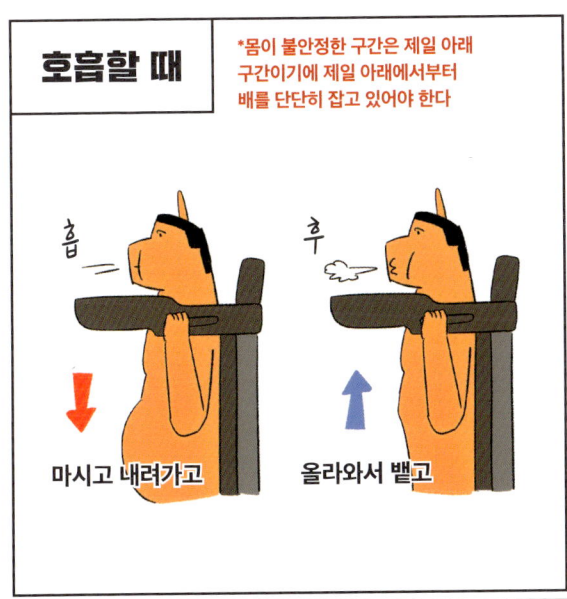

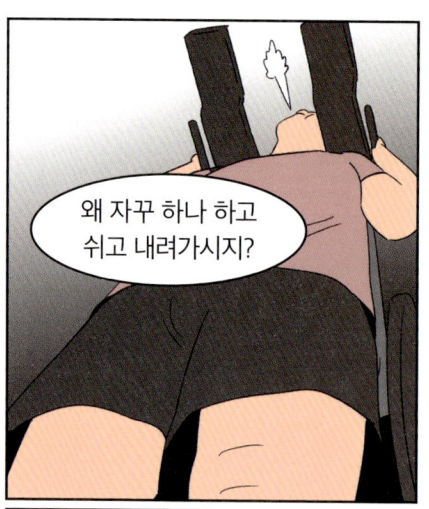

다들 체력을 키우고 싶지 않은가?
한 세트 하고 숨이 안 차지는 않은가?

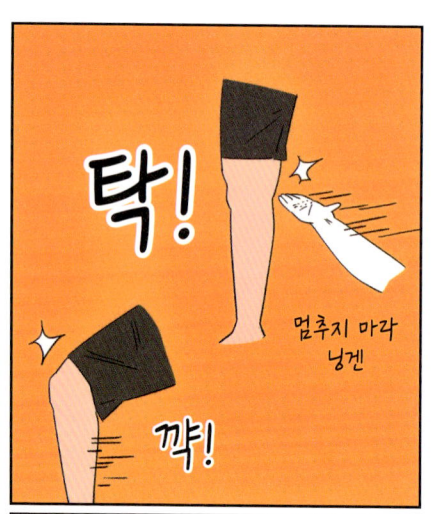

1개씩 끊어서 하지 말고 12개를
한 번에 한다 부상 방지를 위해
무릎을 완전히 펴지 말고 진행한다

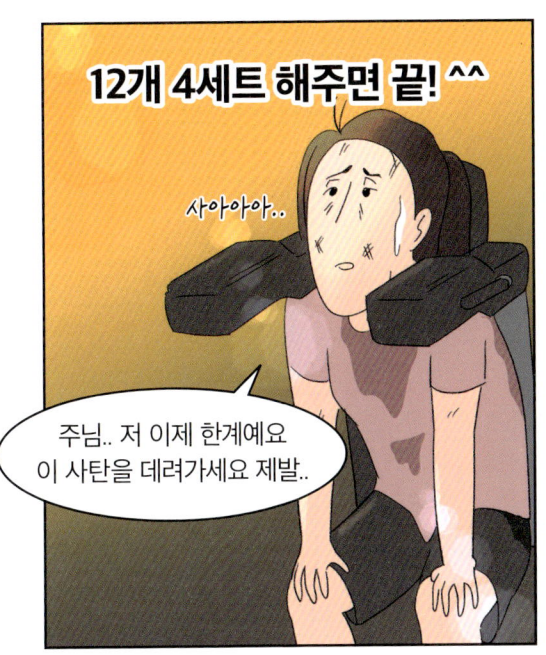
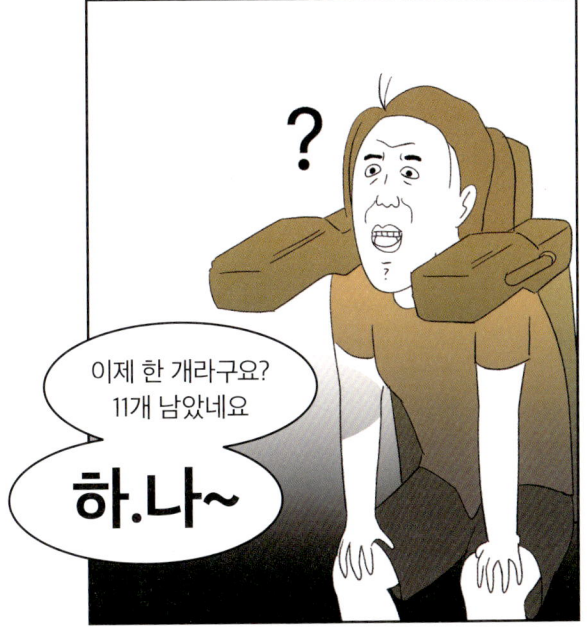

브이 스쿼트 총정리

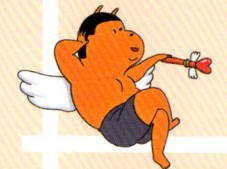
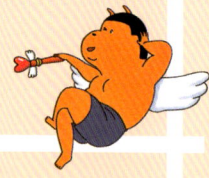

❶ 자세 세팅

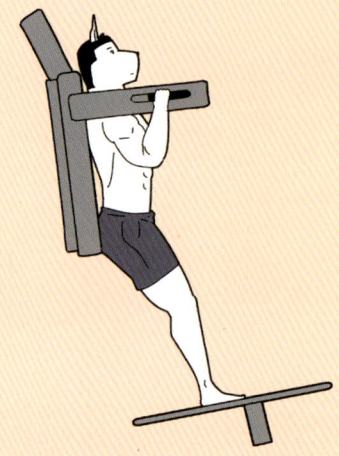

시선은 정면, 발은 골반 너비로 벌린다.
가슴을 위로 살짝 들어 상체를 세운다.

❷ 내려가기

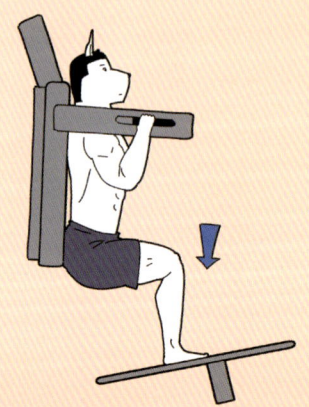

가슴을 위로 살짝 든 자세를 유지하고 골반을 접으며
천천히 아래로 내려간다.

❸ 올라오기

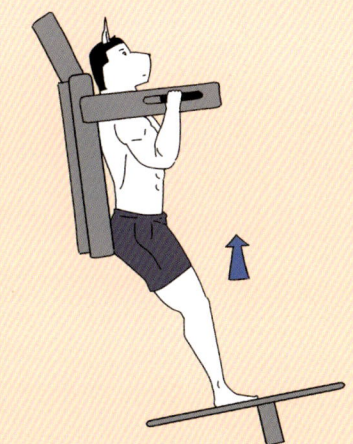

점프하듯 발을 아래로 누르며 일어난다.

❹ 호흡

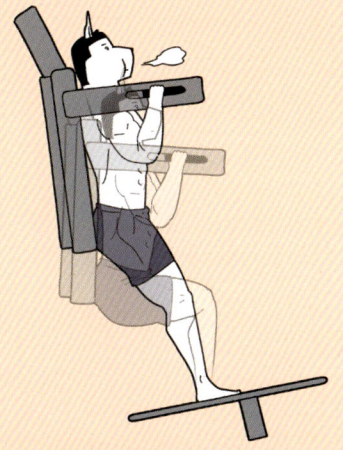

올라오며 뱉고 내려가기 전 마시고 내려가기를 반복한다.

월 스쿼트

내 몸을
컨트롤하는 운동

월 스쿼트는 허리와 무릎에 가해지는 부담을 줄여주며 평소 올바른 자세를 유지하게 도와주는 운동입니다. 코어 근육까지 강화할 수 있어 체형 교정에도 도움이 됩니다.

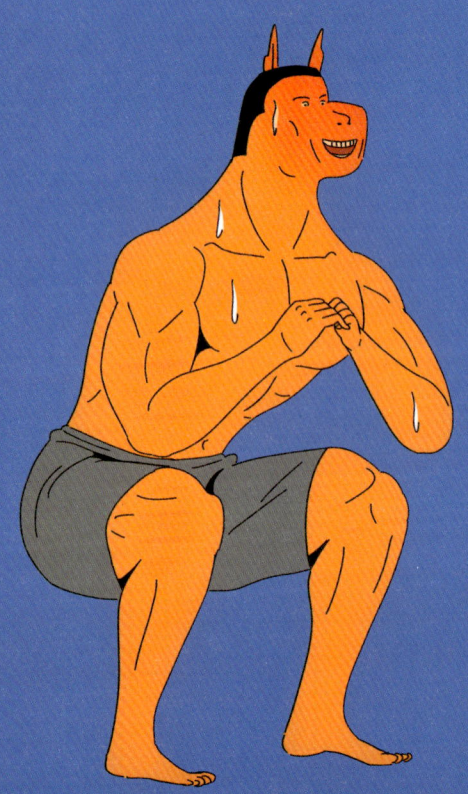

회원번호	신장	나이	성별
KANGMAN-PT-MXXXXX	1X3cm	2X	남성

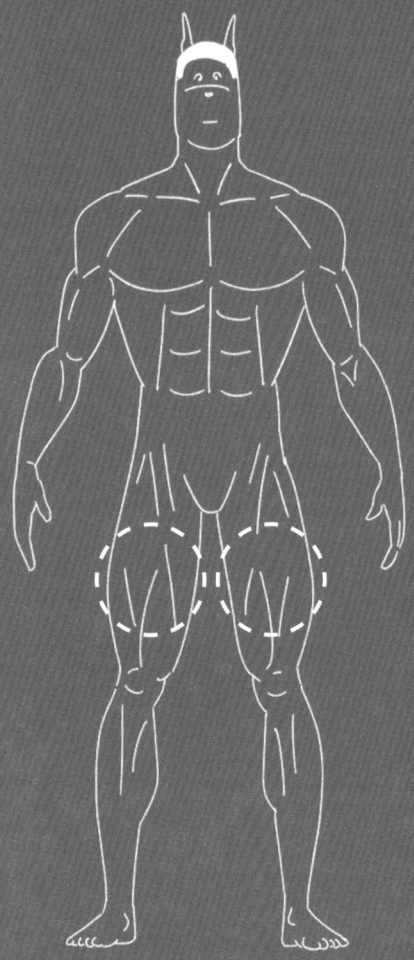

가장 기본이지만
가장 어려운 스쿼트

맨몸 운동 중 가장 기본인 스쿼트를 벽을 활용해서 진행하는 동작이 바로 벽 앞에서 수행하는 '월 스쿼트'입니다.
이 동작은 고관절 움직임을 교정하고, 힙힌지 패턴을 자연스럽게 익히는 데 효과적입니다.
특히 상체가 무너지거나 허리가 꺾이는 습관이 있는 분들에게 강력히 추천합니다.

POINT!
- 벽을 앞에 두고 하는 스쿼트의 방법
- 월 스쿼트로 힙힌지 자세 익히기

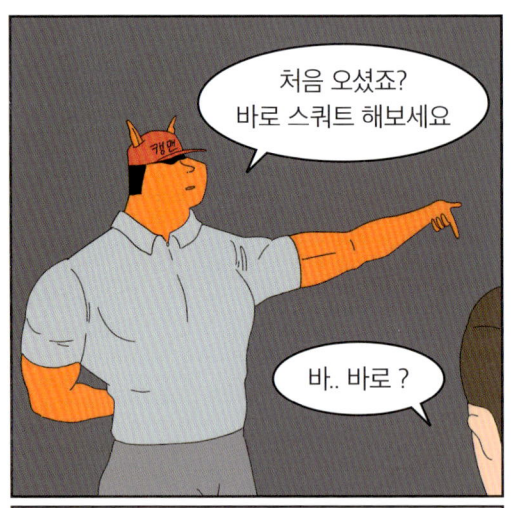

나는 회원님이 처음 오시면
스쿼트부터 시켜본다

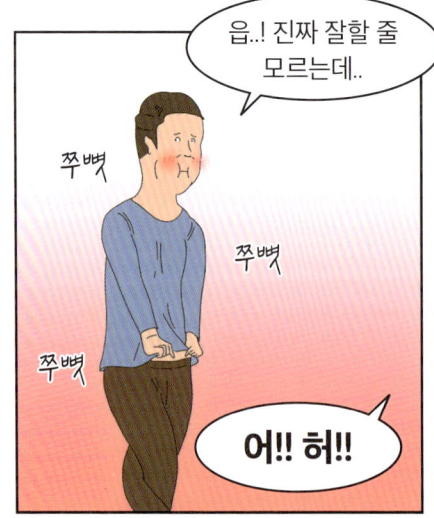

근데 이상하게 시키면
되게 부끄러워하신다

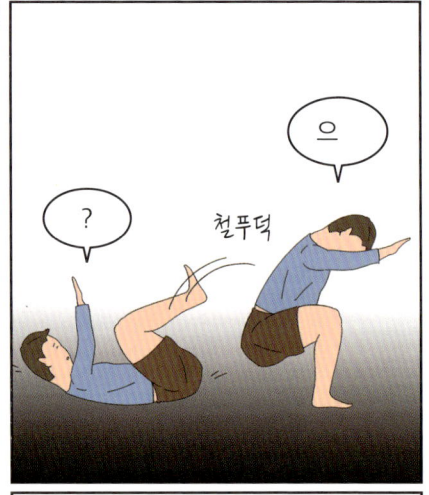

그러곤.. 이런 모습을 보여 주신다

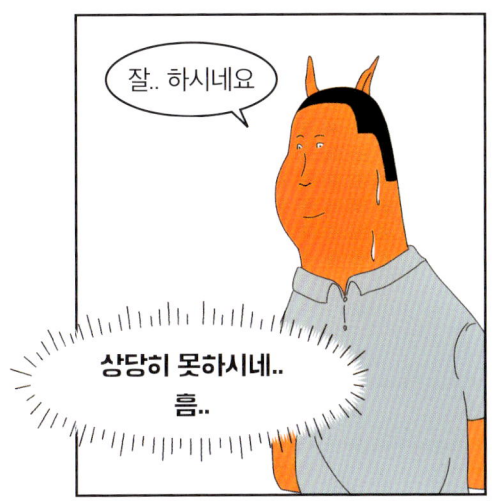
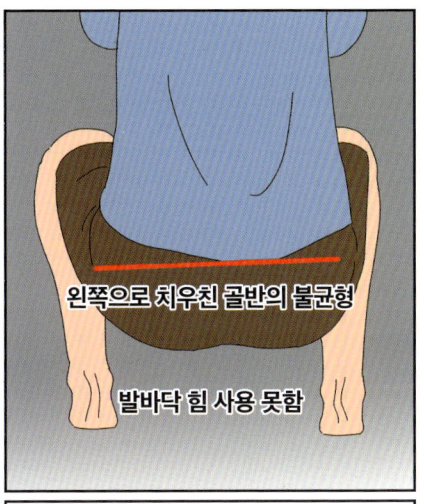
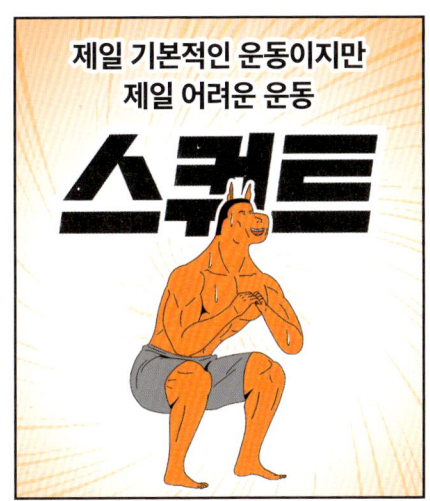
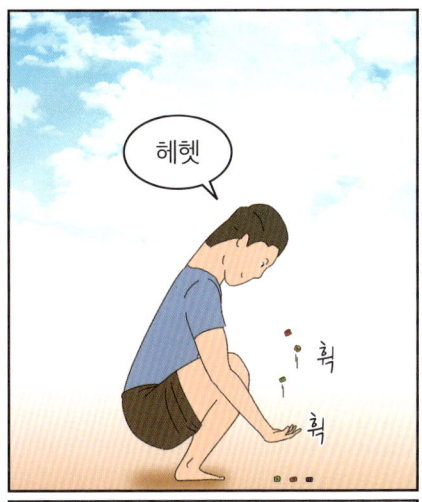

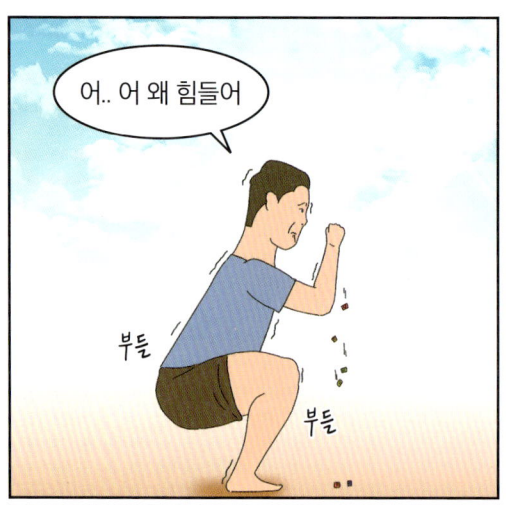

다시 일어나서 천천히 쪼그려 앉아보자
이게 바로 근육을 쓴 쪼그려 앉기 스쿼트!다

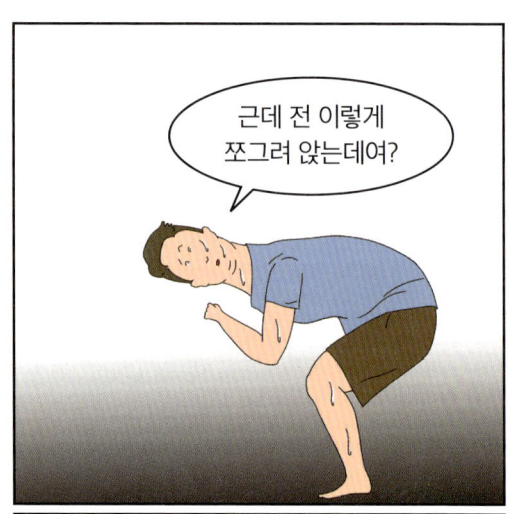

그런데 만약 이렇게 쪼그려 앉는 분이 있다면?
벽에 붙어서 하는 '월 스쿼트'를 해보자

내려가기와 올라가기

월 스쿼트의 바른 자세 익히기

01

자세

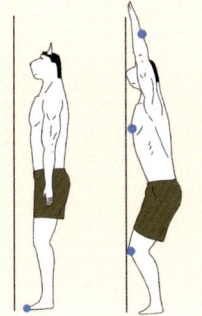

벽에 가슴, 팔, 무릎을 붙여보자. 벽과 밀착한다고 생각하면 쉽다. 팔은 만세 자세로 브이자로 올려서 벽에 붙인다.

동작

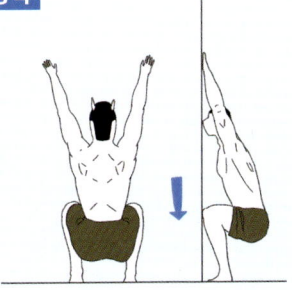

만세 자세를 유지하며 그대로 벽을 타고 내려간다. 이때 고관절이 접혀야 하며, 무릎은 벽에 붙어 있어야 한다.

동작

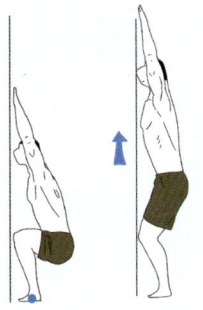

점프하듯 발에 힘을 주고 용수철처럼 몸을 위로 편다.

횟수 10회 반복, 4세트

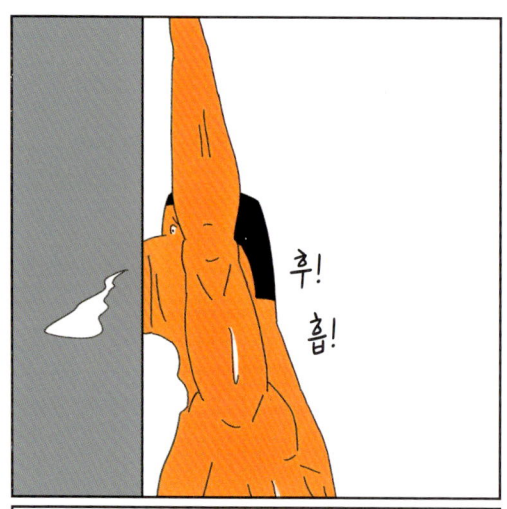

호흡은 올라와서 숨을 뱉고
바로 숨을 마시고 내려간다

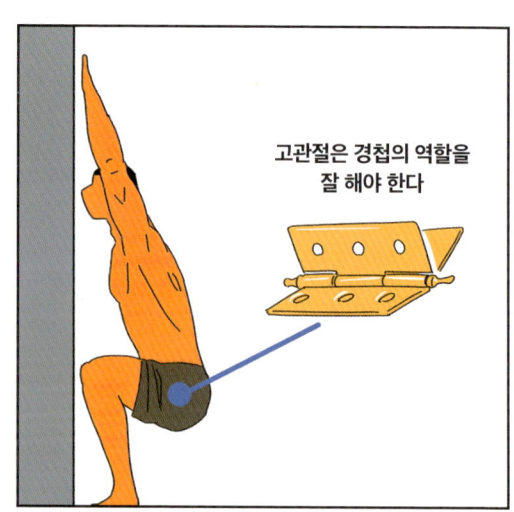

고관절은 경첩의 역할을
잘 해야 한다

고관절의 유연성이 떨어지는 분들은
내려갈 수 있는범위까지만 내려간다
(통증 발현 시 중단)

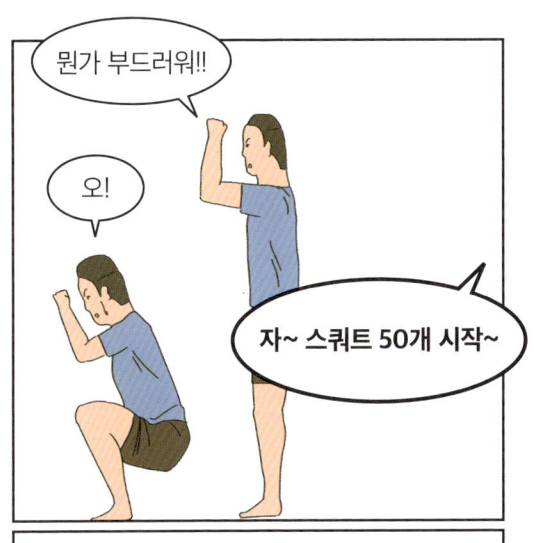

이제 스쿼트를 시켜보면 움직임이 부드러워진 것을 확인할 수 있다

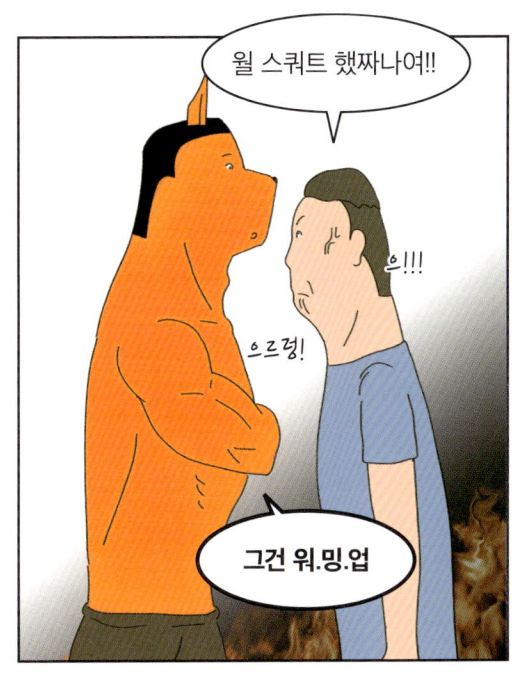

월 스쿼트 총정리

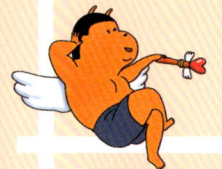
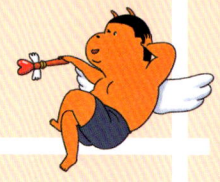

❶ 자세 세팅

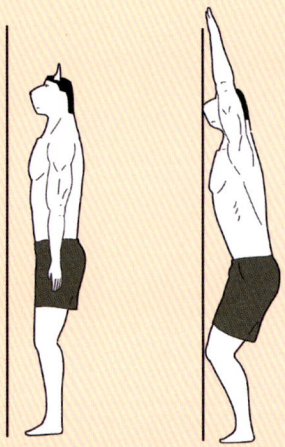

벽에서 한 보 뒤로 나온다.
상체를 곧게 세우고 엉덩이를 뒤로 빼고 무릎을 벽에 붙인다.

❷ 내려가기

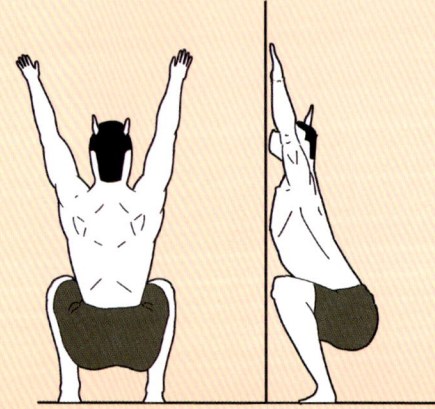

만세를 한 상태에서 가슴과 무릎을 벽에 붙이며 내려온다.
가능하면 최대한으로 내려온다.

❸ 올라가기

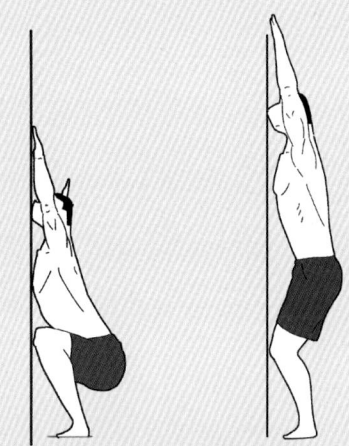

가슴을 벽에 붙인 것을 유지하며 점프하듯 발을 누르며 위로 올라간다.

❹ 호흡

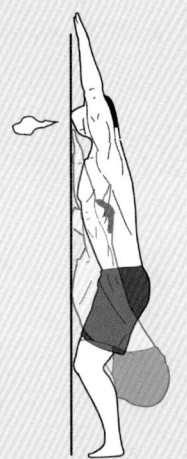

호흡은 위에서 다 해결한다. 숨을 참고 내려갔다가 올라와서 뱉는 것을 반복하자.

제대로 된
하체 근력을
키워주는 운동

프론트 바벨 스쿼트

바벨을 들고 하는 스쿼트는 중량을 다룰 수 있어 하체 근력을 집중적으로 강화하고, 전신 근력 향상에 효과적입니다. 덤벨 스쿼트의 경우는 균형을 맞추는 데 도움을 주고, 관절에 부담을 덜어주기도 하고요. 두 가지를 병행하면 하체와 전신 근력을 고루 발달시킬 수 있습니다.

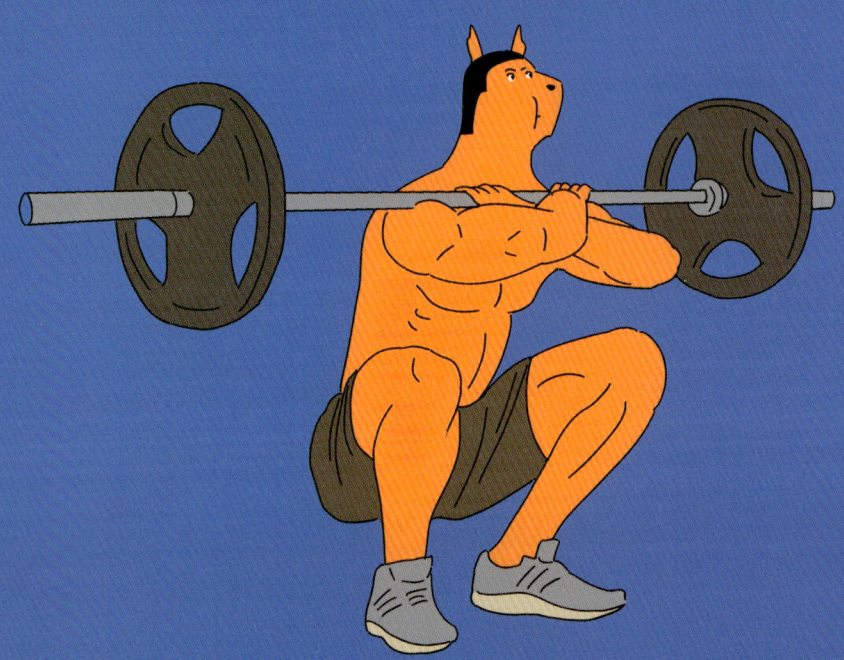

회원번호	신장	나이	성별
KANGMAN-PT-MXXXXX	1X3cm	2X	남성

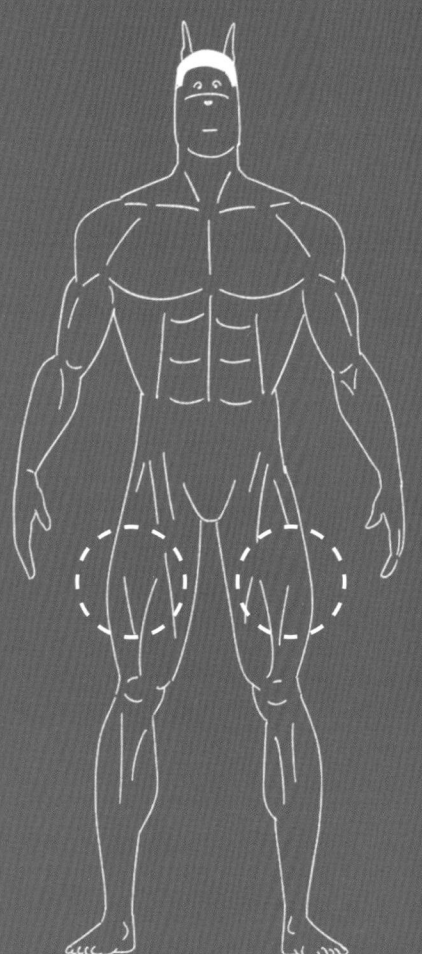

코어와 자세를 동시에 훈련할 수 있는 프론트 바벨 스쿼트

벽 앞 스쿼트로 고관절 움직임을 익혔다면, 바벨과 덤벨을 들어볼 차례입니다. 초보자들이 흔히 하는 실수는 가슴을 들려다 허리를 꺾는 것. 이로 인해 코어를 제대로 사용하지 못하고, 허리나 무릎에 부담이 생기기 쉽습니다. 프론트 바벨 스쿼트는 바벨을 앞에 두고 실시하는 스쿼트로, 상체가 무너지지 않도록 코어와 자세를 동시에 훈련할 수 있는 훌륭한 방법입니다. 특히 앞벅지 자극이 강하고, 복압 유지 능력을 기르기에 적합해 초보자에게 추천됩니다.

POINT!
- 자세를 바르게 하는 바벨 스쿼트
- 바벨이 무겁다면? 덤벨 스쿼트

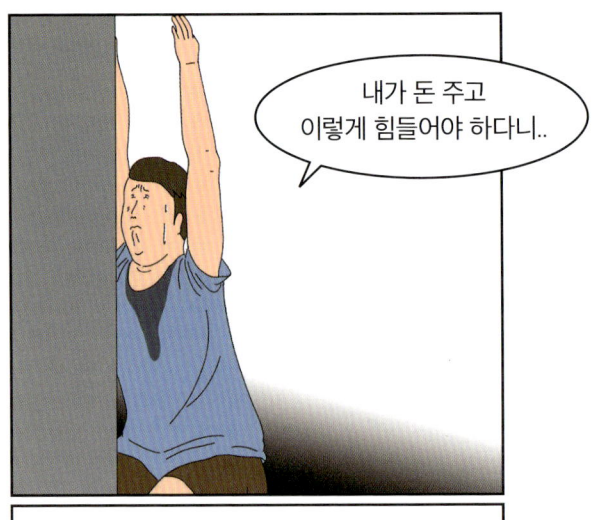

저번 화에선 '월 스쿼트'를 배워 보았다

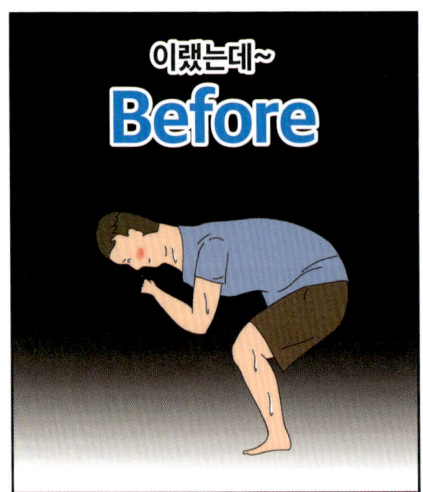

그 결과로 회원님의
처음 스쿼트 모습이

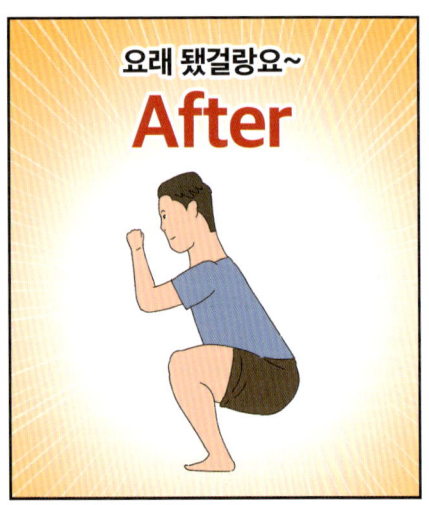

제대로 앉을 수 있게 된
모습을 볼 수 있다

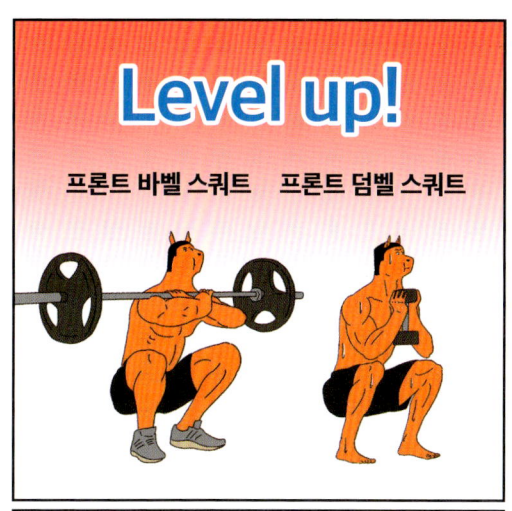

이젠 바벨이나 덤벨을 들고
스쿼트를 해주면 된다
이번에 알려줄 것은 프론트 바벨 스쿼트다

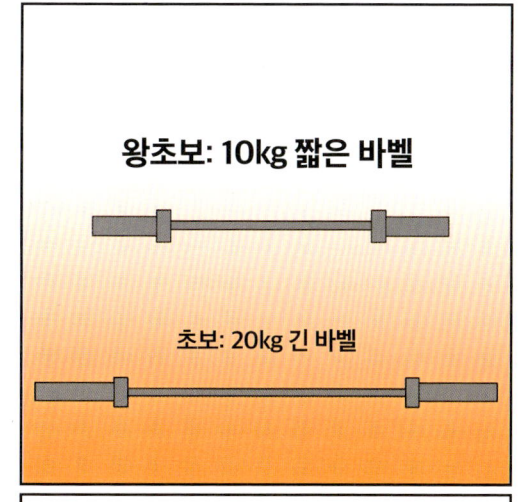

처음 하시는 왕초보분들은 짧은 바벨부터
잡아보자 왕초보 바벨을 들고 30개를
할 수 있다면 초보 바벨로 넘어가자

01 | 프론트 바벨 스쿼트를 안전하게 하려면?

상체와 하체 자세

자세

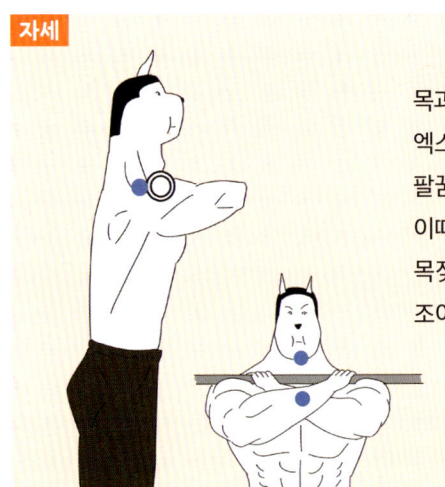

목과 어깨 사이에 바벨을 두고 팔을 엑스자로 걸쳐서 잡아준다. 그대로 팔꿈치를 위로 든다.
이때 바벨을 목과 어깨 사이에 두면 목젖에 닿아 불편할 수 있는데, 처음 목이 조이는 느낌은 잘못된 자세가 아니다.

자세

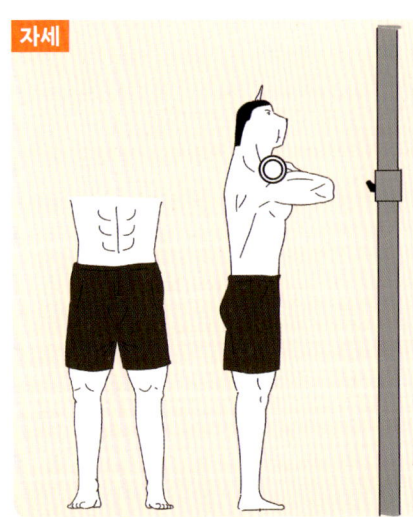

다리 너비는 허리보다 살짝 넓게 서고, 발끝은 바깥을 향하게 한다. 엉덩이에 힘을 준다.

횟수 10회 반복, 4세트

동작

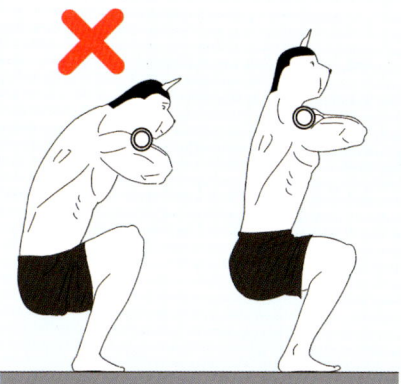

상체를 바로 세우고 골반과 무릎을 같이 접으며 아래로 내려간다. 봉이 수직 아래 방향이라고 생각해야 바른 자세로 내려갈 수 있다.

동작

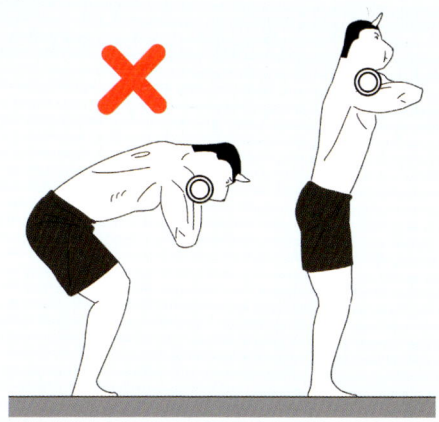

점프하듯이 아래에서 일어난다. 엉덩이부터 올라오는 것이 아니라, 발 전체로 바닥을 지지하며 천천히 점프하듯 아래를 누르며 일어난다.

횟수 10회 반복, 4세트

호흡

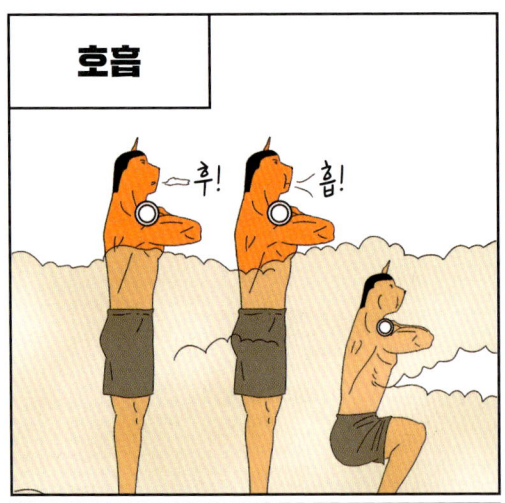

얼굴 밑으로 가스가 있다고 생각하자
호흡을 마시고 내려가서 올라와 뱉는다

가동 범위

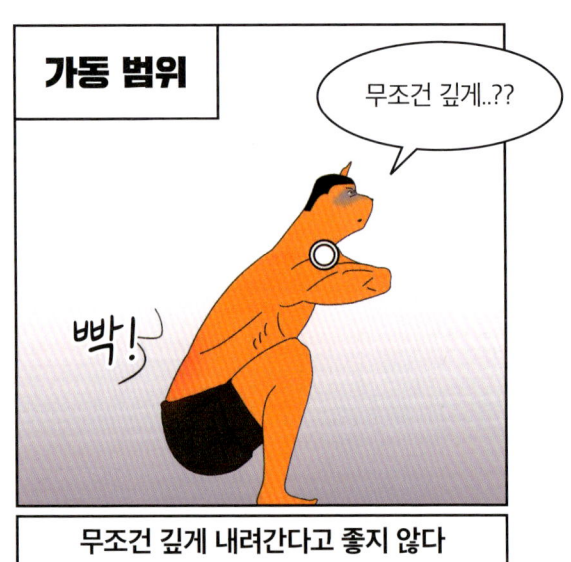

무조건 깊게..??

무조건 깊게 내려간다고 좋지 않다
상체가 굽지 않고
골반이 잘 접히는 정도까지만 내려가자

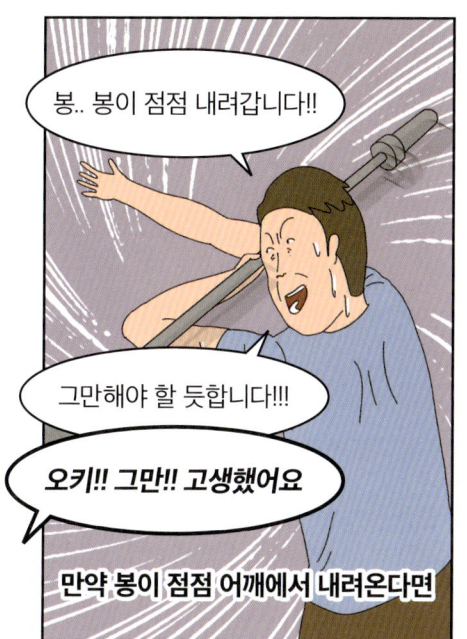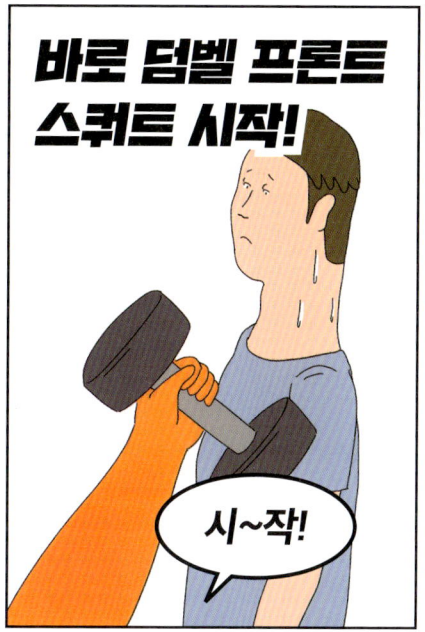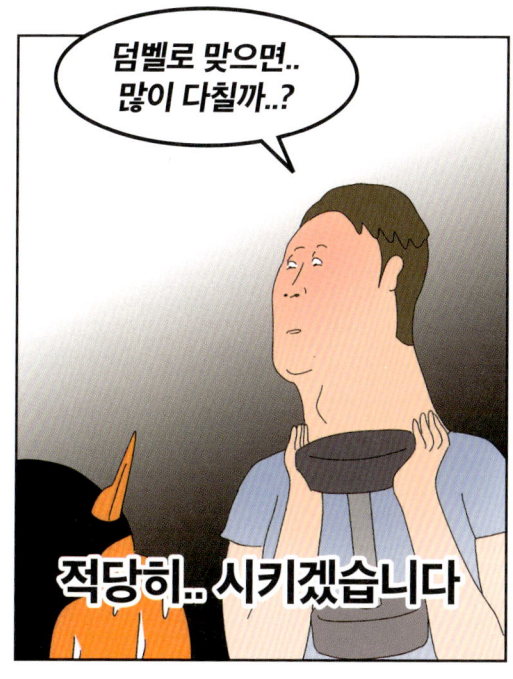

프론트 바벨 스쿼트 총정리

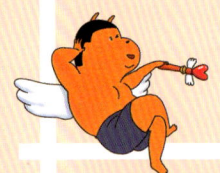
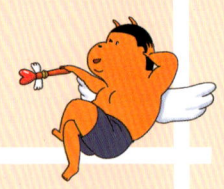

❶ 자세 세팅 1

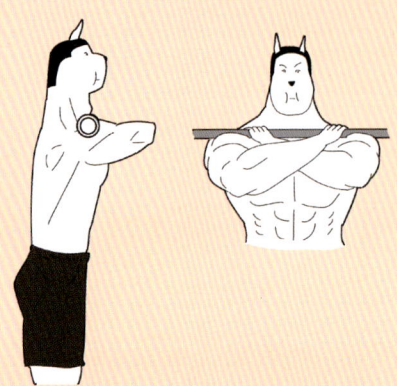

쇄골과 어깨 사이의 틈에 바벨을 올리고
팔을 서로 겹쳐서 들어준다.

❷ 자세 세팅 2

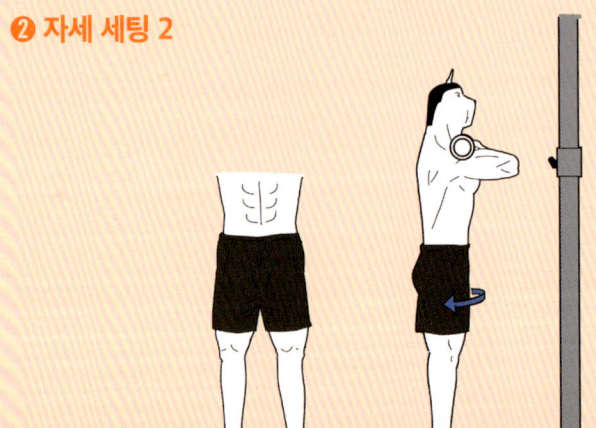

발의 너비는 골반 너비, 발 끝은 바깥을 향한다.
허벅지를 바깥으로 돌려 엉덩이의 바깥 힘을 잡는다.

❸ 내려가기

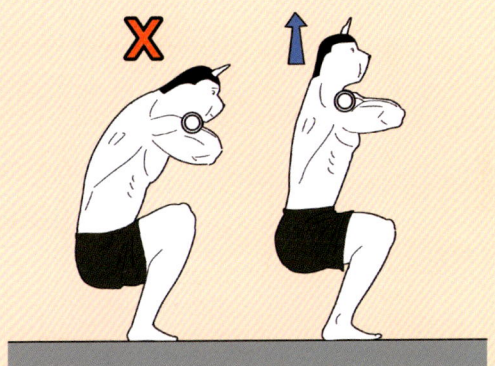

상체를 숙이지 않고 세운 상태를 유지하며
천천히 내려온다.

❹ 올라오기

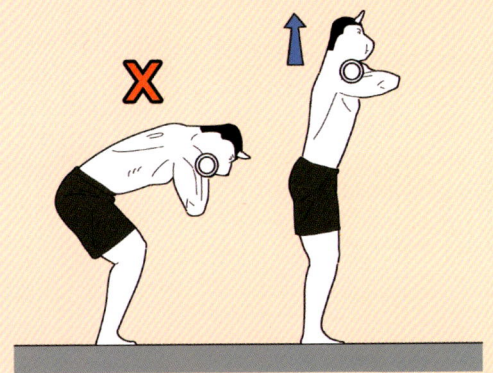

올라올 땐 무릎만 펴지는 것이 아닌, 상체를 세운 상태를
유지하며 곧은 자세로 일어난다.

코어 근육을 자극하는 스쿼트

고블릿 스쿼트

고블릿 스쿼트는 덤벨이나 케틀벨을 두 손으로 잡고 하는 스쿼트입니다. 이 운동은 코어 근육을 자극해 균형성과 안정성을 향상시킵니다. 무게를 앞에 두고 하기에 허리에 부담을 덜어주고 초보자도 쉽게 할 수 있는 운동입니다.

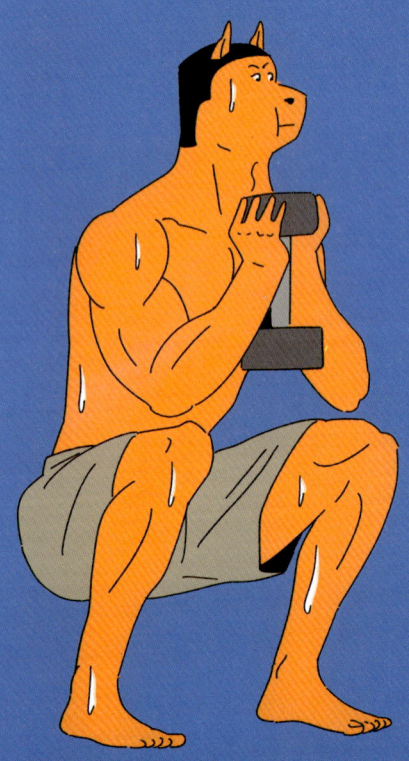

회원번호	신장	나이	성별
KANGMAN-PT-MXXXXX	1X3cm	2X	남성

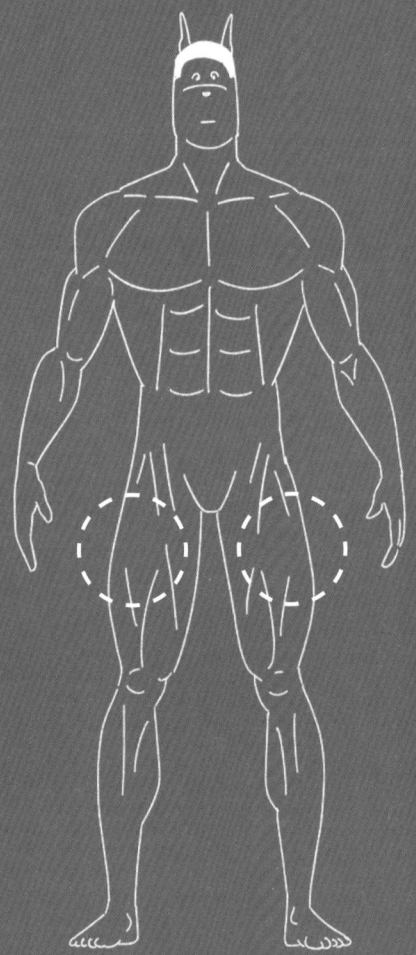

바벨이 부담스럽다면?
덤벨로 하는 고블릿 스쿼트!

프론트 바벨 스쿼트와 고블릿 스쿼트는 비슷하지만 접근 방식이 다릅니다. 바벨이 부담스러운 초보자나 어깨·손목이 불편한 분들에겐, 고블릿 스쿼트가 훨씬 안전하고 실용적인 선택입니다. 가슴 앞에 덤벨을 들고 하는 이 동작은, 자세 교정, 코어 안정, 앞벅지 자극까지 다 잡을 수 있어 입문자용 하체 운동으로 딱 좋습니다.

POINT!
- 안정적인 자세로 덤벨 잡기
- 무릎의 올바른 자세

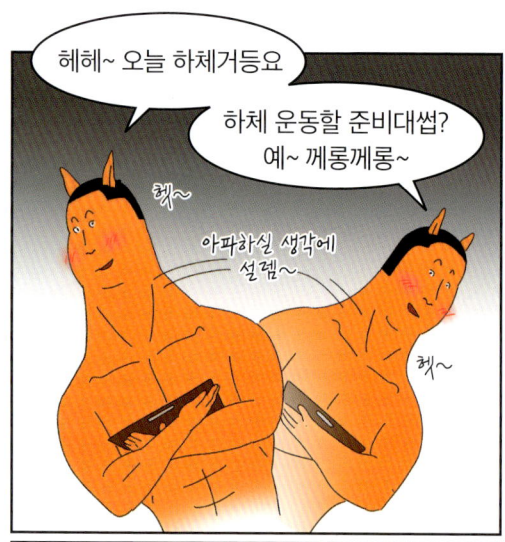

하체 운동을 시키면
항상 시키는 첫 종목이 있다

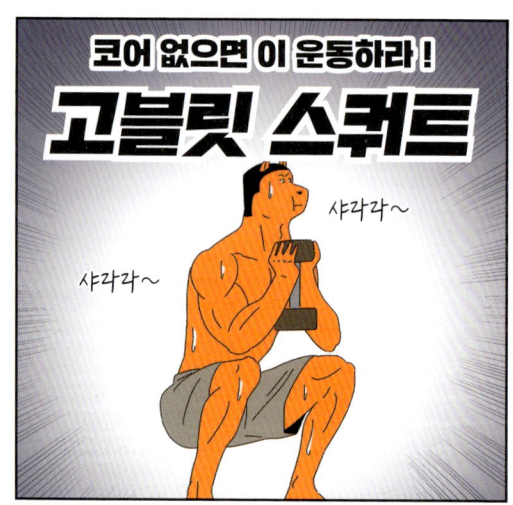

이름부터 흉악한 이 친구는 하체 운동 전
코어 잡기 딱 좋은 친구니 꼭 해보자

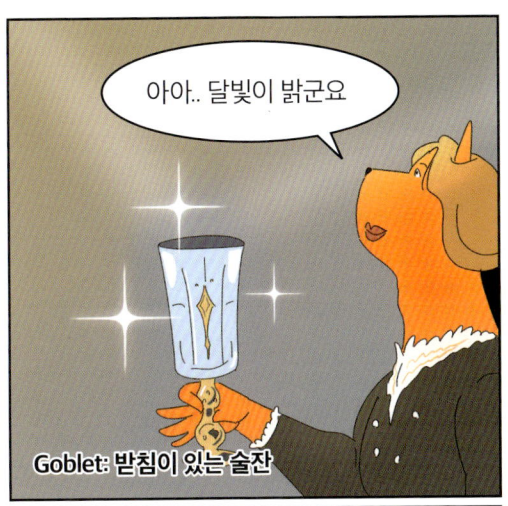

고블릿 스쿼트의 고블릿은
받침이 있는 술잔을 뜻한다
근데 이게 왜 이름에 들어가 있을까

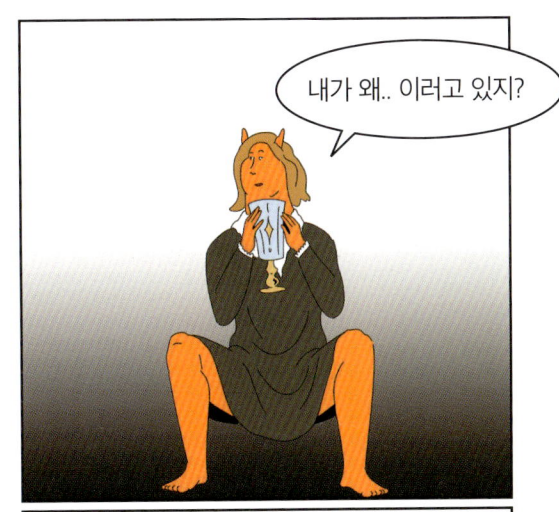

덤벨 든 모습이 고블릿 잔을 든 모습이랑
비슷하다고 하여 붙여진 이름이라고 한다

01 고블릿 스쿼트의 올바른 방법

내려가기와 올라오기

자세

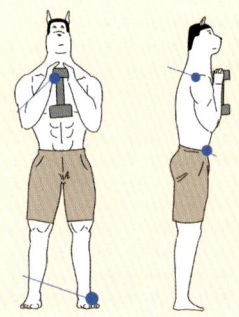

덤벨 위쪽을 잡고 다리는 어깨보다 약간 넓게 벌려 선다. 상체는 바로 세우고 발바닥 전체로 몸을 지탱한다.

동작

무릎을 벌린 채로 상체를 세워서 내려온다.

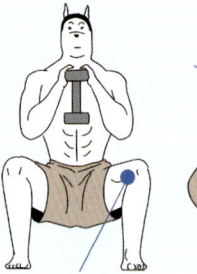

동작

천천히 점프를 한다는 생각으로 일어나면 발바닥 힘을 잘 쓰며 일어날 수 있다. 이때 엉덩이 근육을 짜지 않는다.

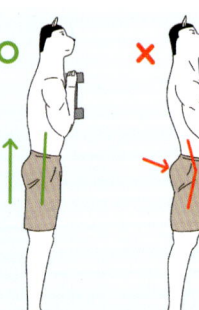

횟수 10회 반복, 4세트

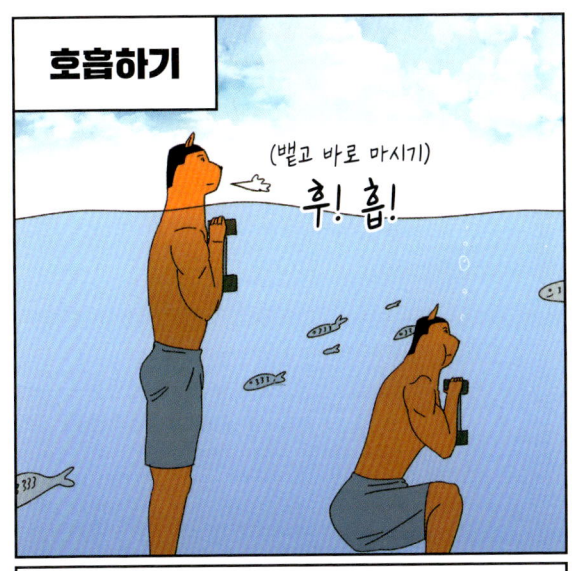

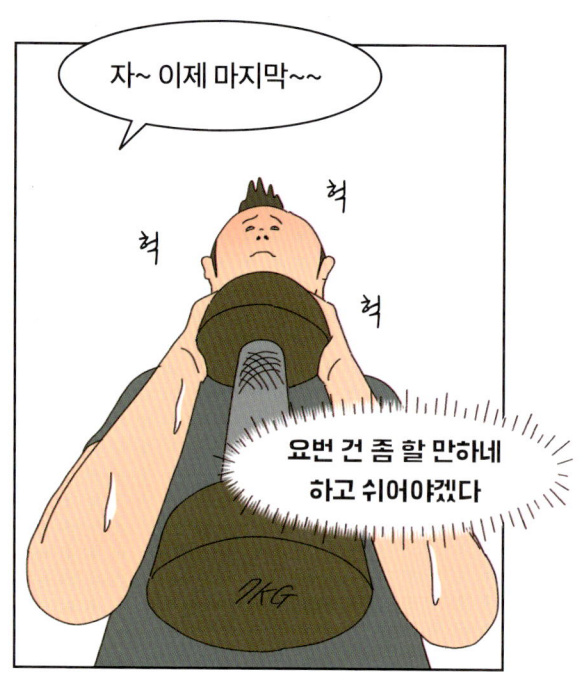

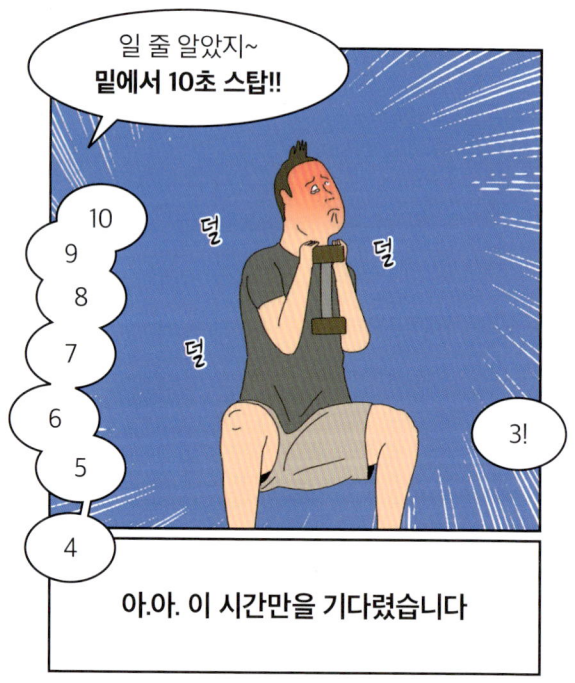

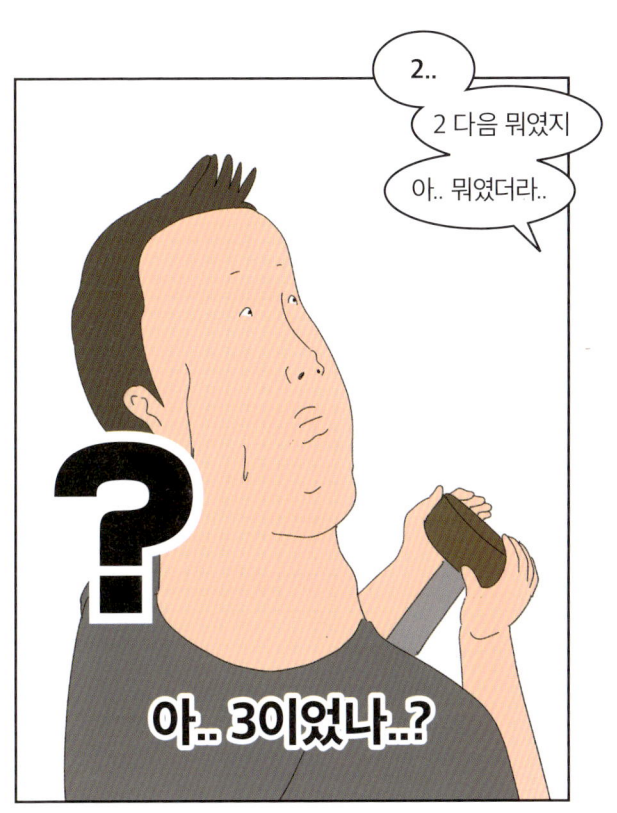

고블릿 스쿼트 총정리

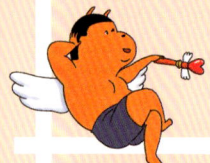
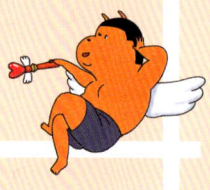

❶ 자세 세팅

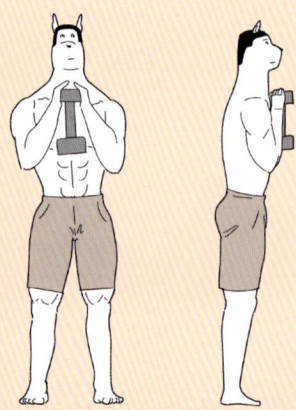

몸을 길게 세우고 두 손바닥을 모아 덤벨의 윗부분을 잡는다.

❷ 내려가기

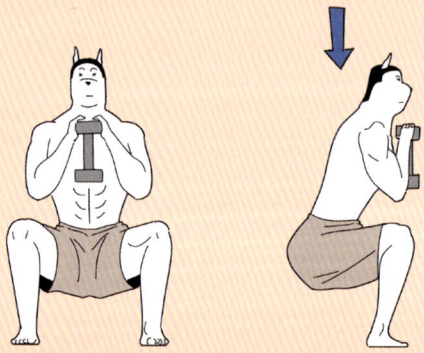

단순히 내려가는 것이 아닌, 정수리를 곧게 세우는 느낌으로 천천히 앉는다.

❸ 올라오기

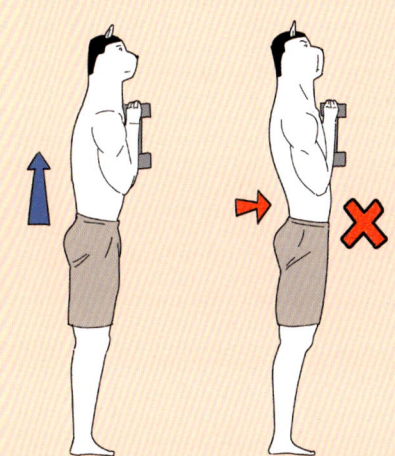

천천히 점프하듯 발로 바닥을 누르며 일어난다.
엉덩이만 앞으로 내미는 것이 아닌, 전신을 펴준다.

❹ 호흡

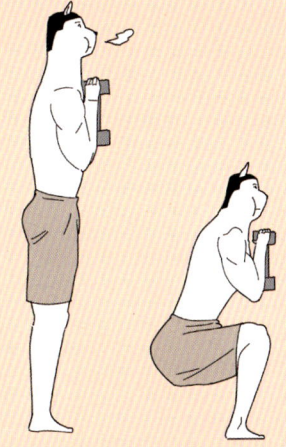

숨은 일어나서 마시고, 내려갔다 올라와 뱉는다.

전신 근육을
골고루 자극하는 운동

데드리프트 1

데드리프트는 전신 근육을 골고루 자극하는 운동으로, 하체 및 코어 근육 강화에 탁월합니다. 체중을 지탱하며 바닥에서 물건을 드는 동작은 일상생활에서도 유용하죠. 근육 발달과 더불어 몸의 균형과 협응력도 높일 수 있는 강력한 코어 운동입니다.

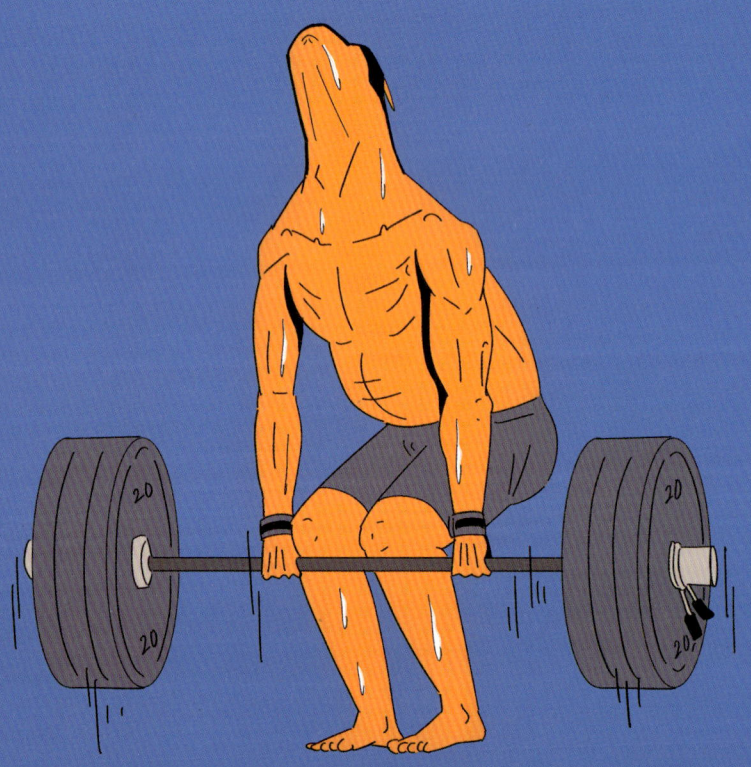

회원번호	신장	나이	성별
KANGMAN-PT-MXXXXX	1X3cm	2X	남성

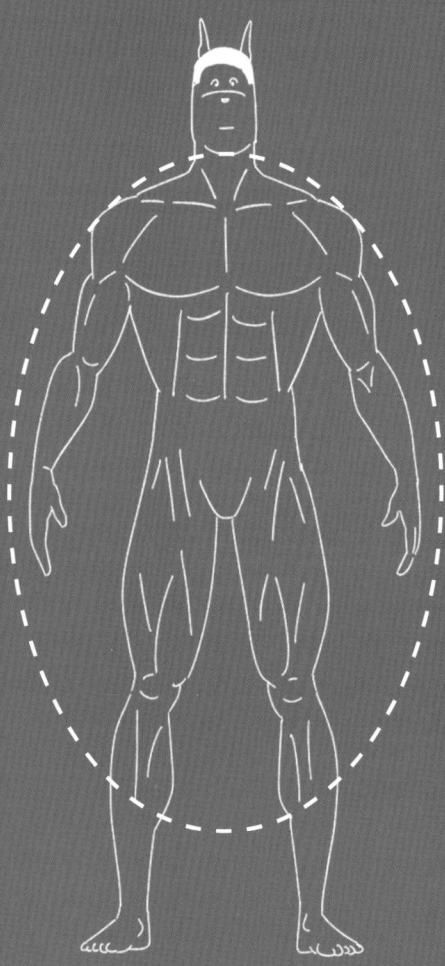

발바닥을 안 쓴 데드리프트는 허리만 아프다?

데드리프트를 할 때 허리가 아픈 분들, 대부분 두 가지 문제 때문입니다. 첫째, 힙힌지 동작이 안 되고, 둘째, 발바닥 힘을 못 써서 상체로만 버티려다 허리에 부담이 가는 경우죠. 이럴 땐 밴드를 활용한 데드리프트 패턴 연습이 효과적입니다. 밴드를 골반에 걸고 저항을 받으며 자세를 연습하면, 자연스럽게 발바닥 힘과 고관절 움직임을 익힐 수 있습니다.

POINT!
- 데드리프트로 전신 운동하기
- 초보자라면 꼭 배워야 하는 기본 자세

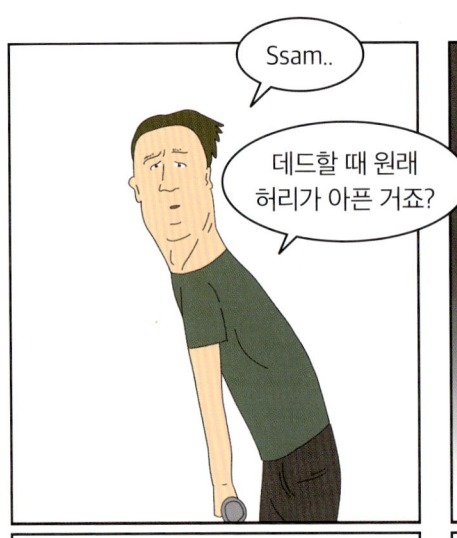
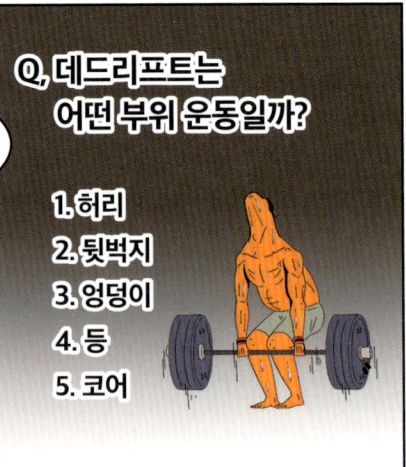

데드리프트는
허리만 아픈 운동인가?

퀴즈를 맞힌 사람에겐
뽀뽀를 해주겠다

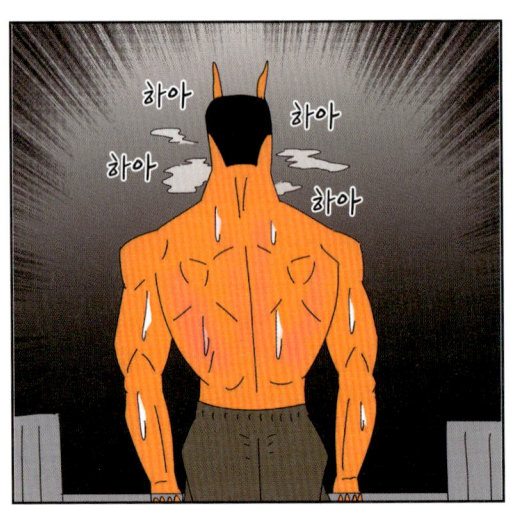

정답은!!! 전부 다 정답이다
(모두에게 뽀뽀 ^^)
그렇다 데드리프트는 전신운동이다

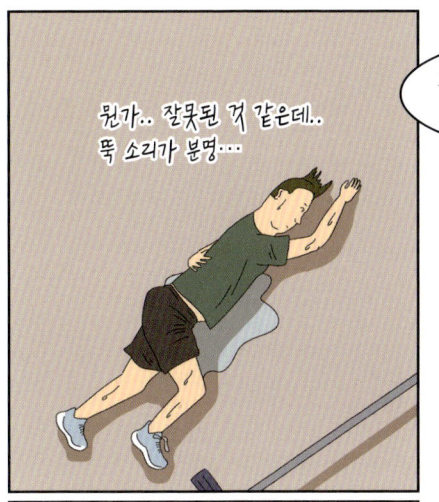

하지만 전신 근육을 잘 못 쓰는 헬린이분들은 데드리프트를 허리로 들어 다치는 경우가 흔하다

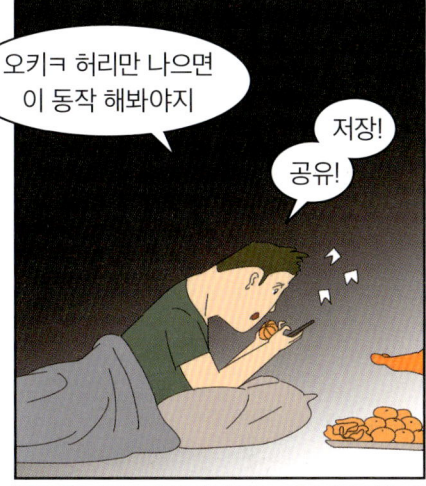

그러면 도대체 데드리프트를 어디서부터 시작해야 할까?

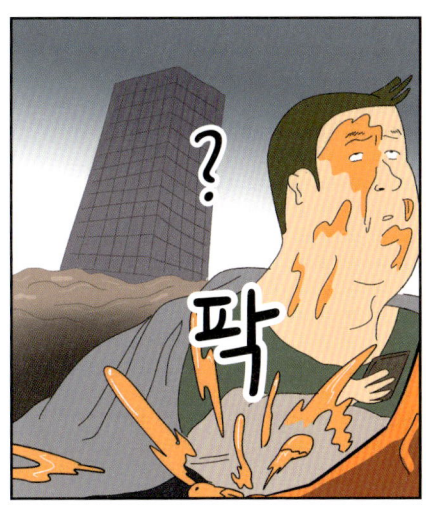

내려올 때는 덤벨이 수직으로 내려온다고 생각하라 그럼 알아서 무릎과 골반은 빠져줄 것이다

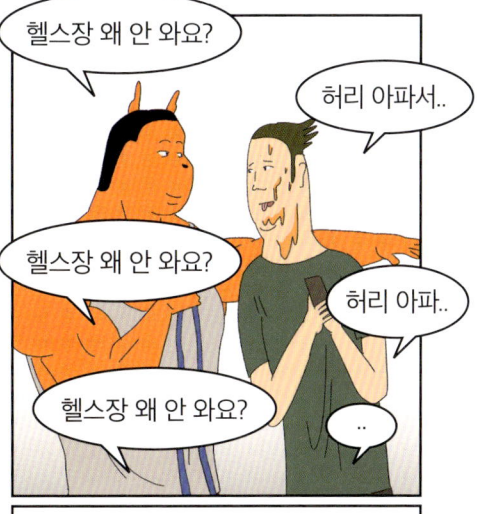

데드리프트 할 때 허리가 아프면 대부분 발을 못 쓴다 풀업 밴드를 이용해 발을 쓰는 방법이 있다

01 밴드를 활용한 데드리프트의 기본 자세

버티기와 골반 접기

자세

골반이 접히는 곳에 줄을 걸어준다. 밴드의 탄성을 느끼며 내 몸이 간신히 버티는 곳까지 앞으로 걸어간다. 자세를 유지하기 위해 발바닥으로 버틴다.

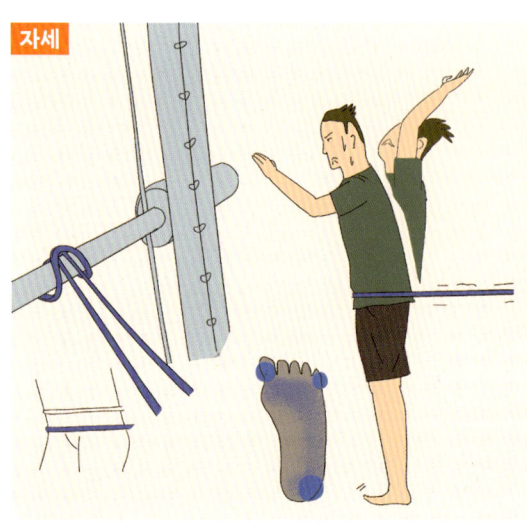

동작

발로 버티고, 상체를 내밀며 골반을 접는다. 이때 허리를 꺾지 않고 무릎은 아래를 누른다는 느낌을 유지한다.

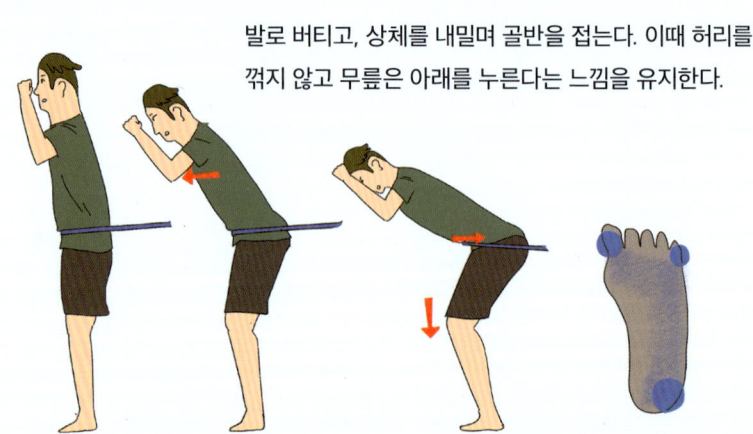

횟수 30회 반복, 4세트(세트 간 1분 휴식)

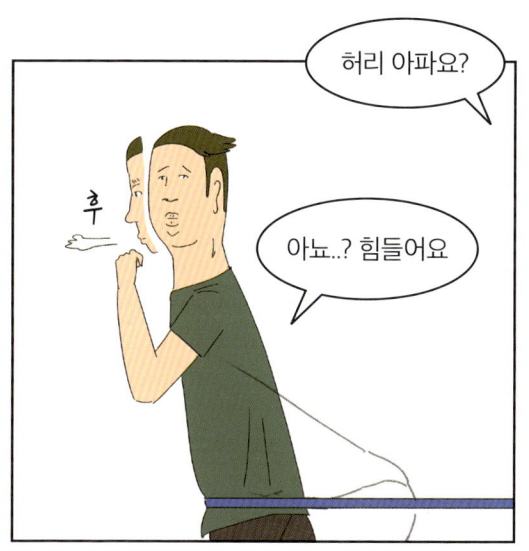

무조건 깊게 내려간다고 좋지 않다
상체가 굽지 않고 골반이
잘 접히는 정도까지만 내려가자

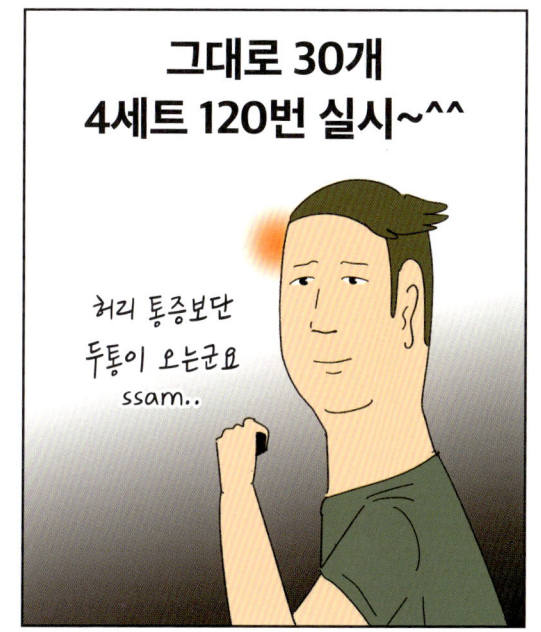

데드리프트 총정리

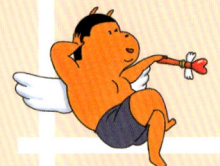
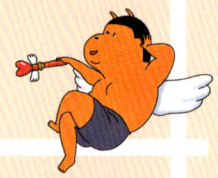

❶ 자세 세팅

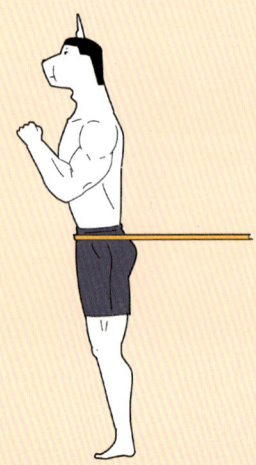

밴드를 골반 접히는 곳에 걸고 앞으로 3보 걸어간다.
완전히 바닥을 누르는 느낌으로 버틴다.

❷ 중간 자세

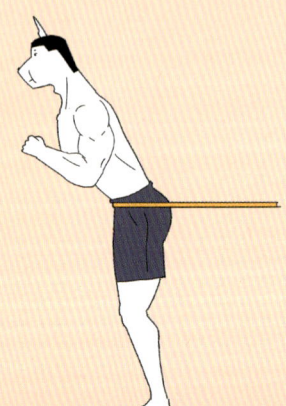

상체가 앞으로 가며 골반을 뒤로 접는다.
이때 발바닥은 바닥에 붙은 상태를 유지한다.

❸ 힙힌지 자세 유지

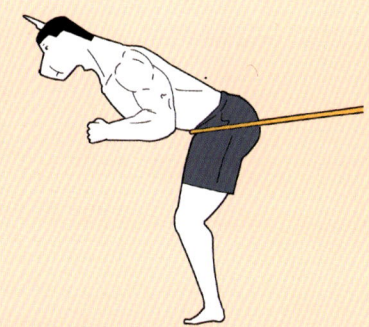

골반이 접히며 상체가 앞으로 숙여진다.
이때 뒷벅지와 엉덩이의 텐션이 느껴지면 성공이다.

❹ 일어나기

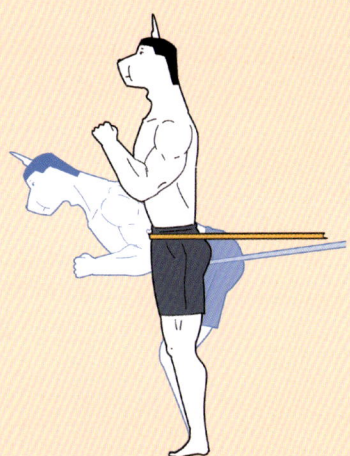

일어날 때 발을 강하게 아래로 누르면 몸 전체가 펴진다.
이때도 발바닥으로 버틴다.

자세를 교정하는 데드리프트

데드리프트 2

데드리프트도 도구를 사용하지 않는 맨몸 데드리프트, 그리고 바벨이나 덤벨, 원판 등을 활용해서 하는 방법이 있습니다. 도구를 사용하면 자세를 교정하기 더 수월하죠.

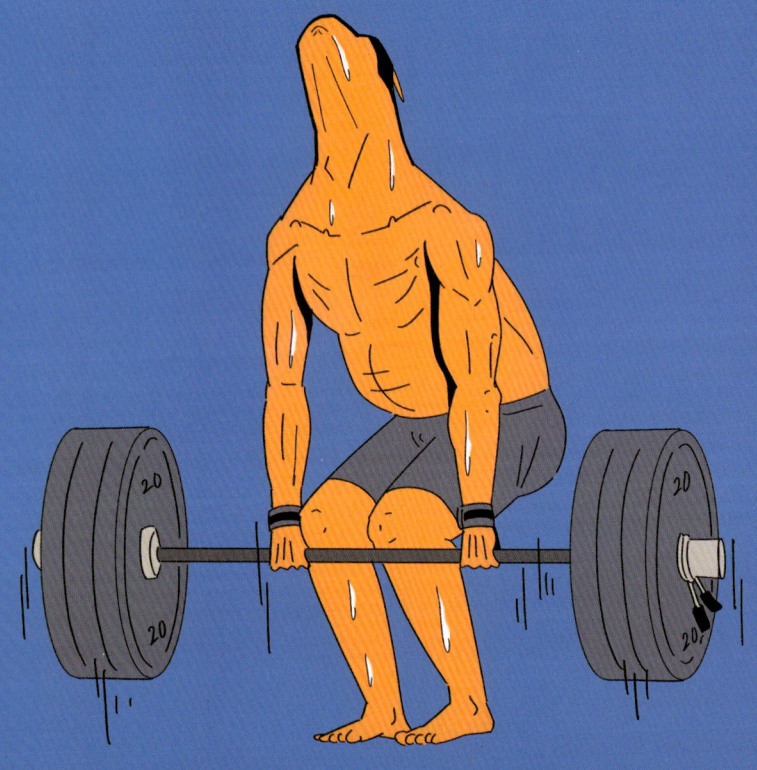

회원번호	신장	나이	성별
KANGMAN-PT-MXXXXX	1X3cm	2X	남성

데드리프트에도 단계가 있다?

원판을 사용한 데드리프트는 원판을 뒷짐 지듯 들고, 상체는 앞으로, 골반은 뒤로 접으며 움직이는 데드리프트입니다. 무게가 실릴수록 엉덩이와 뒷벅지 자극은 강해집니다. 핵심은 발바닥 전체에 힘을 주며 움직임을 컨트롤하는 것입니다.

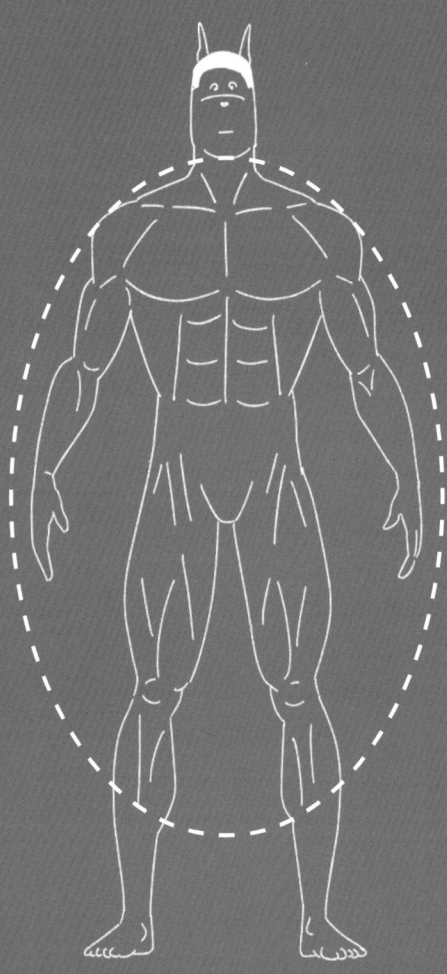

POINT!
- 도구 없이, 도구를 사용해서 하는 데드리프트
- 원판을 활용한 어깨 교정

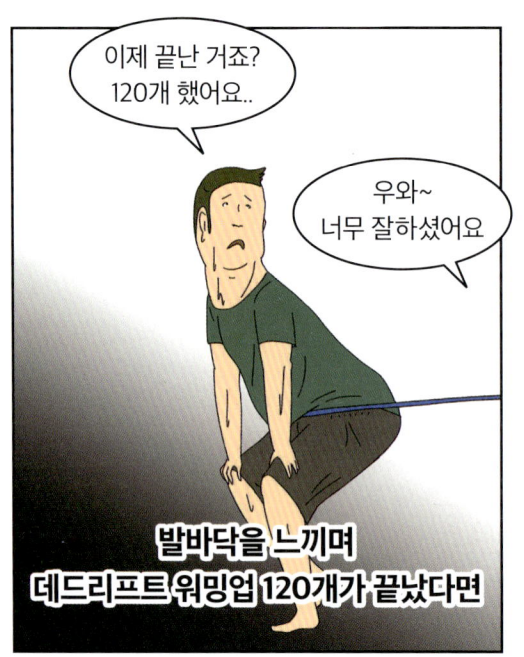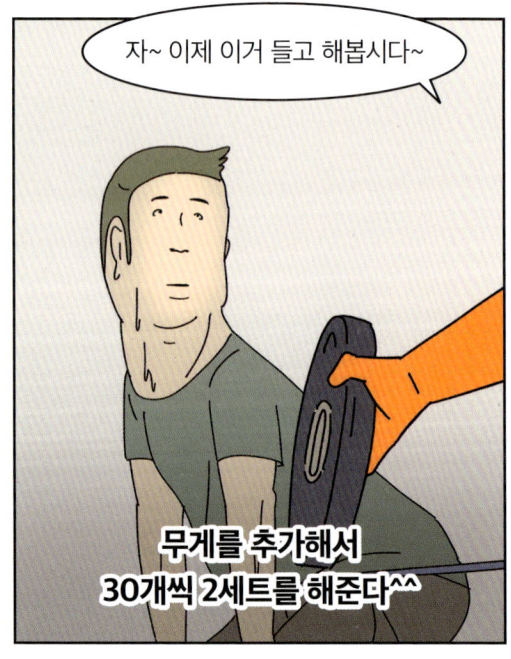

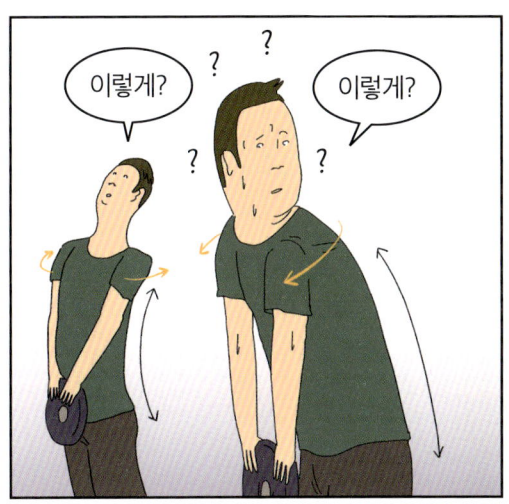

워밍업을 하더라도 무게만 들면
몸이 고장나는 회원님
데드리프트 할 때 어깨의 위치를 찾으려면

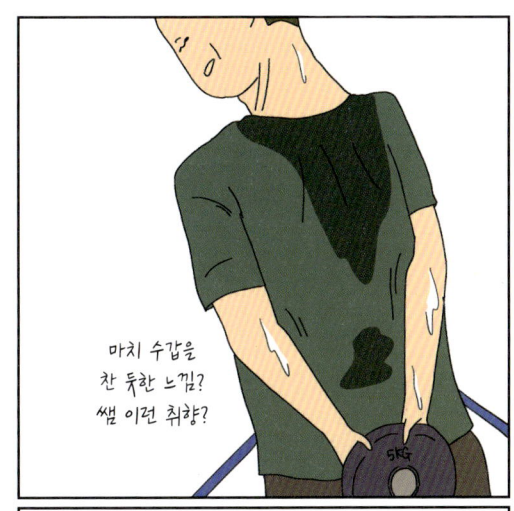

뒷짐을 지고 원판을 들어준다
그럼 자연스레 어깨 위치가 잡힐 것이다
(어깨 뒤로 모으기 X)

01 원판 들고 데드리프트

자세 교정

자세

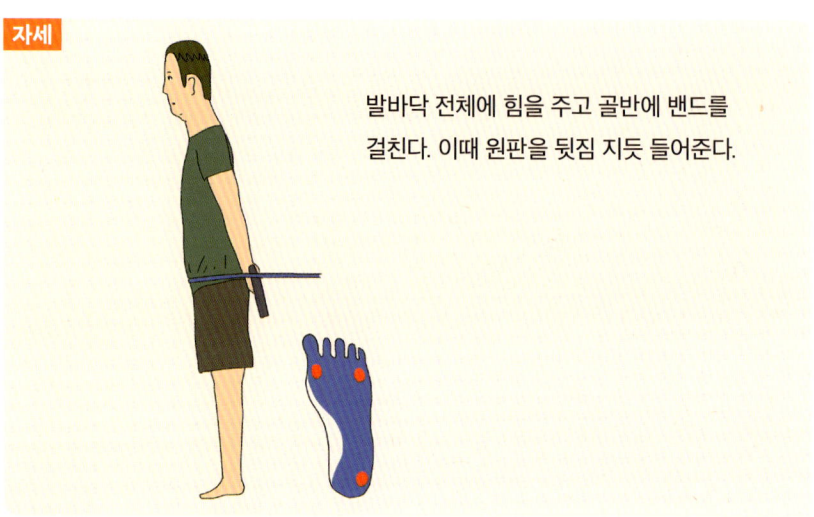

발바닥 전체에 힘을 주고 골반에 밴드를 걸친다. 이때 원판을 뒷짐 지듯 들어준다.

동작

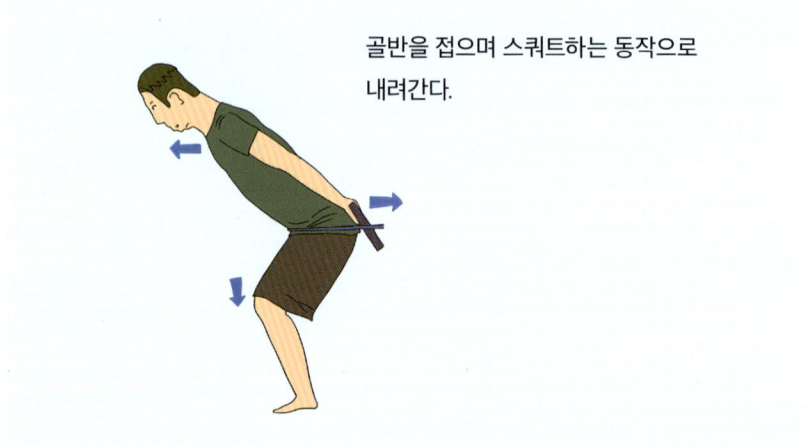

골반을 접으며 스쿼트하는 동작으로 내려간다.

횟수 20회 반복, 2세트

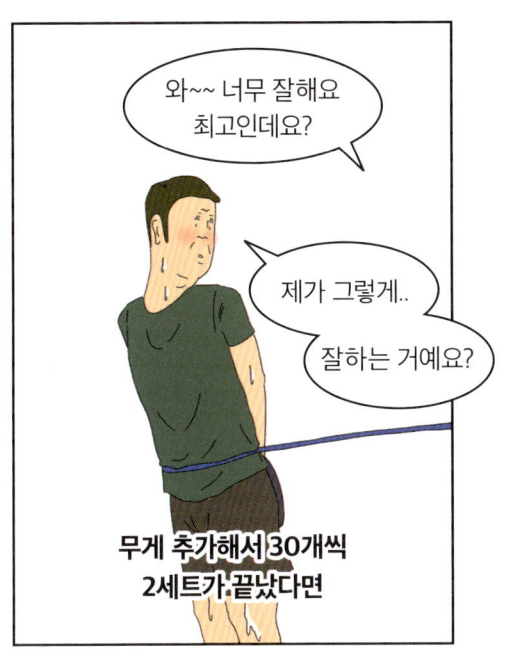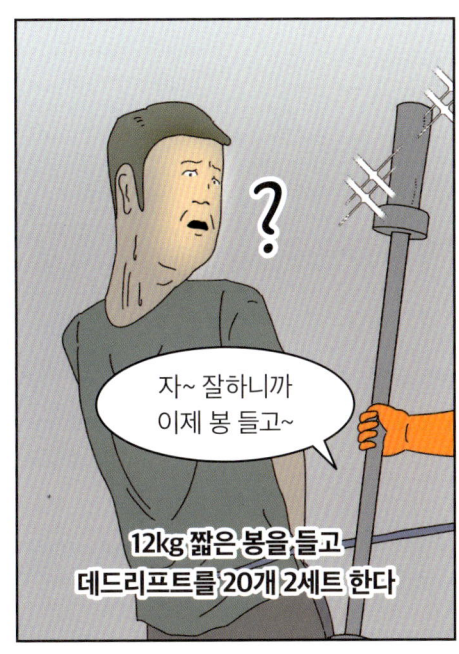

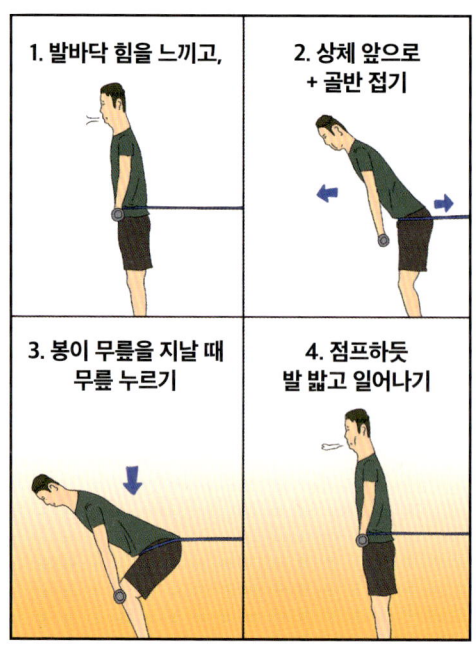

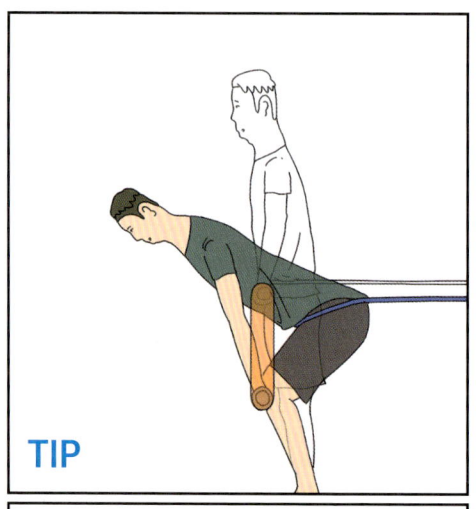

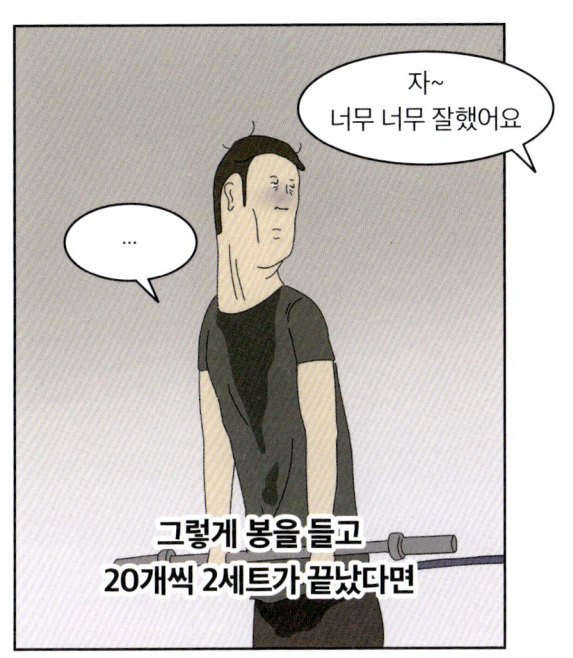

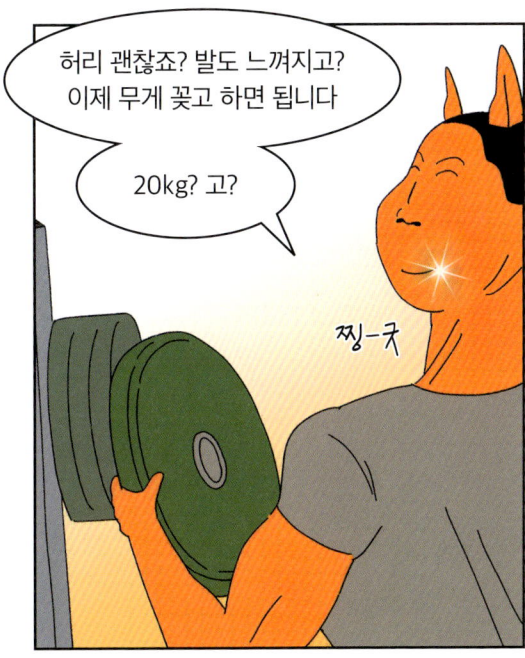

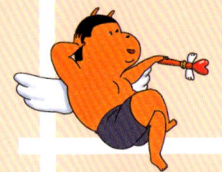 # 데드리프트 총정리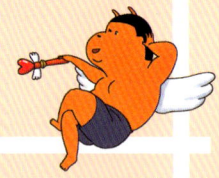

❶ 자세 세팅

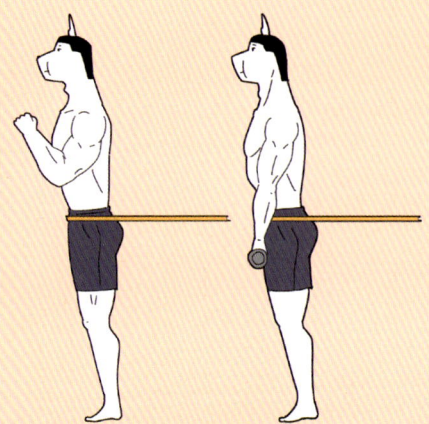

줄이 몸을 당기는 것에 저항하기 위해
몸을 바로 세운다.

❷ 내려가기

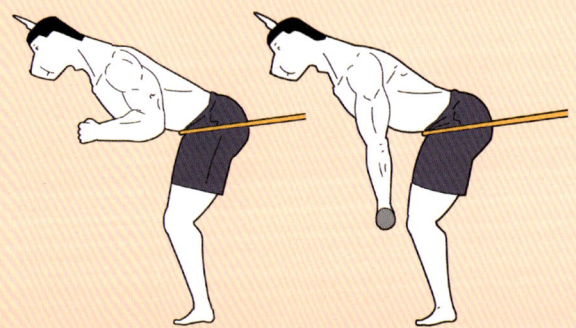

골반이 접혀지며 상체가 숙여진다.
이 상체는 구부러지지 않게 하고, 세운 상태로 내려간다.

❸ 일어나기

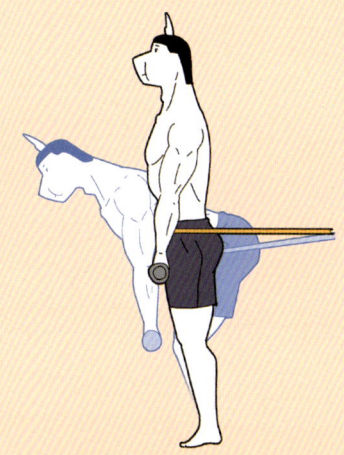

그대로 발을 누르며 골반을 펴며 일어난다.

❹ 데드리프트에 적용

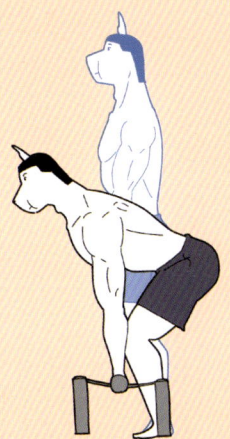

골반이 접히는 힙힌지 자세에 적응이 되었다면,
줄을 제거하고 데드리프트를 해보자.

난이도 최상의 하체 운동

불가리안 스플릿 스쿼트

불가리안 스플릿 스쿼트는 한쪽 다리를 뒤에 올리고 수행하는 하체 운동으로, 양쪽 다리를 독립적으로 사용하기 때문에 근육 불균형을 교정하는 데 유리하며, 균형 감각과 코어 안정성을 함께 높여줍니다.

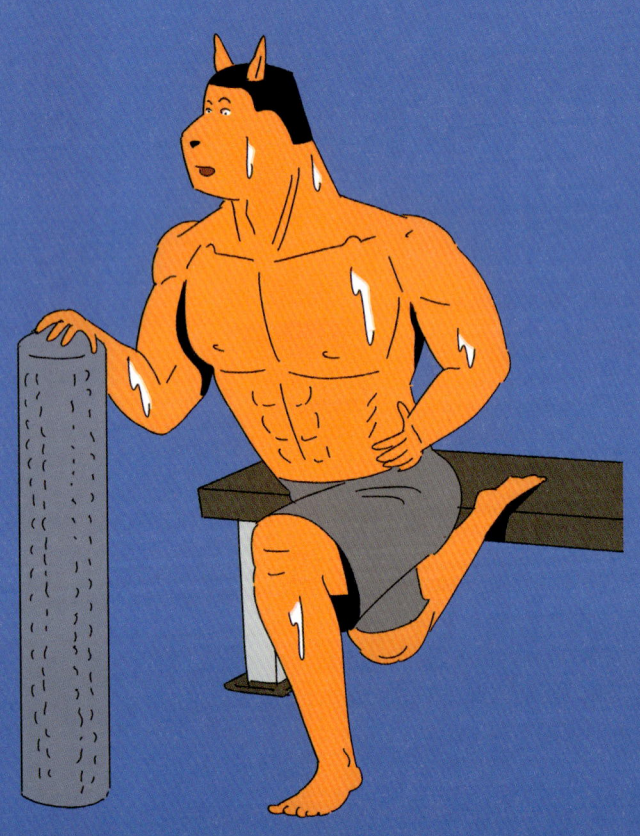

회원번호	신장	나이	성별
KANGMAN-PT-MXXXXX	1X3cm	2X	남성

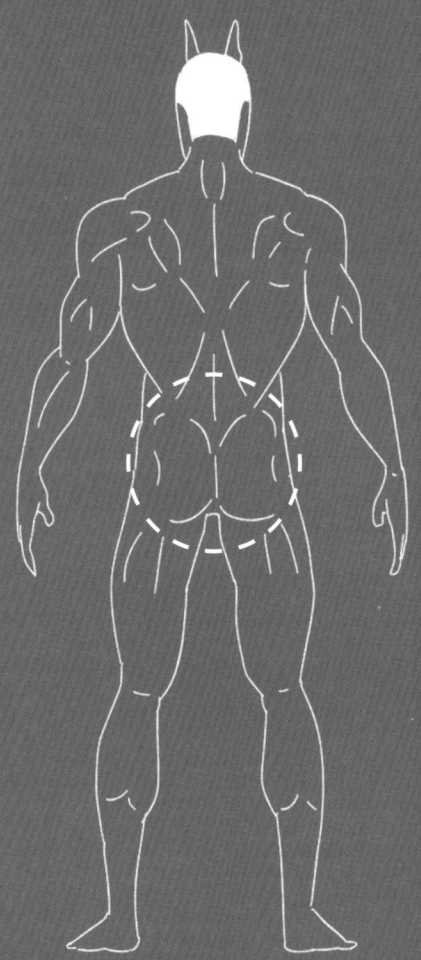

한 발로 하는 최고의 하체 운동, 불가리안 스플릿 스쿼트

우리는 걷거나 뛸 때 두 발이 아닌 한 발씩 움직이며 균형을 잡습니다. 하지만 좌우 다리 힘 차이가 크다면 몸의 불균형과 코어 약화로 이어질 수 있습니다. 이때 효과적인 방법이 바로 편측성 운동, 즉 한 발 운동입니다. 그중에서도 회원들이 가장 싫어하면서도 가장 효과적이라고 말한 운동이 바로 불가리안 스플릿 스쿼트입니다. 직접 해보시면 그 이유를 알게 되실 겁니다(고통은 말로 설명 불가!).

POINT!
○ 폼롤러와 의자를 활용하는 스쿼트
○ 몸의 균형을 항시 유지하는 법

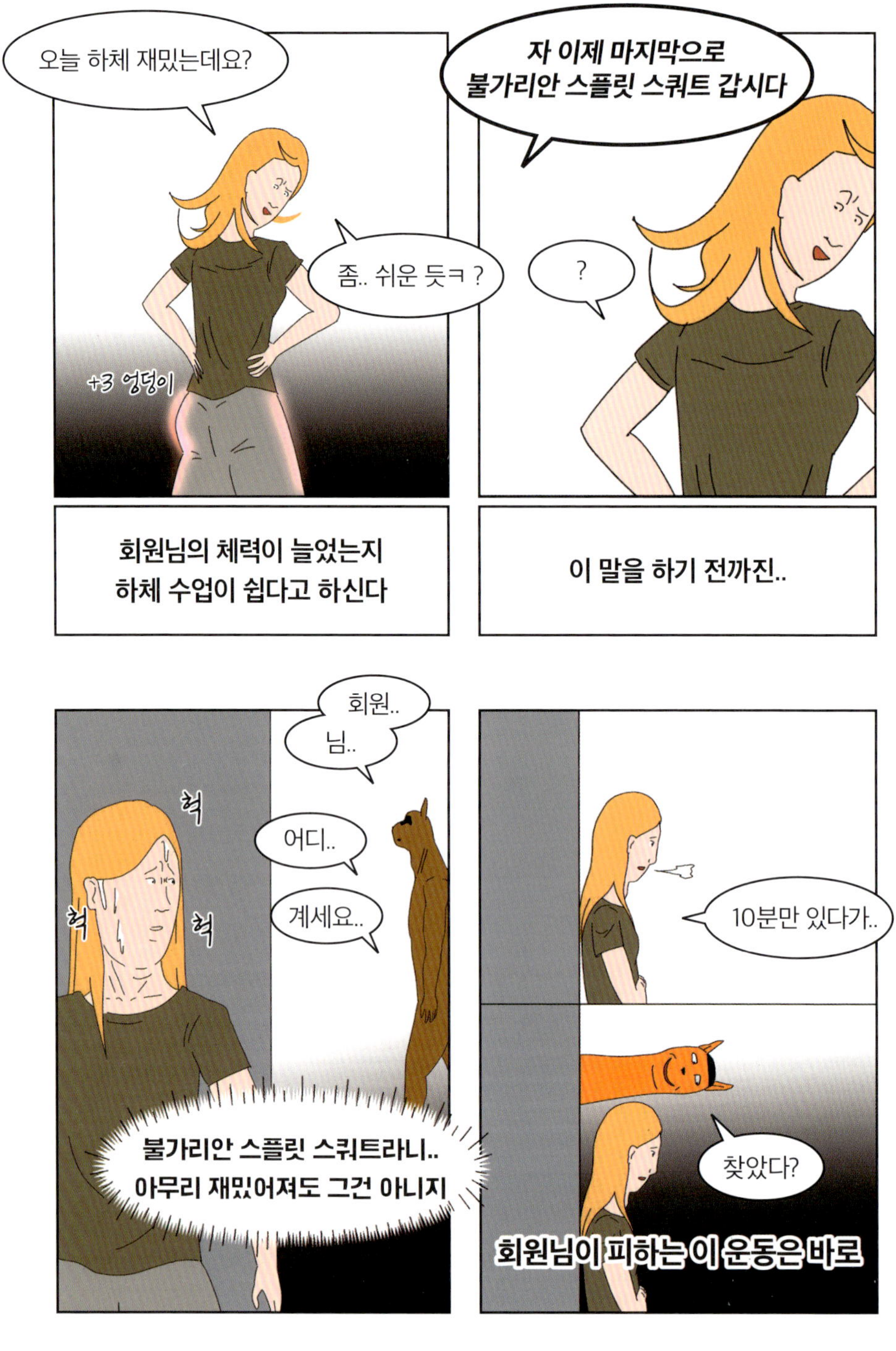

"오늘 하체 재밌는데요?" "좀.. 쉬운 듯ㅋ?" +3 엉덩이 회원님의 체력이 늘었는지 하체 수업이 쉽다고 하신다	"자 이제 마지막으로 불가리안 스플릿 스쿼트 갑시다" "?" 이 말을 하기 전까진..
"회원.. 님.." "어디.. 계세요.." 헉 헉 "불가리안 스플릿 스쿼트라니.. 아무리 재밌어져도 그건 아니지"	"10분만 있다가.." "찾았다?" **회원님이 피하는 이 운동은 바로**

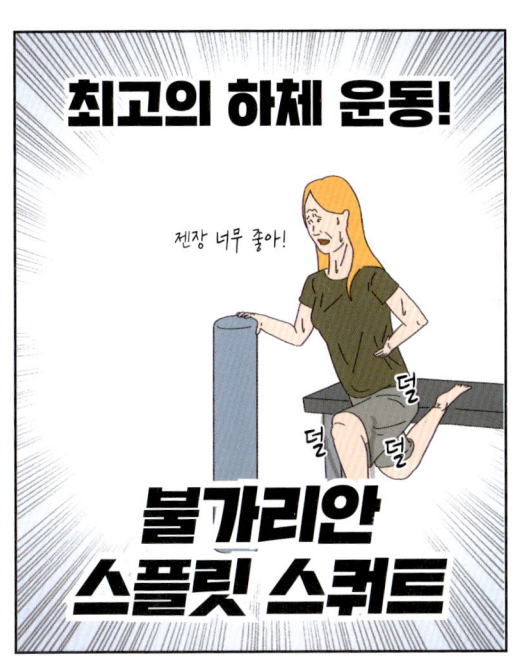

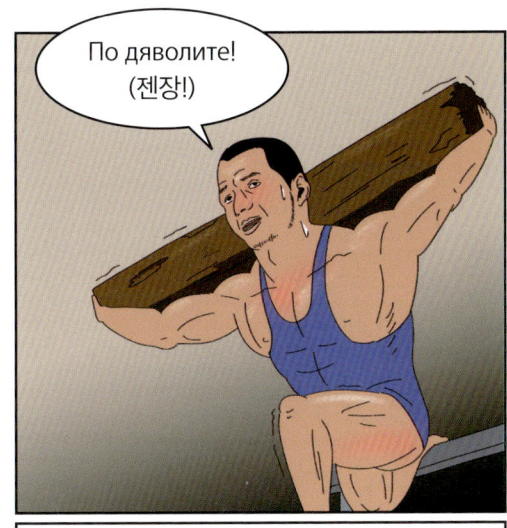

불가리안 스플릿 스쿼트는 불가리아 역도 선수들이 하체 훈련에서 자주 활용한 운동에서 이름이 붙게 되었다

01 폼롤러와 의자를 활용한 스쿼트

불가리안 스플릿 스쿼트

자세

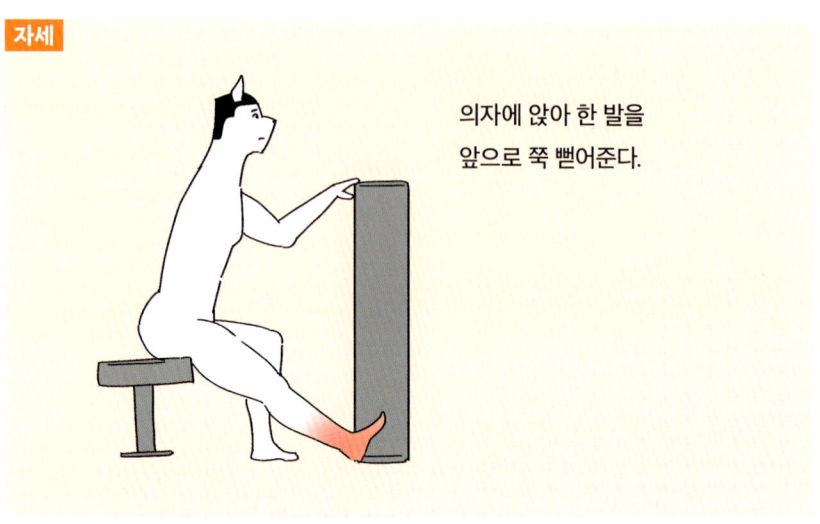

의자에 앉아 한 발을 앞으로 쭉 뻗어준다.

동작

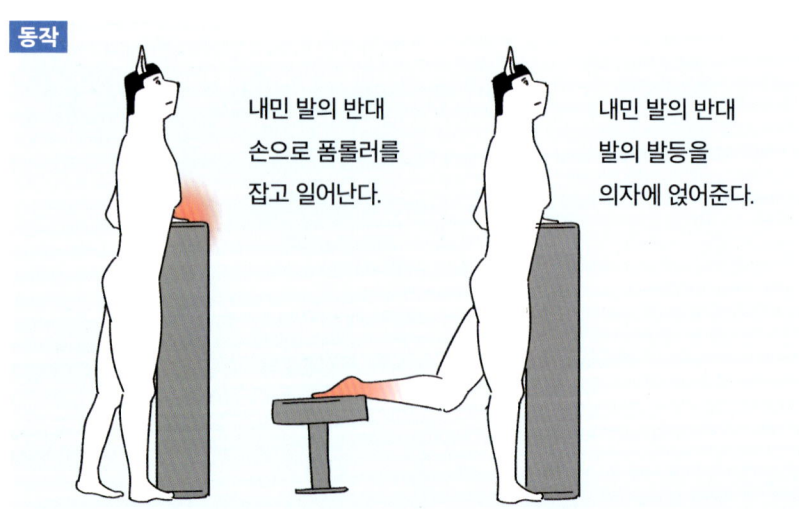

내민 발의 반대 손으로 폼롤러를 잡고 일어난다.

내민 발의 반대 발의 발등을 의자에 얹어준다.

횟수 8회 반복, 4세트

불가리안 스플릿 스쿼트 | 올바른 자세로 내려가고 올라가기 | 02

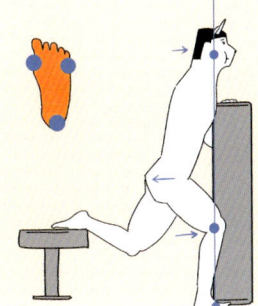

의자에 뒷발을 얹은 후 앞쪽은 머리-무릎-발을 정렬해 수직선에 맞춘다. 발바닥의 중심이 깨지지 않도록 늘 신경 써야 한다.

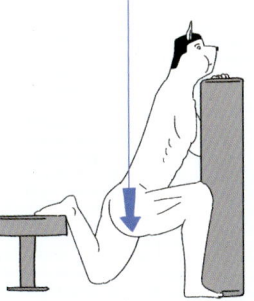

자세 세팅이 끝났다면 뒷발의 무릎을 접으며 골반이 수직으로 접힌다고 생각하며 내려간다.

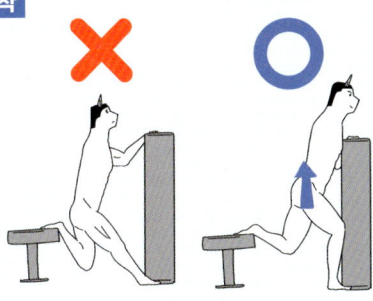

올라올 때는 위쪽으로 그대로 일어난다는 생각으로 발을 아래로 누르며 일어난다.

횟수 8회 반복, 4세트(세트 간 1분 휴식)

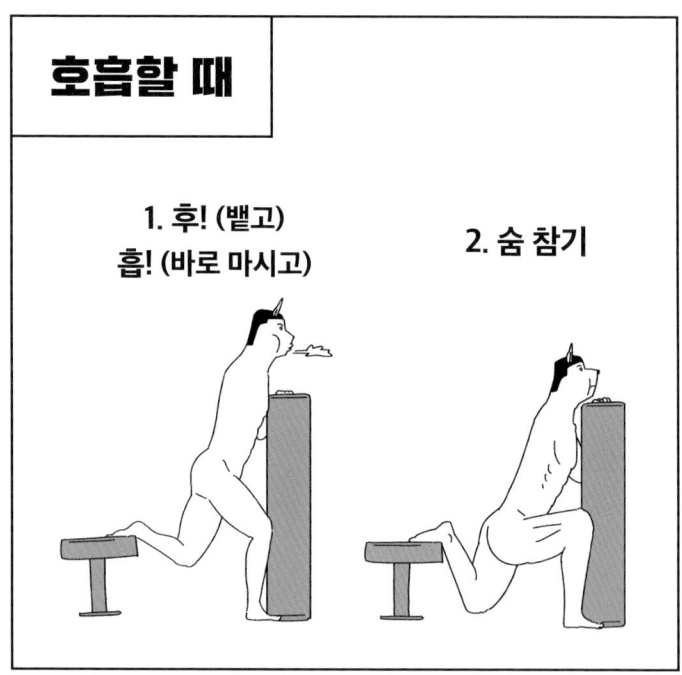

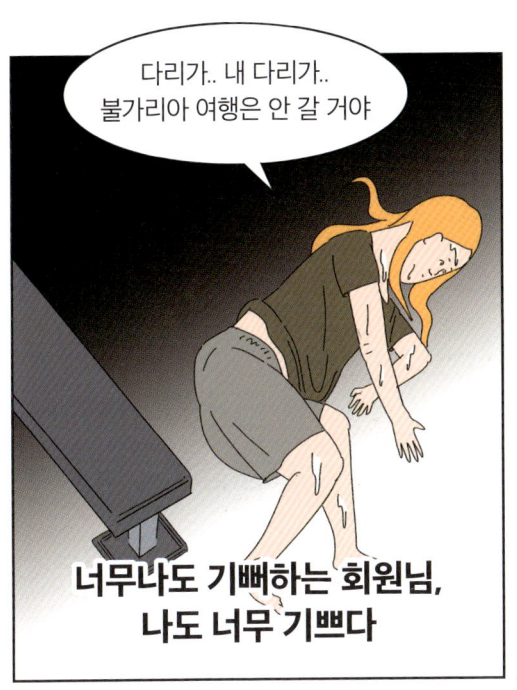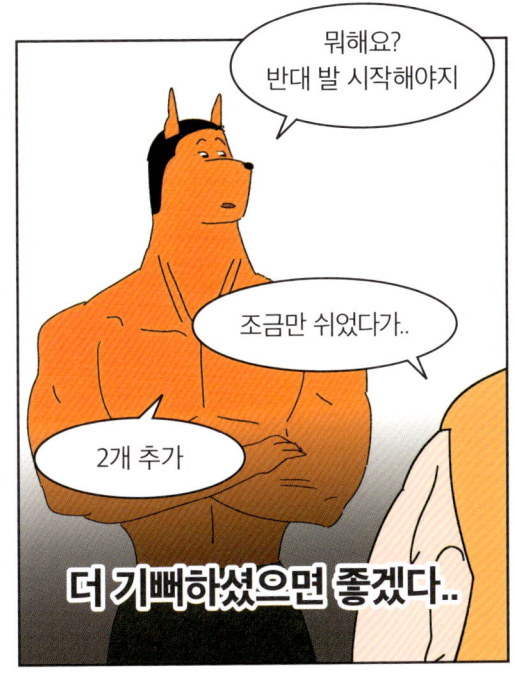

불가리안 스플릿 스쿼트 총정리

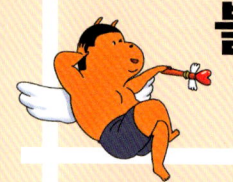

❶ 자세 세팅 1

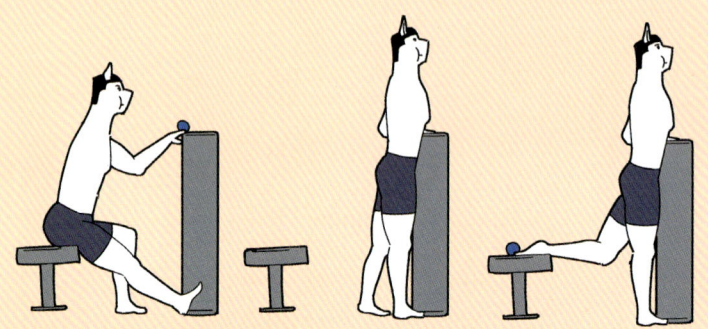

한손은 폼롤러에 올리고 반대쪽 발등을 벤치에 올린다.

❷ 자세 세팅 2

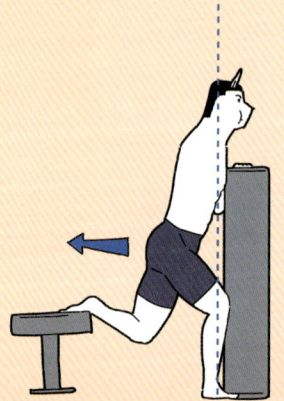

발, 무릎, 머리를 수직선에 맞춰 선다.
이때 무릎은 약간 내밀고 힙힌지를 잡아 상체를 기울인다.

❸ 내려가기

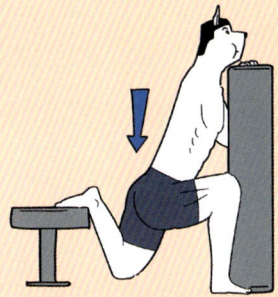

자세 세팅 2의 자세를 유지하며, 바지 앞주머니가 수직으로
내려간다는 생각으로 바닥에 닿기 직전까지 앉는다.

❹ 올라오기

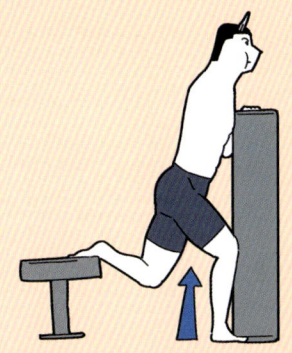

그대로 발을 누르며 수직으로 일어나되
자세 세팅 2의 자세로 돌아온다.

PART 05

지루하지 않게 체지방 폭파!

가성비 유산소 운동

근력 운동과 유산소 운동을 병행해야 하는 이유는?

유산소 운동과 근력 운동을 병행해야 하는 이유는 건강과 체력 향상에 있어 상호 보완적인 효과를 주기 때문입니다. 근력 운동은 근육량을 늘리고 기초대사량을 높여 체중 감량과 체형 유지에 도움을 줍니다. 한편 유산소 운동은 심폐 기능을 강화하고 체지방을 줄이며 전반적인 지구력을 높이는 데 효과적이지요. 그런데 유산소 운동만 하면 근육 손실이 생길 수 있고, 또 근력 운동만 하면 심폐 기능 개선이 부족할 수 있어 두 가지를 병행하는 것이 좋습니다. 근육 강화와 체지방 감소를 동시에 이룰 수 있기 때문입니다.

KANGMAN

유산소 운동을 20분 만에 완료할 수 있을까?

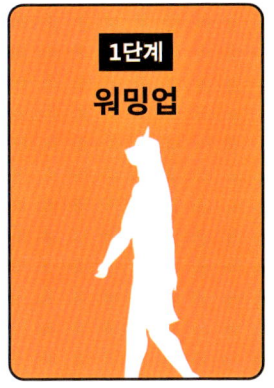

1단계 워밍업

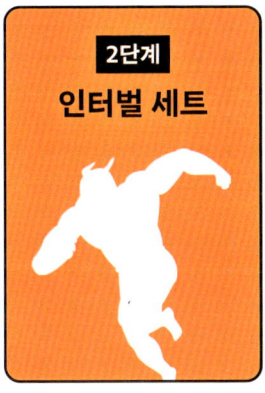

2단계 인터벌 세트

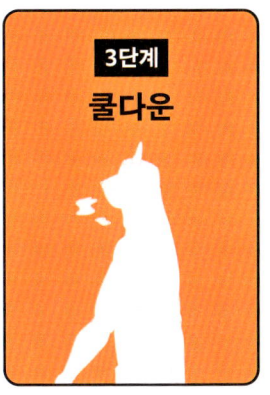

3단계 쿨다운

HIIT(High-Intensity Interval Training, 고강도 인터벌 트레이닝)는 짧은 시간 동안 높은 강도의 운동과 낮은 강도의 회복 운동을 번갈아 수행하는 트레이닝 방식입니다. 짧은 시간 안에 많은 칼로리를 소모하고 심폐 지구력과 근지구력을 동시에 향상시킬 수 있어 바쁜 현대인에게 매우 효율적인 운동법이죠. 러닝머신에서 진행할 수 있는 HIIT는 일반적으로 워밍업, 인터벌, 쿨다운의 순서로 진행됩니다. 워밍업은 가벼운 운동으로 체온을 높이고 관절과 근육을 부드럽게 풀어주는 단계입니다. 인터벌 단계에서는 최대 강도의 운동을 수행한 후 가벼운 움직임이나 휴식으로 회복하는 과정을 4~8세트 반복합니다. 쿨다운 단계에서는 5분 정도 가볍게 걷거나 스트레칭을 통해 심박수를 안정시키고 근육의 긴장을 풀어줍니다.

최고의
유산소 운동

HIIT

HIIT 운동은 짧은 시간에 높은 강도로 운동해 칼로리를 빠르게 소모하고, 운동 후에도 대사량이 증가해 지방 연소가 지속되는 최고의 유산소 운동입니다. 짧은 시간 투자로 높은 운동 효과를 얻을 수 있어 바쁜 현대인에게 이상적인 운동이죠.

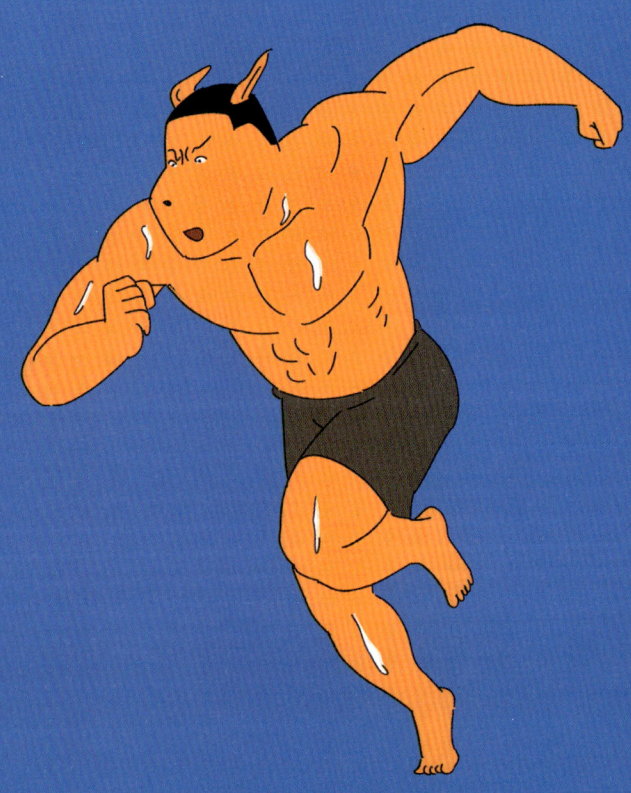

회원번호	신장	나이	성별
KANGMAN-PT-MXXXXX	1X3cm	2X	남성

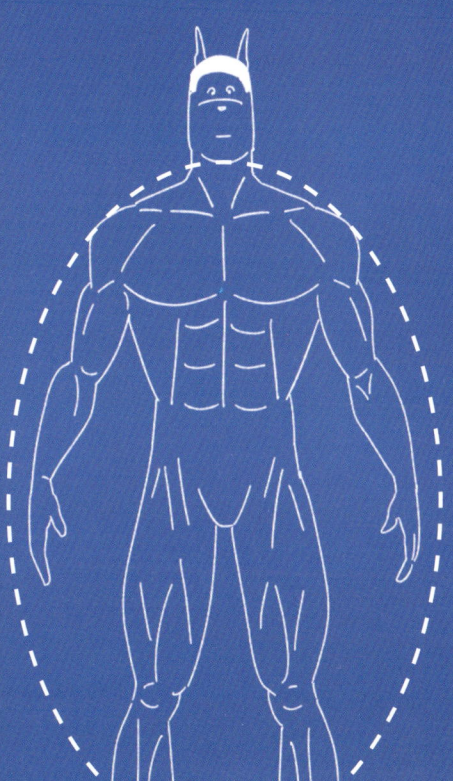

지루할 틈이 없는 20분 유산소 운동

헬스장에서 1시간 동안 걷기. 너무 지루하지 않으신가요? 저는 그래서 회원들에게 HIIT 유산소 프로그램을 시킵니다. HIIT란 고강도 인터벌 트레이닝으로 최대한 빠르게(혹은 강하게) 운동하는 구간과 회복(혹은 저강도) 구간을 번갈아 가며 짧고 굵게 진행하는 운동법을 뜻합니다. HIIT는 고강도 구간에서 평속 러닝보다 더 많은 칼로리를 태우고, 운동 후에도 신진대사가 활발히 유지되기에 타 유산소 대비 높은 칼로리를 소모합니다

단계	시간	속도(km/h)	비고
워밍업	2분	4	가볍게 몸 풀기
인터벌 세트(×8)	16분	9/5	1분 고강도 / 1분 저강도
쿨다운	2분	3	심박수 안정화
총 소요 시간	20분		

POINT!   ○ 캥맨이 직접 짜주는 최고의 유산소 운동

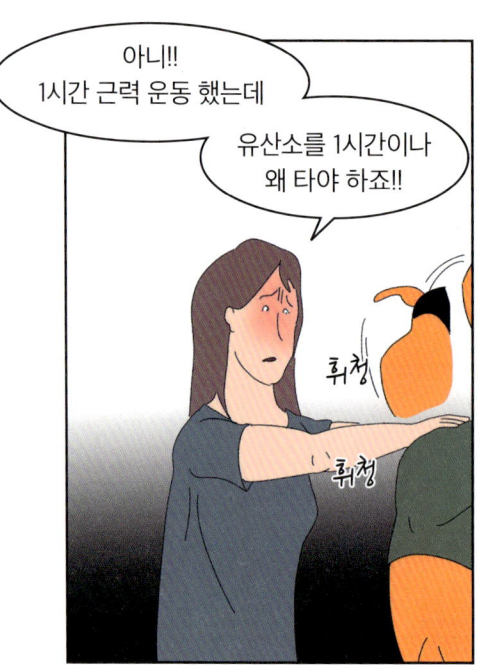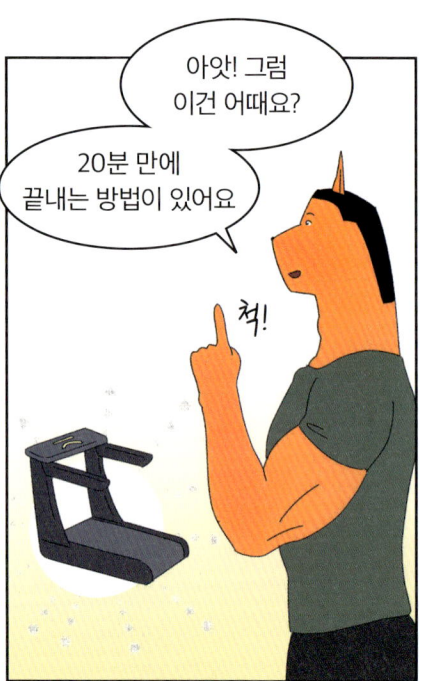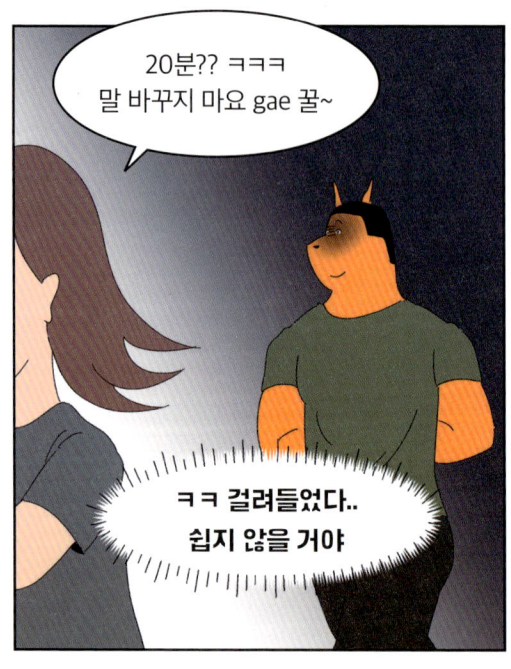

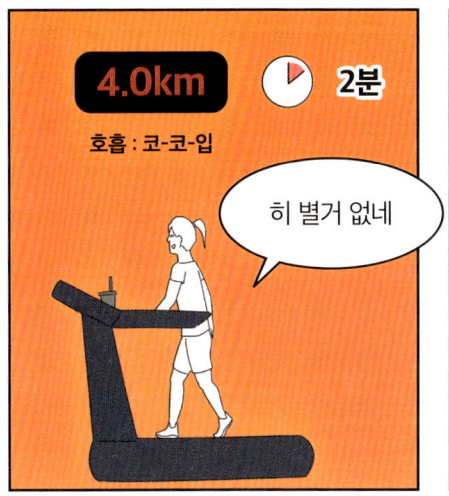

처음엔 몸풀기로 속도 4로 걸어준다
발목을 풀기 위해 2분 걸어주면 된다

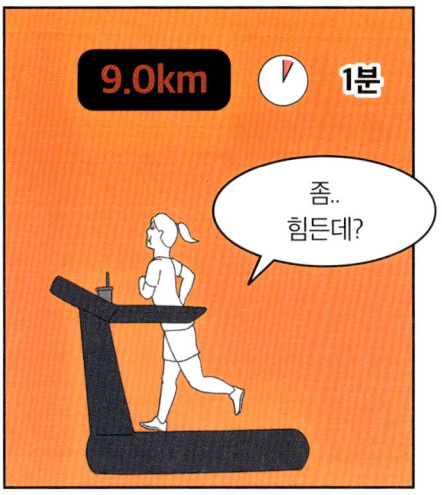

이제 속도 9로 1분간 뛰어준다
호흡은 코로 두 번
나누어 마시고 입으로 뱉는다

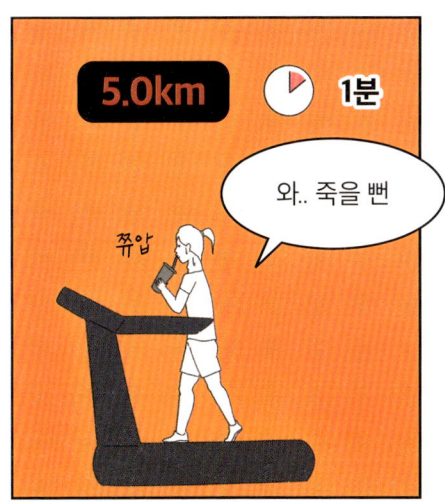

그리고 속도 5로 1분 걸어준다
이렇게 걸어줄 땐
물 한 모금을 마셔준다

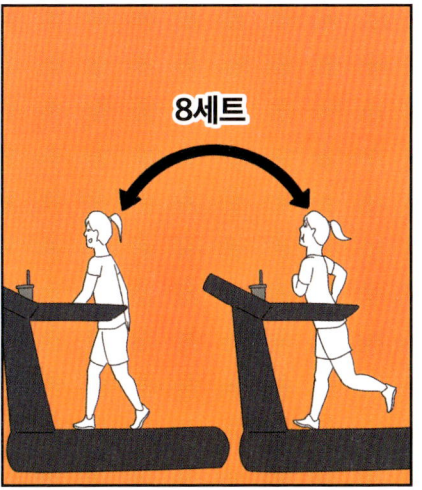

이제 이 루틴을 8세트 진행하면 된다
총 16분 동안만 해주면 된다

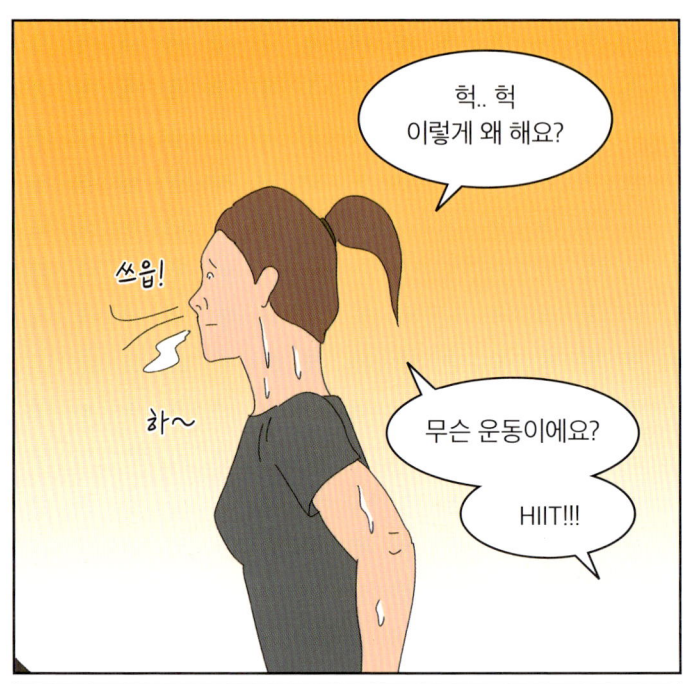

마지막으로 속도 3으로 2분 걸으며 쿨다운 한다
코로 마시고 입으로 길게 뱉어준다

HIIT!

고강도 인터벌 트레이닝

01

자세

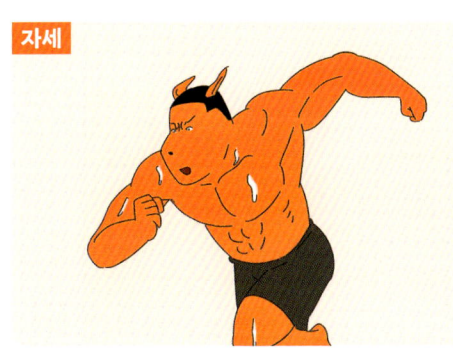

운동 시간 약 20~30분만 투자해도 칼로리 소모가 타 운동에 비해서 월등히 높다. 운동 후에도 지방 연소는 계속된다.

동작

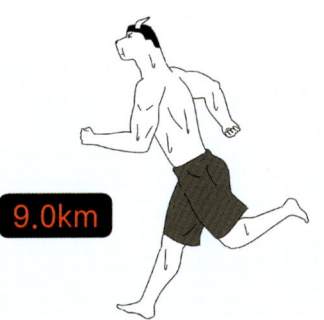

높은 속도로 뛰는 것은 짧은 시간에 심박수를 높이는 데 도움을 준다. 이때 근육과 지방에 강한 자극을 줄 수 있다.

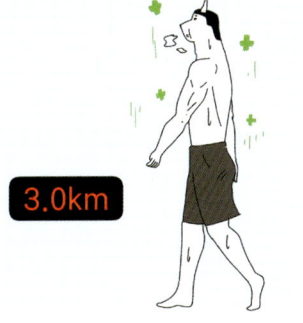

천천히 걸으며 숨을 고른다. 이때 몸은 회복의 시간을 잠시 가진다. 포인트는 뛰고 걷고를 반복하는 것이다.

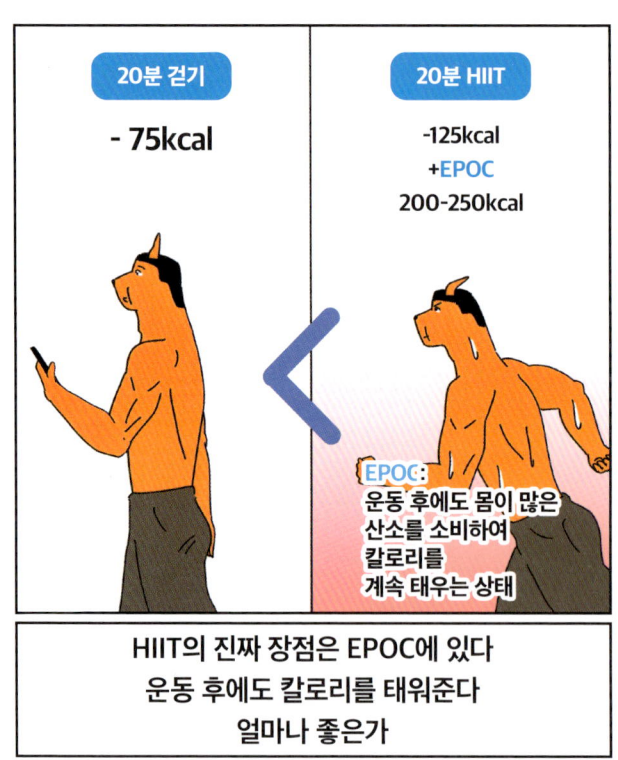

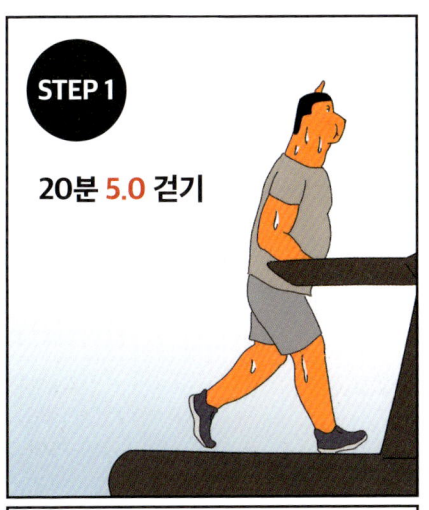

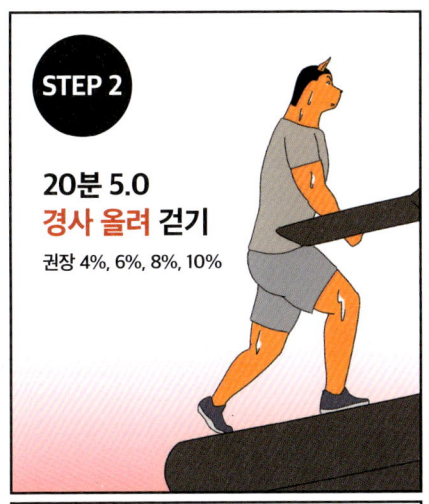

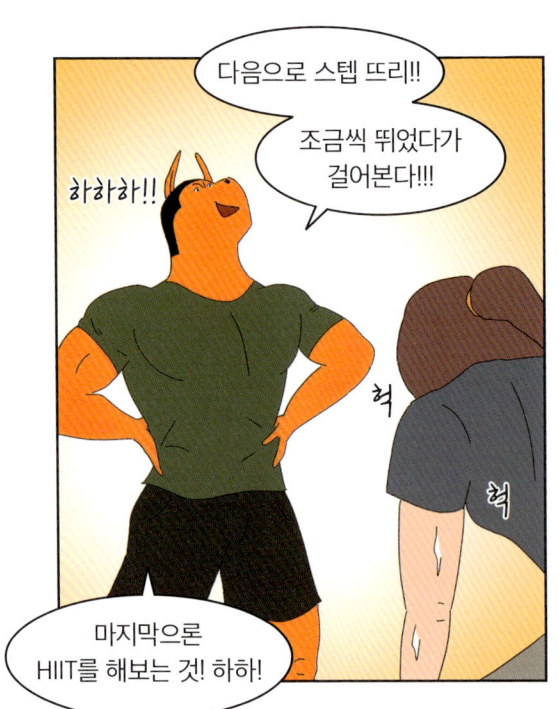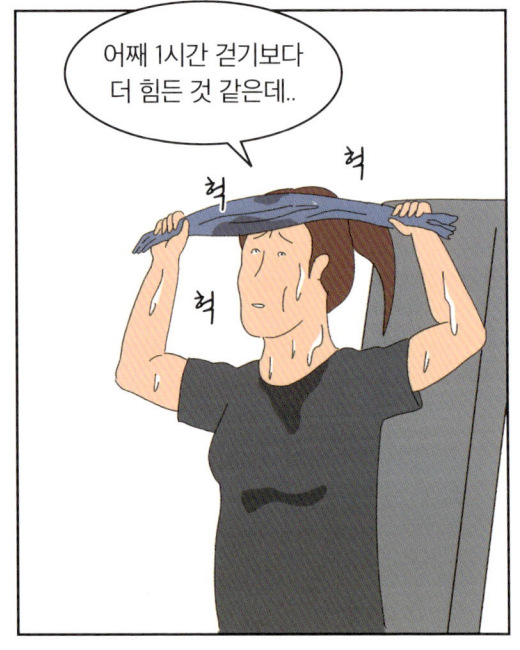

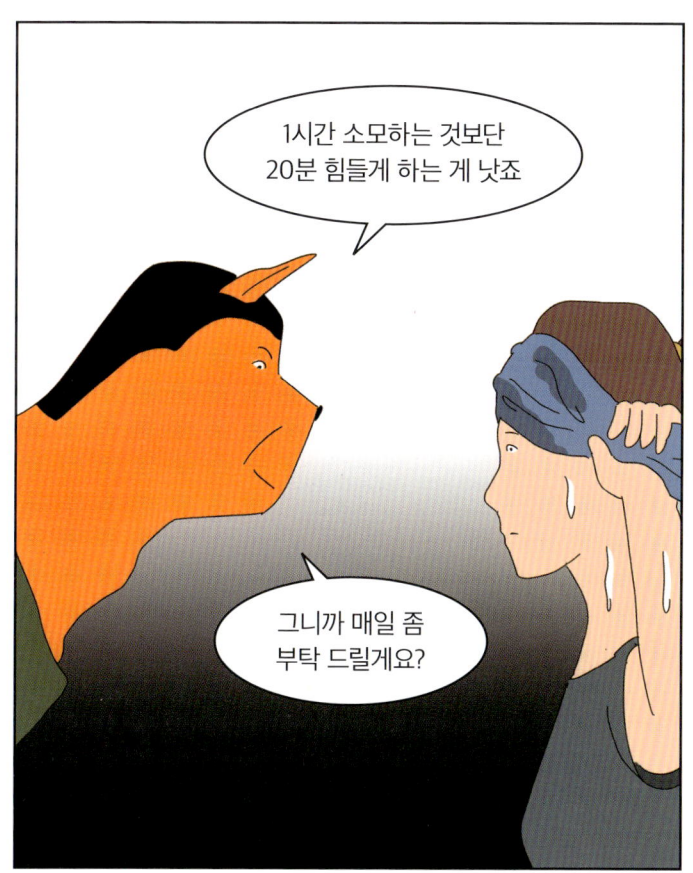

초보자를 위한 6개월 심플 루틴

3일 반복 운동 루틴

앞으로 어떻게 운동해야 할지 막막하다고요? 앞으로 소개해드릴 6개월 운동 루틴은 일단 규칙적인 운동 습관을 형성할 수 있는 데 도움을 줄 겁니다. 기본 기구 사용은 앞에서 다 배웠으니 걱정 마세요! 이제 두려움은 버리셔도 됩니다!

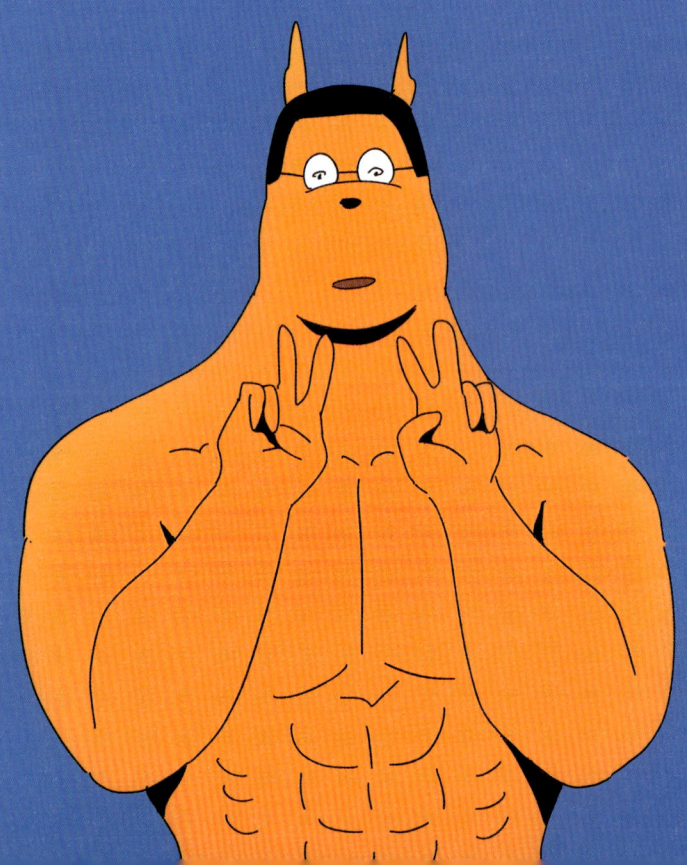

회원번호	신장	나이	성별
KANGMAN-PT-MXXXXX	1X3cm	2X	남성

총 3일 코스 무한 반복!
캥맨의 6개월 운동 루틴

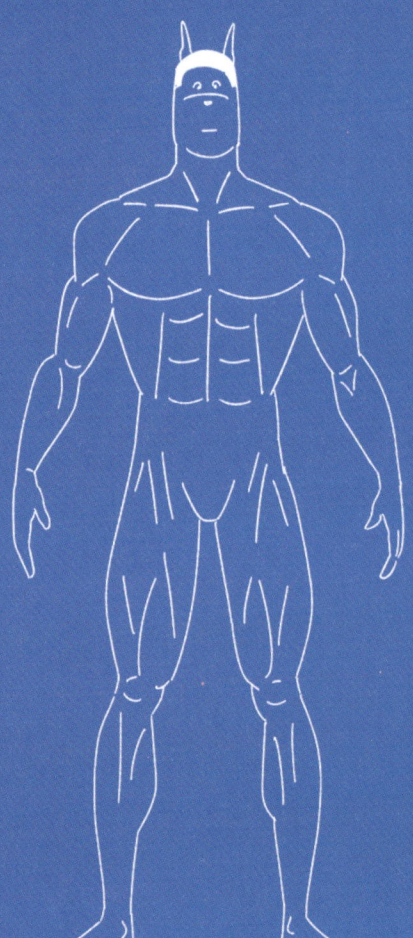

1일 차
- 스트레칭/가볍게 걷기
- 상체 운동 40분
- 유산소 HIIT 20분
- 마무리 스트레칭

2일 차
- 고관절 스트레칭
- 하체 운동 40분
- 경사도 러닝머신 20분
- 마무리 스트레칭

3일 차
- 유산소 HIIT 20분
- 휴식(잠 1시간 더 자기)

POINT! ○ 두려움과 걱정은 버리고 일단 시작하기!

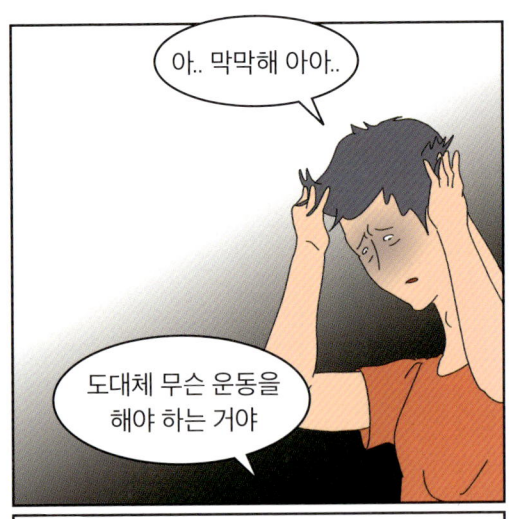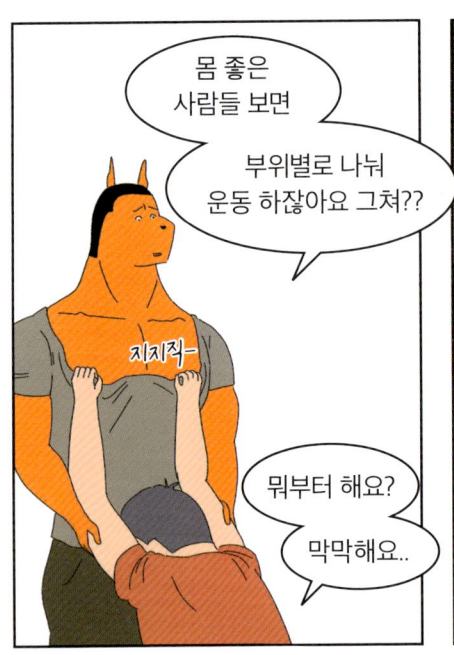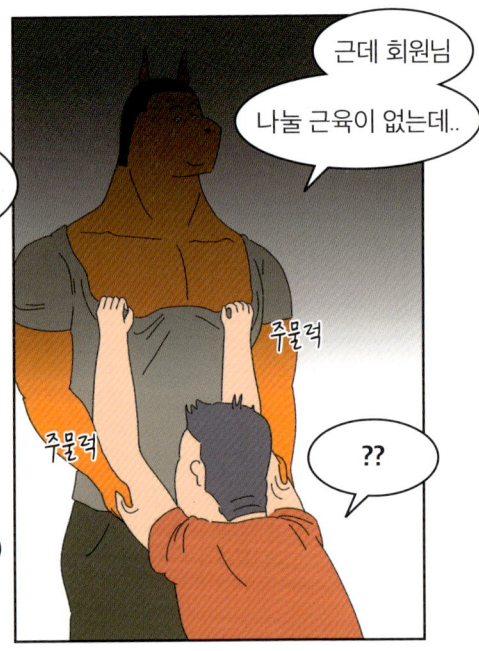

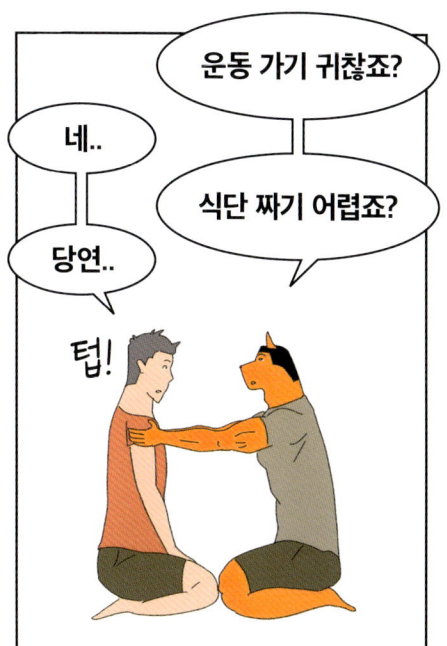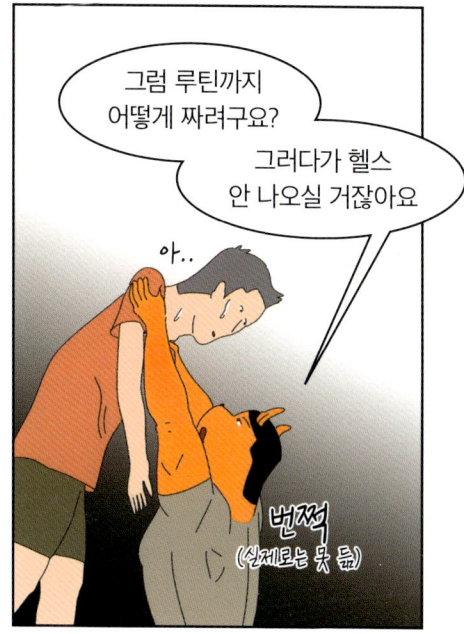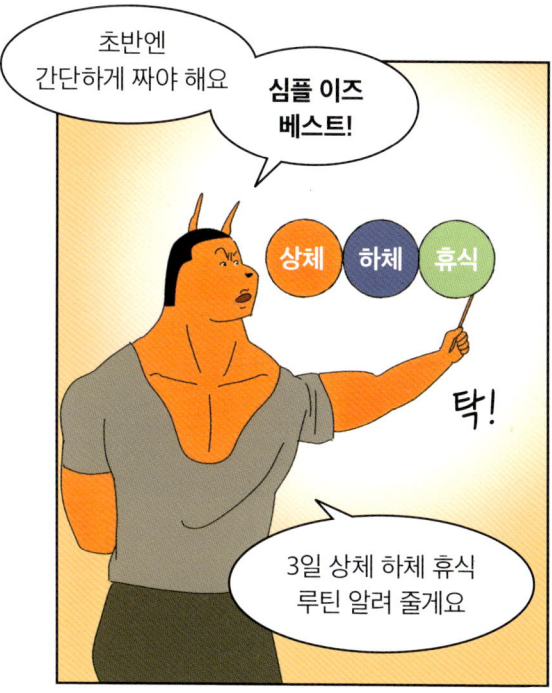

01   1일 차 상체   6개월 운동 루틴

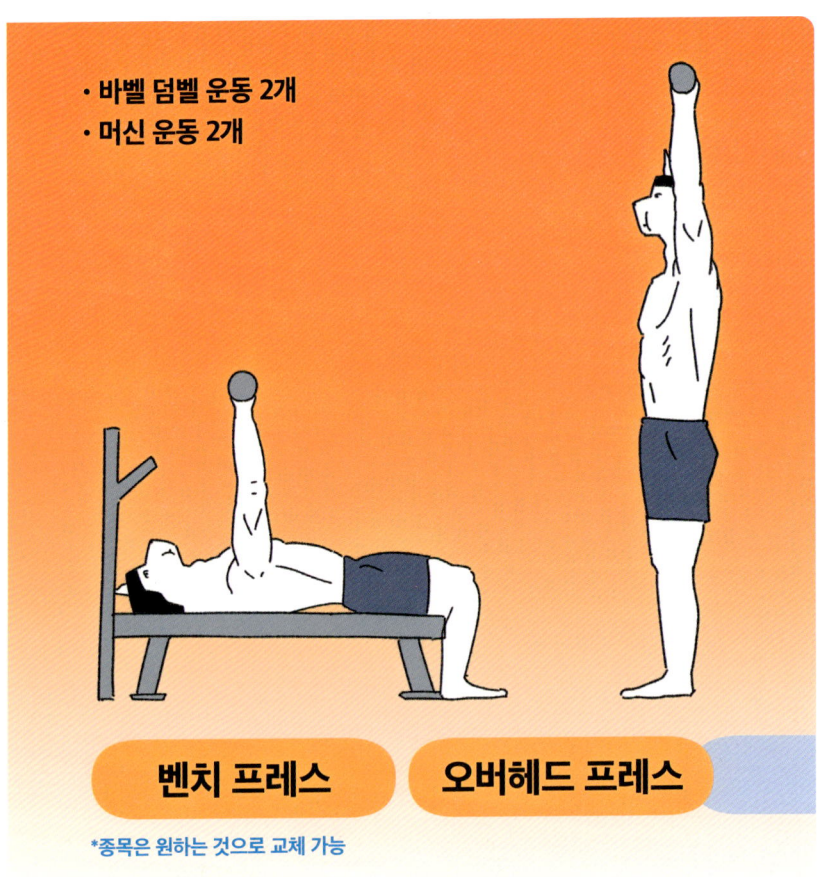

- 바벨 덤벨 운동 2개
- 머신 운동 2개

벤치 프레스   **오버헤드 프레스**

*종목은 원하는 것으로 교체 가능

1일 차 상체는 총 4개 운동 4세트씩 16세트를 한다.
코어를 쓰기 위해 2가지는 바벨 운동을 해주자.

횟수   가슴 운동 4세트/ 어깨 운동 4세트

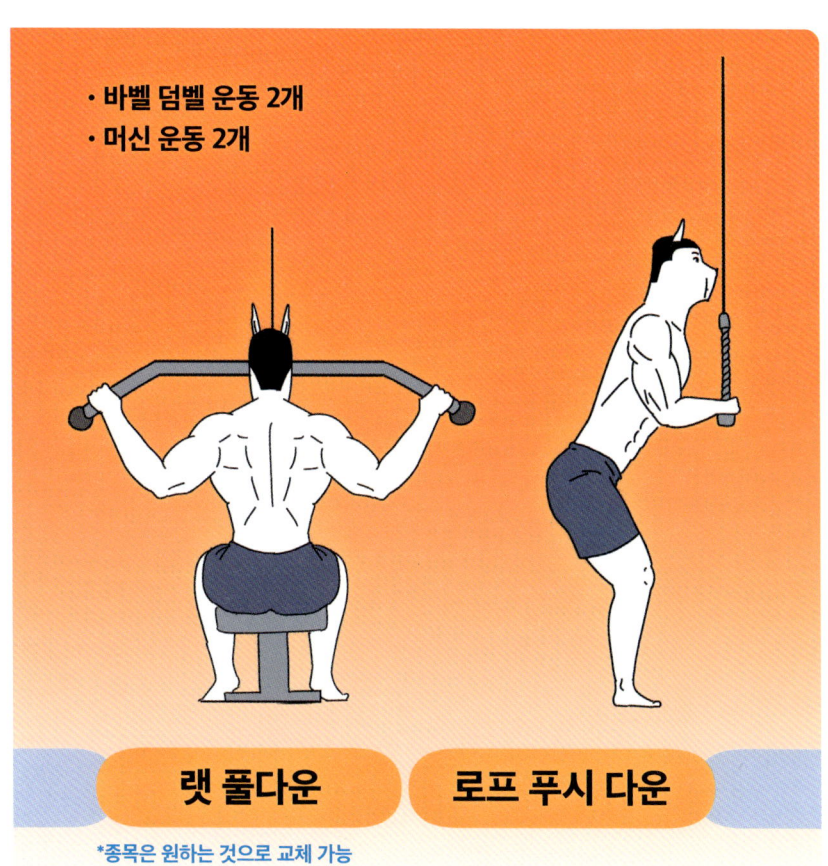

상체는 가슴, 어깨, 등, 팔 1종목씩 해주면 된다.
개수는 12~15개씩, 세트 간 휴식시간 1분이다.

02 | 2일 차 하체 | 6개월 운동 루틴

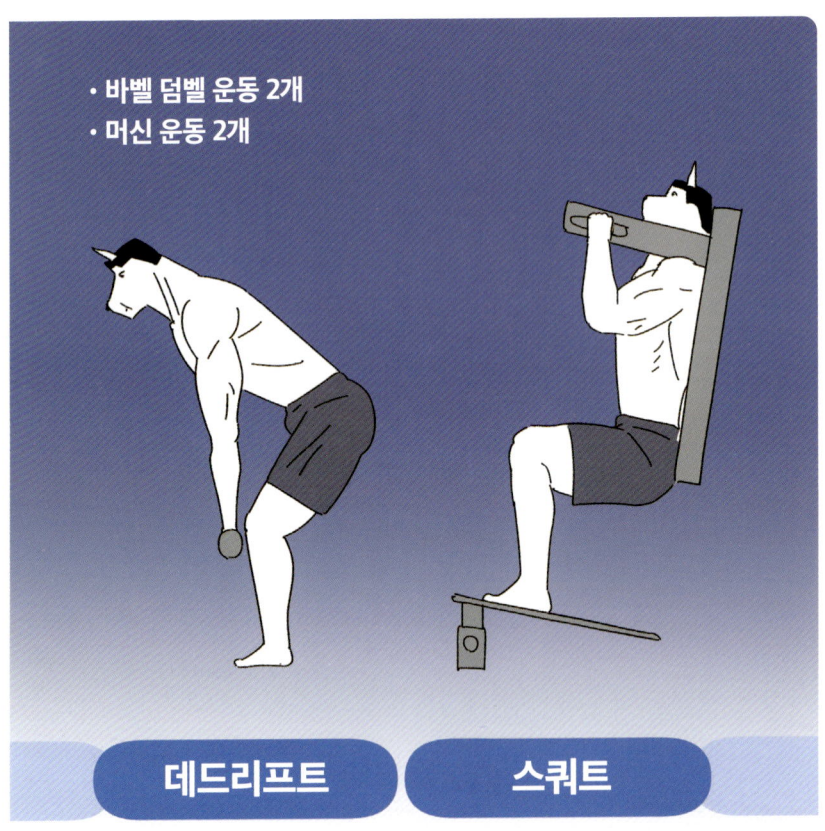

- 바벨 덤벨 운동 2개
- 머신 운동 2개

데드리프트 **스쿼트**

*종목은 원하는 것으로 교체 가능

하체도 프리 웨이트 2가지, 머신 2가지로 구성한다.
'힙힌지' 편을 보고 안전하게 하체 운동을 한다.

횟수 데드리프트 4세트/ 스쿼트 4세트

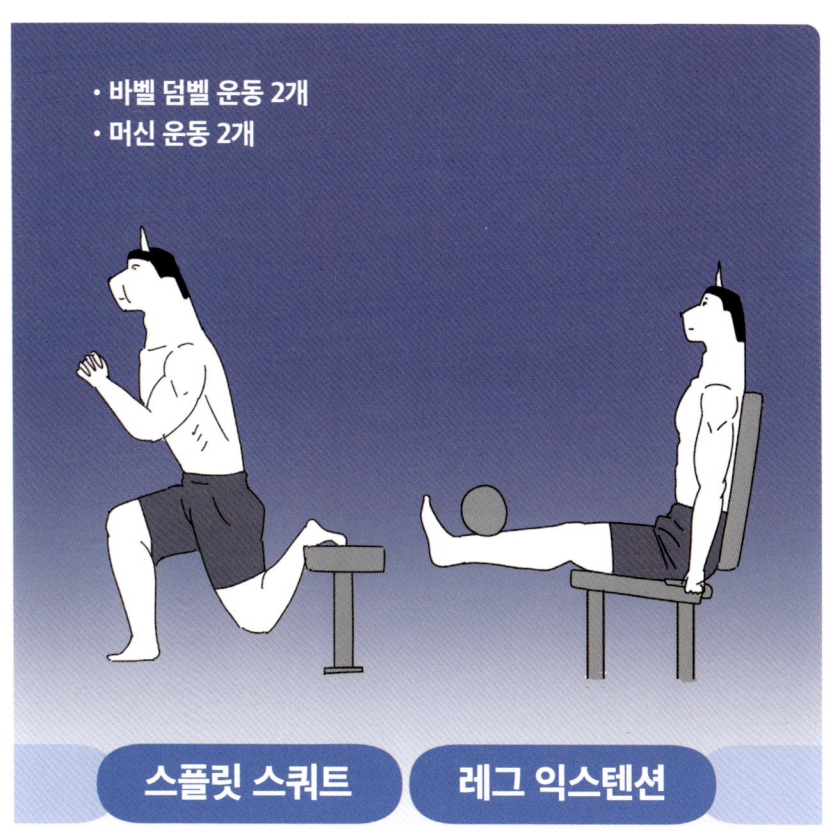

하체 운동은 상체 운동과 다르게 매우 힘들기에
휴식 시간으로 2분 쉰다. 세트당 12~15개를 해준다.

03   3일 차 휴식 or HIIT   6개월 운동 루틴

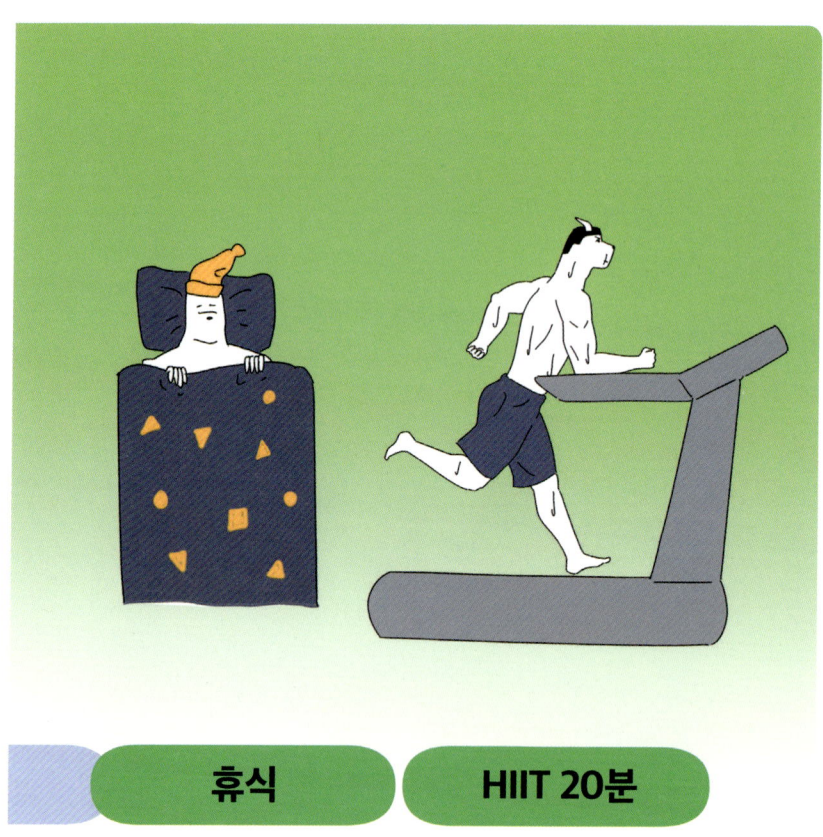

휴식   **HIIT 20분**

3일 차엔 휴식 or HIIT 유산소를 20분 해주면 된다.
휴식과 유산소는 근육과 체력 생성에 필수다.

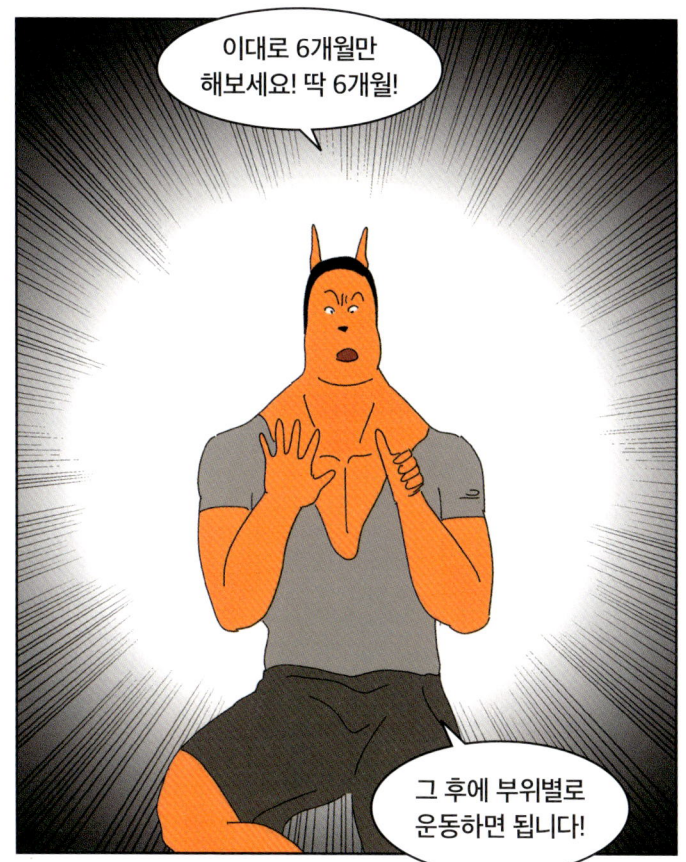

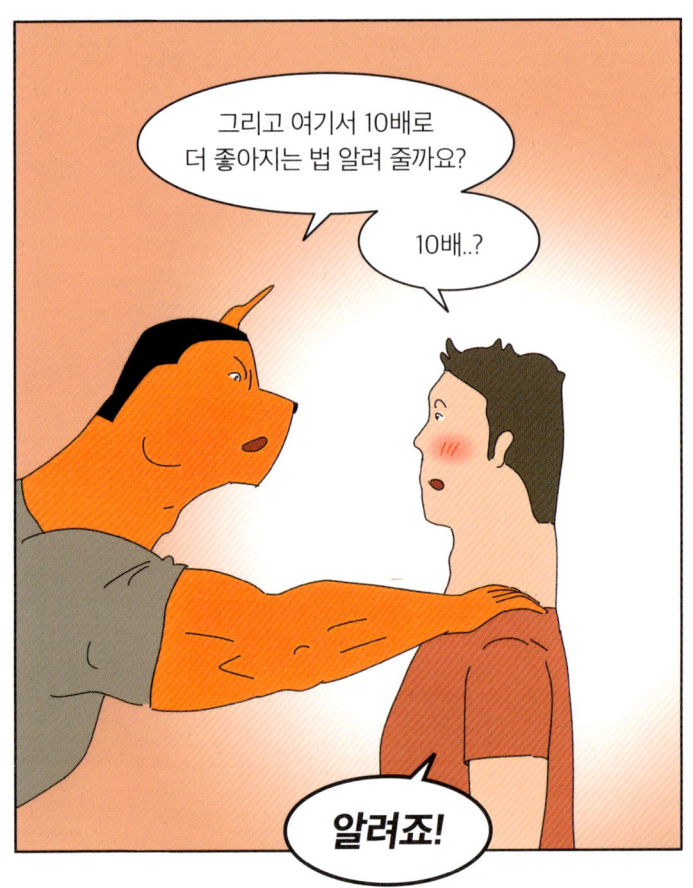

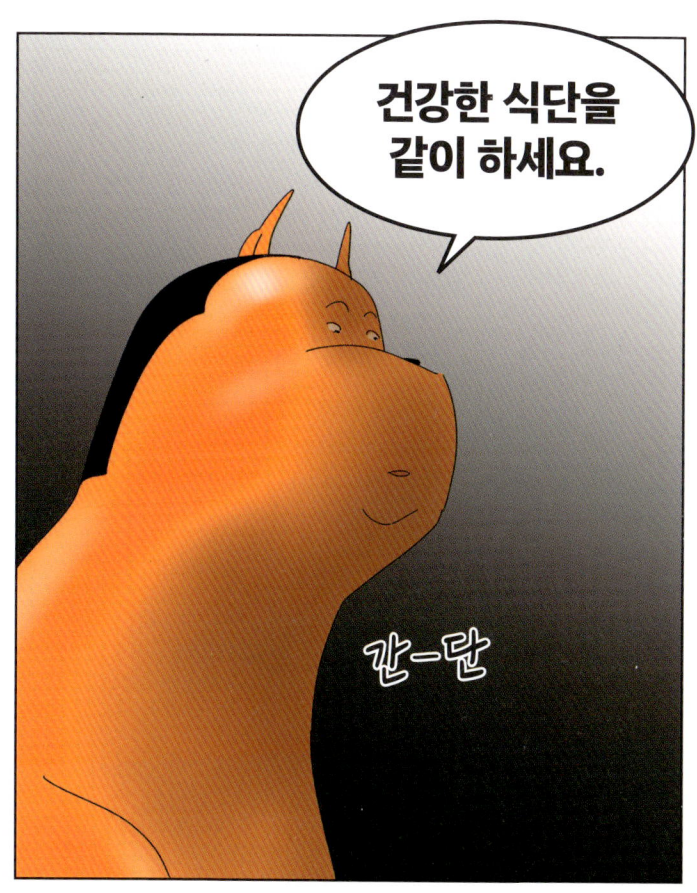

초보자 루틴 총정리

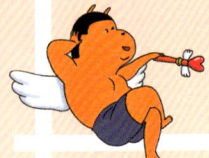
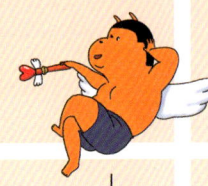

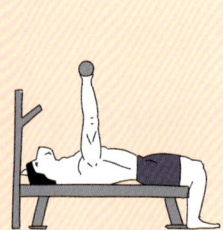
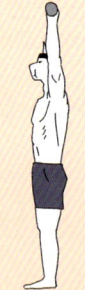
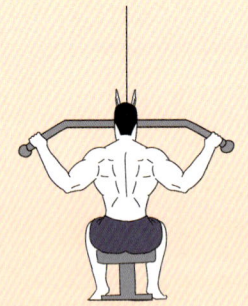
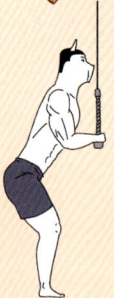

1일차 상체 운동(4종목 16세트)

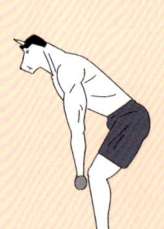
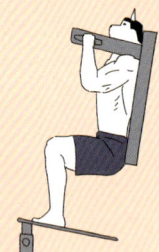
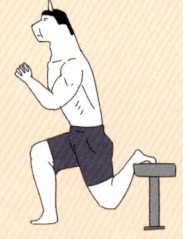
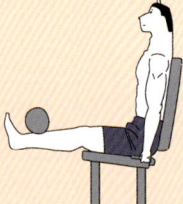

2일차 하체 운동(4종목 16세트)

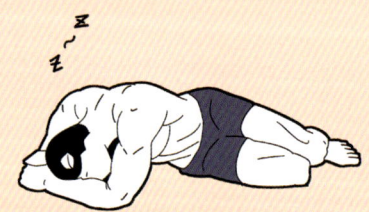

3일차 휴식/유산소

헬스초보 6개월 루틴

1일 차
- 스트레칭/가볍게 걷기
- 상체 운동 40분
- 유산소 HIIT 20분
- 마무리 스트레칭

2일 차
- 고관절 스트레칭
- 하체 운동 40분
- 경사도 러닝머신 20분
- 마무리 스트레칭

3일 차
- 유산소 HIIT 20분
- 휴식(잠 1시간 더 자기)

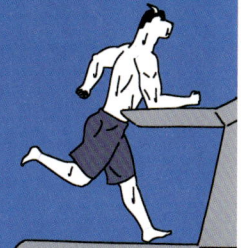

헬스 시작!   헬스 시작!   헬스 시작!

책을 마치며

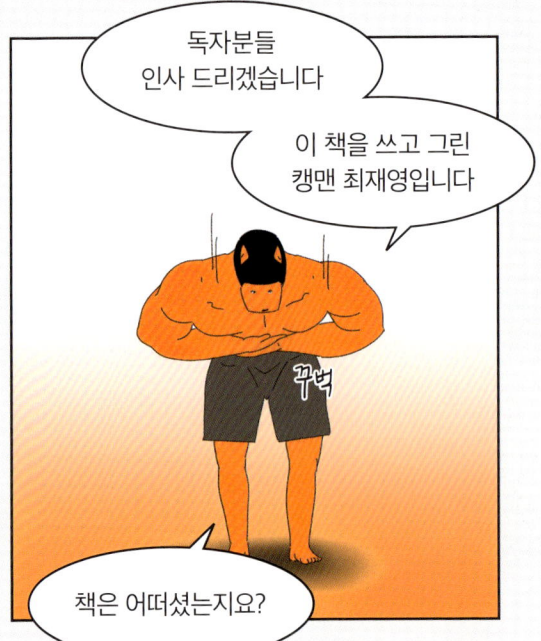

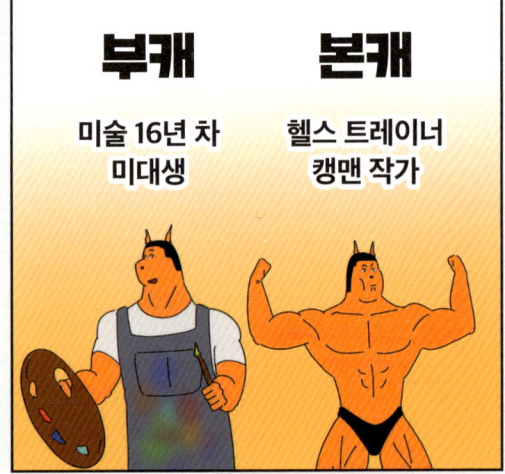

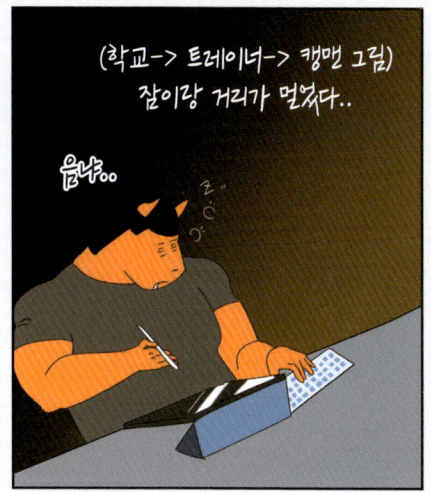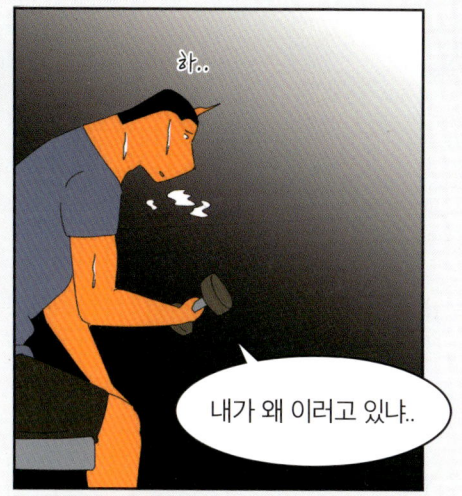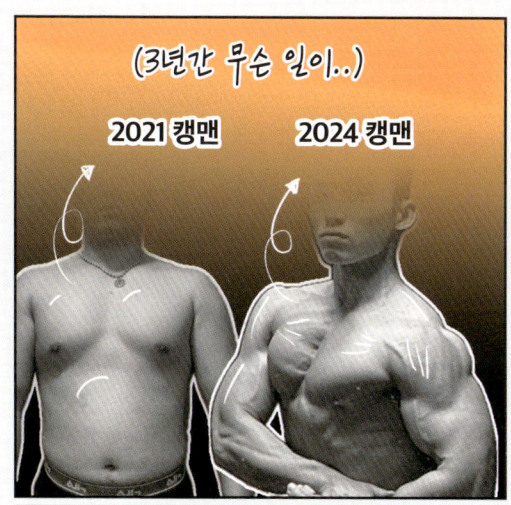

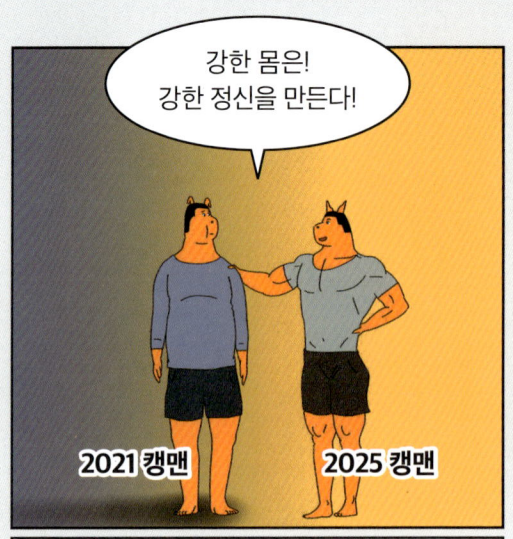

예전엔 살 빼려고 운동을 했지만,
이젠 저 자신을 사랑하기 위해 운동합니다

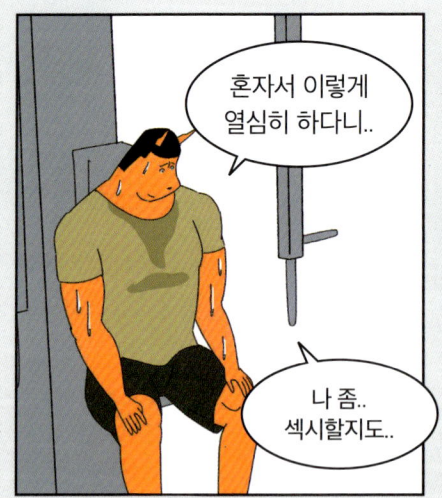

그리고 헬스를 하며 가장 느낀 건 ,
'나를 바꿀 수 있는 건
오직 나뿐'이라는 겁니다

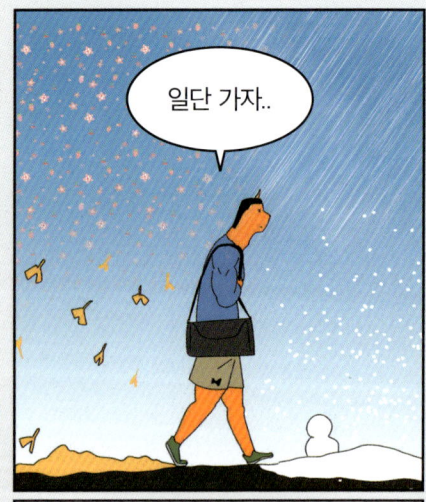

비가 오나 눈이 오나
1시간은 꼭 운동했고,
그 꾸준함은 제가 스스로 만든 거였죠

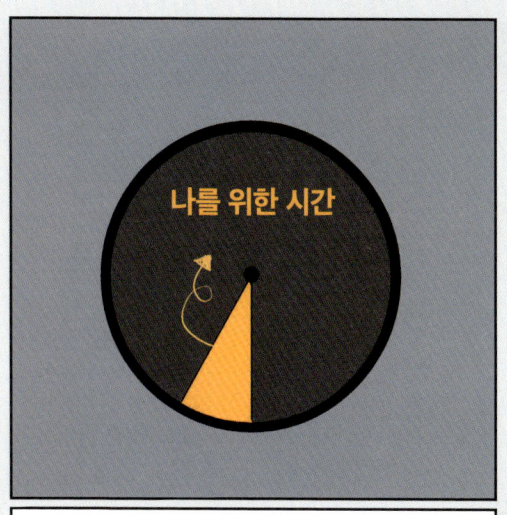

그래서 저는 하루 1시간만 자신에게 투자해도 인생은 달라지기 시작한다고 믿습니다

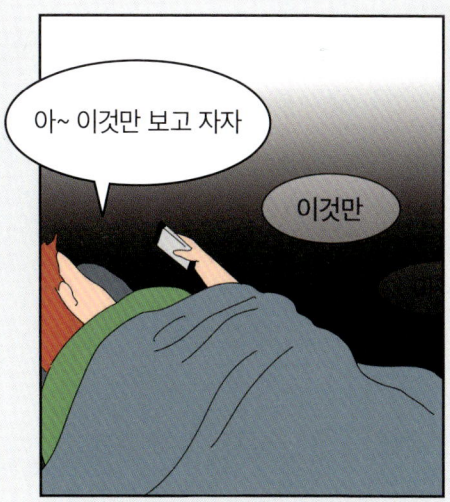

하지만 짧은 영상에 시간을 뺏기고 1시간도 자신에게 투자하지 못하는 분들이 많죠?

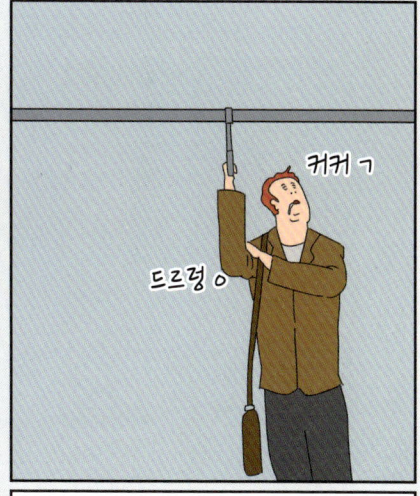

그리고 잠 못 잔 걸 후회하며 카페인에 기대 하루를 버티곤 하죠

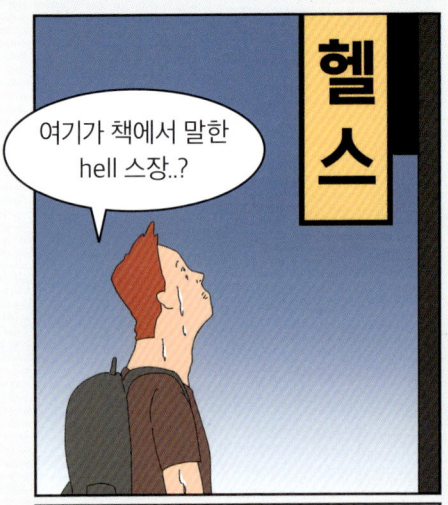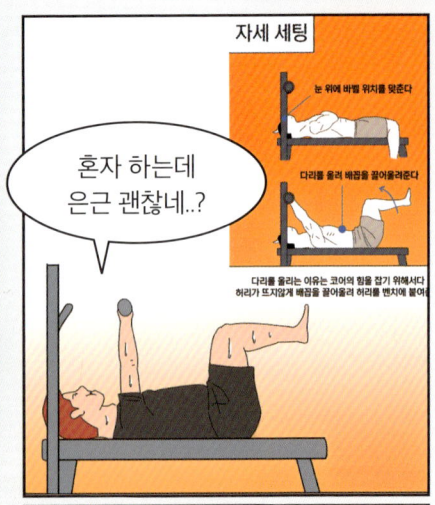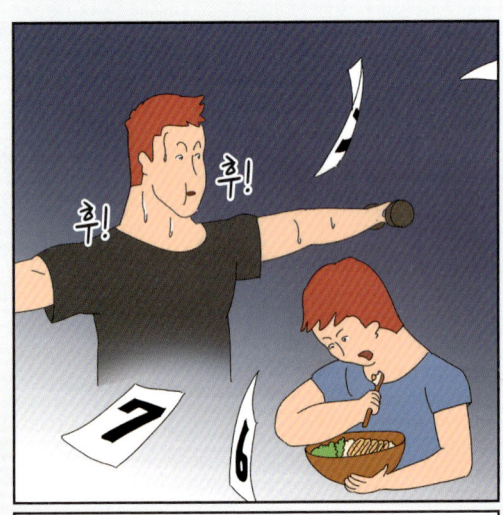

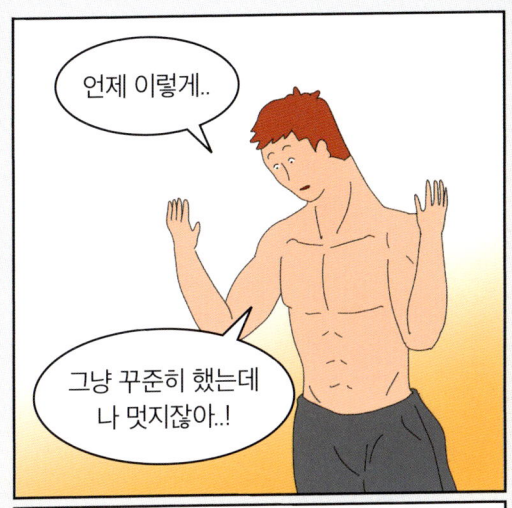

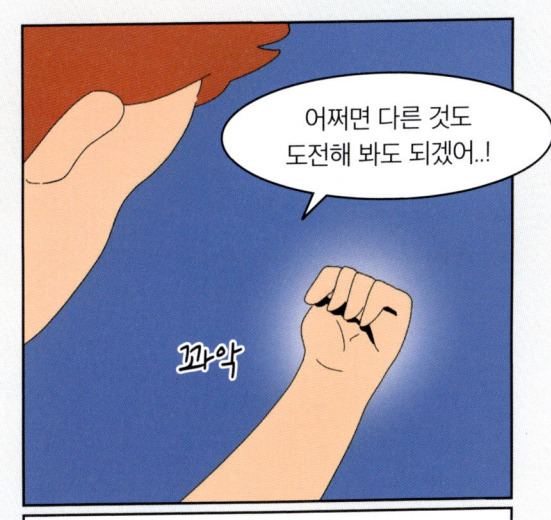

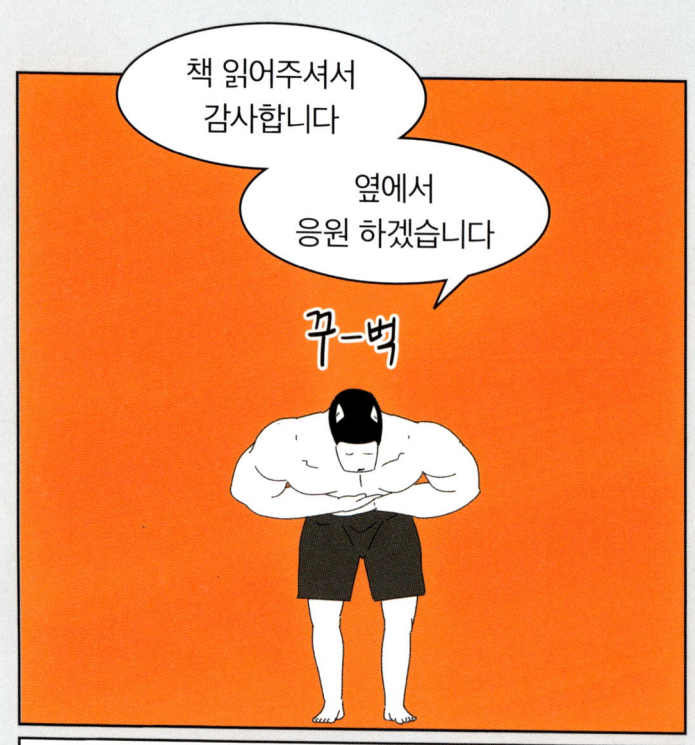